Color Atlas of
Cerebral Revascularization

Anatomy, Techniques, Clinical Cases

脑血运重建彩色图谱

解剖、技巧及病例

Robert F. Spetzler
Peter Nakaji

Albert L. Rhoton Jr.
Masatou Kawashima

〔美〕 罗伯特·施博赖泽
　　　阿尔伯特·罗顿　　　　编著
　　　彼得·中司
〔日〕 川岛雅刀

　　　毛更生　　　　　　　主译
　　　王　硕　张　东　　　主审
　　　赵元立　徐　斌
　　　佟小光　曲乐丰　　　副主译

天津出版传媒集团

天津科技翻译出版有限公司

著作权合同登记号：图字：02-2014-153

图书在版编目（CIP）数据

脑血运重建彩色图谱：解剖、技巧及病例 /(美)施博赖泽(Spetzler, R.F.)等编著；毛更生等译.
天津：天津科技翻译出版有限公司，2015.2
书名原文：Color Atlas of Cerebral Revascularization：Anatomy，Techniques，Clinical Cases
ISBN 978-7-5433-3427-4

Ⅰ.①脑…　Ⅱ.①施…　②毛…　Ⅲ.脑血管疾病 – 血管外科手术 – 图谱　Ⅳ.① R 651.1-64

中国版本图书馆 CIP 数据核字（2014）第 177481 号

授权单位：Thieme Medical Publishers,Inc.
出　　版：天津科技翻译出版有限公司
出 版 人：刘 庆
地　　址：天津市南开区白堤路 244 号
邮政编码：300192
电　　话：022-87894896
传　　真：022-87895650
网　　址：www.tsttpc.com
印　　刷：山东临沂新华印刷物流集团有限公司
发　　行：全国新华书店
版本记录：889×1194 mm　16 开本　24 印张　200 千字　配图 1312 幅
　　　　　2015 年 2 月第 1 版　2015 年 2 月第 1 次印刷
　　　　　定价：260.00 元

（如发现印装问题，可与出版社调换）

主译简介

毛更生,男,主任医师,警民共建武警总医院-北京天坛医院神经外科协作中心神经血管外科主任,武警总医院神经修复学研究所所长。1986年毕业于白求恩医科大学获学士学位后一直从事神经外科临床工作,先后于白求恩医科大学、天津医科大学获硕士、博士学位。博士后师从我国神经外科泰斗王忠诚院士,在首都医科大学附属北京天坛医院从事脑血管病临床研究,至今实施神经外科开颅手术及血管内介入手术约5000余例。曾承担国家863重大课题子课题《干细胞移植治疗帕金森病临床方案的实施》(2003AA205070-03),国家卫生部课题《免疫靶向放疗联合超选颈内动脉化疗治疗胶质瘤的临床研究》(W2011BX051)。博士后期间因脑血流动力学研究获博士后基金资助(NO.20070410566)。目前主要从事脑血管病临床工作,在国内率先开展了眼动脉超选介入化疗治疗眶内视神经母细胞瘤,领衔科室是国际上用该方法治疗该病种病例最多的中心并承担首都临床特色应用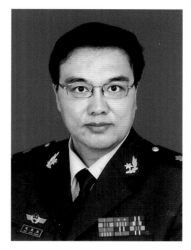研究重点课题《超选眼动脉介入灌注化疗治疗儿童R-EⅤ级眼内视网膜母细胞瘤的临床研究》。多次获部队医疗成果奖。现担任中国医师协会神经修复学专业委员会副主任委员兼总干事、武警介入委员会委员、国际神经修复学会理事以及 *Journal of Neurorestoratology* 等杂志编委。5年来于国内外发表论文30余篇,参编著作2部。

译者名单

主　译　毛更生

主　审　王　硕　张　东

副主译　赵元立　徐　斌　佟小光　曲乐丰

译　者（按姓氏笔画排序）

王　嵘（北京天坛医院）

毛更生（武警总医院）

牛晓旺（武警总医院）

冯兴军（武警总医院）

曲乐丰（上海长征医院）

刘　磊（中国人民解放军总医院）

杜世伟（武警总医院）

佟小光（天津市环湖医院）

张　东（北京天坛医院）

张　岩（北京天坛医院）

赵元立（北京天坛医院）

姜金利（中国人民解放军总医院）

聂庆彬（武警总医院）

徐　祎（武警总医院）

徐　斌（上海华山医院）

曹　勇（北京天坛医院）

谨以此书献给我们的患者，一直以来是他们教会我们如何应对疾病，并激励我们不断前行。

中译本序一

医学是一门实践科学,医学的发展史也是人类与疾病斗争的临床实践史。在医学实践、认知、再实践的循环往复中,一个个医学学科体系得以建立和发展,一项项新的诊疗技术不断涌现。这些新的诊疗技术一方面影响临床实践,另一方面也接受临床实践的检验。

脑血管重建技术是临床医生在临床实践中的一个伟大创举,一如中国历史上的京杭大运河,通过人为重建了颅脑血管构建结构并改变颅脑血运的流动模式来治疗或辅助治疗一些临床中复杂病例。脑血管重建技术是神经外科医生,尤其是血管神经外科医生一项重要的技术手段。Fisher 教授在 1951 年提出采用颅内外搭桥血运重建治疗闭塞性脑血管疾病的可能性,1966 年 Yasargil 教授首次成功完成实验狗的颞浅动脉−大脑中动脉血管吻合,并在 1970 年公布他的第一个成功病例。随后,在世界范围内血管搭桥手术广泛开展起来。经过半个世纪的发展,该手术已经被广泛接受,并且术后血管通畅率可达到 90%~100%。脑血管重建目前已经发展成为脑缺血性疾病、复杂动脉瘤和颅底肿瘤外科治疗的重要技术。

《脑血运重建彩色图谱:解剖、技巧及病例》是由神经外科知名专家 Robert F. Spetzler、Albert L. Rhoton Jr.、Peter Nakaji 及 Masatou Kawashima 教授编写的一部关于脑血管重建专著,四位专家在脑血管病的治疗方面都有着极高的造诣。本书集中了作者多年宝贵临床资料,内容生动全面,技术理论先进,实践性强,是一部重要的参考书。原版由 Thieme 出版社于 2013 年出版,并于 2014 年荣获代表美国图书出版界最高荣誉的"IBPA 本杰明·富兰克林图书奖"科技类图书金奖。

近年来,我国的脑血管重建技术在各位同仁的共同努力下已得到长足发展,许多方面已达到国际领先水平。但由于我国整体医疗发展相对不均衡,这项技术的开展仍集中在较大的医学中心,因此脑血管重建技术的推广和开展仍任重道远。

毛更生教授和他的血管神经外科团队近年来对脑血管重建技术进行了较深入研究和临床实践,积累了一定的临床经验。由他们引进并翻译的《脑血运重建彩色图谱:解剖、技巧及病例》无疑会对此项技术在我国的推广起到积极的作用。

我向广大的同行推荐此书,并相信大家一定也会从中获益。

赵继宗

主任医师、教授
中国科学院院士
国家神经性疾病临床研究中心主任
首都医科大学附属北京天坛医院神经外科学系主任

2015 年 1 月 1 日于北京

中译本序二

　　脑血管重建技术是神经外科学临床实践中重要的手术技术之一。在此项技术发展早期,由于临床医生对技术本身和脑血管重建后脑血流动力学的认识不足,一度使此项技术踯躅不前。经过半个多世纪的发展,尤其进入新世纪之后,伴随着神经血管外科学、神经内科学、神经介入学、神经影像学等学科发展和对脑血管相关研究的进一步深入,脑血管重建技术再一次成为临床的研究热点。

　　Robert F. Spetzler、Albert L. Rhoton Jr.、Peter Nakaji 及 Masatou Kawashima 教授都是神经外科领域著名的专家,他们杰出的成就极大地推动了神经外科学尤其在脑血管疾病方面的发展,令人敬仰。《脑血运重建彩色图谱:解剖、技巧及病例》正是作者及其团队多年的心血结晶,集中了大量珍贵临床资料,内容涉及弓上血管的各型血管重建案例,彩图精美,并配以手术视频,形象生动,颇为难得。这本巨著一经面世便得到欧美同行的极力推崇,有极大的临床参考价值。

　　我国也已经广泛开展脑血管重建技术来治疗脑血管疾病,病例数量逐年上升,精彩病例层出不穷,很多方面已达到国际领先水平。北京、上海、天津等大型脑血管病中心每年会定期举行脑血管重建技术培训班,为我国培养了大量的专科人才。但遗憾的是,目前国内仍缺乏脑血管重建技术的相关专著。

　　近年来,毛更生教授和他的神经血管外科团队在脑血管疾病临床实践和研究方面取得了丰硕成果。欣闻由他们引进并组织国内众多知名学者共同翻译的《脑血运重建彩色图谱:解剖、技巧及病例》即将付梓出版,此乃我国神经外科学领域又一幸事,必将对脑血管重建技术在中国的发展起到促进作用。

主任医师、教授
中华医学会神经外科学分会主任委员
中国人民解放军总医院全军神经外科研究所所长

2014 年 8 月 30 日于北京

中译本序三

　　脑血管重建技术是神经外科医生在临床实践中发展起来的一项重要的技术手段，最早由 Fisher 教授、Yasargil 教授等一批杰出神经外科专家建立并在临床实践中推广。在脑血管重建技术近半个世纪的实践和发展过程中，与绝大多数新生事物相似，初期曾在神经外科领域如火如荼地开展，随后又在一片质疑声中停滞不前。近年来，随着神经科学及相关学科的发展，以及临床医生在实践过程中对脑血液循环的认识加深，脑血管重建技术再次焕发青春，新的术式层出不穷，适应证也不断扩大。

　　多年来，Robert F. Spetzler、Albert L. Rhoton Jr.、Peter Nakaji 及 Masatou Kawashima 教授的团队一直坚持在临床实践中应用脑血管重建技术，进行了大量的创造性工作，治愈了很多复杂的脑血管病患者，积累了宝贵的临床经验。《脑血运重建彩色图谱：解剖、技巧及病例》正是这些专家在脑血管重建技术领域全面的总结。本书以病例展示为主，强调实践，对临床工作有很大借鉴指导意义。通篇阅读后让人慨叹，脑血管重建技术不但是科学，也是艺术。

　　我国是脑血管疾病罹患大国，每年有大量患者因脑血管疾病致死、致残，给家庭及社会带来沉重的负担。临床医生尤其是从事脑血管病方面的医生有责任掌握最新的相关知识和技术，应用于临床实践，为广大患者造福。希望这本由武警总医院神经血管外科毛更生教授主译的《脑血运重建彩色图谱：解剖、技巧及病例》能成为大家在临床工作中重要的参考书，为此项技术在我国的进一步推广和发展起到积极作用。

　　我非常高兴能向广大的同道推荐此书。

许百男

中国人民解放军总医院神经外科　教授
中国人民解放军神经外科专业委员会主任委员
中华医学会神经外科分会副主任委员兼秘书长
中国医师协会神经外科分会副会长
北京医学会神经外科分会副主任委员

2014 年 10 月 11 日　于北京

中译本前言

武警总医院神经血管外科团队从 2009 年开始尝试应用颞浅动脉-大脑中动脉血管搭桥来治疗烟雾病，随后逐渐将搭桥治疗扩展到一些缺血性疾病、复杂动脉瘤、复杂肿瘤等病种，手术术式也由开始的颞浅动脉搭桥扩展到枕动脉搭桥、桡动脉或大隐静脉移植颅内外搭桥，以及联合神经介入技术处理复杂动脉瘤等。回首探索初期，每一病例都查阅了大量的文献，甚至咨询多位更有经验的专家，手术方案反复讨论敲定，每一处细节均需做到一丝不苟。时至今日，面对千变万化的病例，虽多了一份自信和淡定，但仍不免有如履薄冰之感。

在接触本书之前，尽管百般搜寻，笔者仍没有读到有关神经血管搭桥技术的专门论著。2013 年出版的 *Color Atlas of Cerebral Revascularization* 是笔者接触到的第一部脑血管搭桥专著，这本图谱专注于手术技术，所以脑血运重建理论不是她的范畴。四位作者中的头二位是赫赫有名的大师：创建血管畸形分级的 Robert F. Spetzler 教授，神经解剖大家 Albert L. Rhonton Jr. 教授；而 Peter Nakaji、Masatou Kawashima 亦分别是美国、日本当代神经外科的杰出代表。

全书分为 16 章，以大脑前动脉开篇，按一定的解剖顺序到椎动脉至颈动脉搭桥。涵盖了大脑前动脉、大脑中动脉、大脑后动脉、椎基底动脉，以及颈内动脉、颈外动脉等部位的各种血运重建式，既有我们经常实施的颞浅动脉-大脑中动脉分支搭桥，也有罕见的或还没有听说的搭桥方式如"Bonnet"搭桥、脑膜中动脉-大脑中动脉搭桥、"Onlay"术以及面动脉-椎动脉搭桥等。每章开始的外科解剖与技巧言简意赅，随后是真实病例。精美的术中图片，辅以并排的示意图及精炼的文字说明。所附赠的关键手术步骤视频，使读者可以身临其境，以最直观的方式与大师一起置身于手术之中。精心选择的极具代表性的病例都值得认真品味，范围全面，强调实践，展示了大师的手术技巧和心得体会。通读全篇后的第一感觉是作者将搭桥手术做到了极致！开阔了思路。本图谱是一本极为难得的案头参考书，因此更适合有一定脑血管病开颅及介入手术基础的脑血管病临床医生阅读，当然也适用于渴望了解与提高脑血管搭桥技术的与神经科相关的医师参考。

脑血运重建在国内开展较好的中心不多，原本以为感兴趣的专家和读者数量有限。翻译中，笔者曾在几个会议简要介绍图谱内容，没想到听到了不少需要尽早看到中文版的呼声，也许与近几年出现的脑血管搭桥趋热之势有关？

参照中文版图谱登陆 MediaCenter.thieme.com 网站，可以查到与原版图谱相应的手术视频资料，包括有作者点评的 30 多个相关手术病例。

感谢本书的全体翻译、校对者！正是他们对细节不厌其烦的苛求，才使本图谱敢于面世。

图谱中虽文字不多，但因所能查到的涉及脑血运重建的中文书籍很少，翻译名称亦不统一，有价值并可供参考的资料更少，所以达到准确绝非易事，加之译者水平有限，成稿之际未免忐忑不安，唯恐拂逆著者本意，还望读者批评指正。

武警总医院

2014 年 12 月 15 日于北京

前 言

此书谨为了纪念 Wolfgang T. Koos, 一位外科大师、导师、同事及朋友。

20 多年前,一位睿智的、比我年长也比我更有经验的神经外科医生邀请我帮他将一本书从德语翻译成英语,这本书后来被命名为《神经外科彩色图谱》。这次合作是我学术生涯及个人生活的决定性时刻之一,我自此与 Wolfgang Koos 医生结下了终生友谊。他创建并引领着维也纳当代神经外科直到 2000 年他辞世。继那次合作之后,又出版了第二版,以及后续多个版本的彩色图谱,其中最后一版出版在 2000 年。

读者们将会毫不意外地发现,这本新的外科图谱虽然沿用同样的格式和议题,却是从全新的角度重点讨论脑血运重建:术中照片配以插图,以重点突出外科技术。临床案例通过精美的解剖图片被置于显微外科背景当中,图片来自于我的主要合著者,一丝不苟的解剖学家 Albert L. Rhoton Jr.博士,他才华横溢的同事 Masatou Kawashima 博士协助其完成。此外,本图谱配有相应的视频,其中包含我和同事 Peter Nakaji 精选的 30 多个相关外科病例,以及阐明手术过程中细微技术差别的动画演示。为了便于查找,每一个病例的视频都在书中相应病例中做了标注。

脑血运重建技术是指一组用于解决现存的或可能出现的脑缺血的技术。多种原因可引起脑缺血:烟雾病、弹簧圈栓塞后复发的动脉瘤、巨大动脉瘤、血管撕裂、椎动脉供血不足以及严重的血管狭窄和辐射诱发的闭塞等。在本图谱展示的临床病例中,这些都被涉及。

血运重建技术中最重要的当然是外科搭桥技术。1967 年,当我在伊利诺伊州的诺克斯大学读本科还没有开始追求我的神经外科医生梦想时,Donagy 和 Yasargil 实施了首例用颞浅动脉和大脑中动脉颅外 - 颅内搭桥手术。这种搭桥技术很快被广泛应用,直到 1985 年发表了关于颅外 - 颅内搭桥试验结果的文章,后者质疑了这一技术的有效性。虽然在 25 年后,这一重要问题的某些方面仍然存在争议,但大部分神经外科医师还是认为搭桥术是神经外科治疗不可或缺的一部分。实际上,颞浅动脉 - 大脑中动脉搭桥成为了而且仍然是脑血运重建技术中应用最广泛的术式。的确,本书中大部分病例也是应用了这一搭桥技术。然而,和以前的版本一样,本书剔除了一些争议,包括相关的诊断、指征、结果等。所有这些争议在文献中都有充分的讨论。同美国最大的神经外科医师培训基地 Barrow 神经病学研究所的教学目标一样,本书的首要目标是专注于技术。另外,本书也介绍了一些不常见的搭桥术,例如"Bonnet"搭桥、脑膜中动脉 - 大脑中动脉搭桥、"Onlay"术以及面动脉 - 椎动脉搭桥等。

在我的职业生涯中,我有幸目睹并参与了许多引领神经外科学改变的进展,其中影响最广泛的是血管内手术的问世。作为一个神经血管外科医生,我偏爱确切的手术治疗,然而,血管内手术是一种重要的外科辅助手段,本书中也包含了两个此类病例。更新的技术在书中也有体现。Albert van der Zwan 博士慷慨地提供了一个运用准分子激光辅助非闭塞吻合术(ELANA)治疗的病例,这一方法是为了在搭桥时不中断受血血管的血供。同传统的搭桥技术相比,这个微小的改进可以降低卒中或动脉瘤破裂所导致的短暂缺血风险,这种缺血发生在接受搭桥的动脉所供血的区域。本书还包含了一例被称为 Abdulrauf 搭桥,即由 Saleem Abdulrauf 医生首创并提供的颈内动脉 - 大脑中动脉搭桥的病例。最后介绍了用椎动脉重建和转位治疗血管闭塞性疾病的病例。本图谱包含了多种治疗方法和病例,我希望神经外科执业医师、神经外科同仁和住院医师以及神经介入医师能够感兴趣,也希望这本跨越了我整个职业生涯的图谱在未来几年里能够成为有价值的资料。

与之前的彩色图谱一样,这部脑血运重建专著的完成是团队共同努力与协作的结晶。在工作狂 Shelley Kick 主编指导下,Barrow 神经病学研究所神经科学出版处的工作人员不知疲倦地工作。天才医学插图画家 Mark Schornak 和 Kristen Larson 完成了将复杂的空间关系转换成通俗易懂插图的庞大工作。Mark Schornak 指导可视媒体组创建了许多并排的插图,其对神经解剖的深刻理解及追求卓越的教学效果,督促我们不断努力以达到他的期望。在整个过程中,Kristen Larson 表现了她的构思巧妙和执着,不仅创作了许多并排插图,也创作了许多方位图、截面图和优美的封面插图。Marie Clarkson 的天赋和创造力在其一手设计和制作的

DVD 视频演示中展现无余。制作编辑 Jaime-Lynn Canales 使我们组织有序,而她自己也做了大量的工作,处理和编录了图谱中的 1300 多张图片,并在收到文本说明之后做了大量的修改工作。Dawn Mutchler 仔细阅读了每一页,以确保全书的准确性和一致性。作为在本书编写过程中不同时间段的编辑助理,Clare Prendergast、Mandi Leite、Talisa Umfress 和 Diantha Leavitt 勤奋地完成了自己的工作。

还有必须赞扬的是 Thieme 出版社朋友们的耐心和对高品质出版物的追求,这是该公司成为神经外科领域最大出版商的原因。很高兴和执行编辑 Kay Conerly 一起工作,他总是爽快和沉着地处理所有的问题。管理编辑 Judith Tomat 完美的组织使整个项目按部就班地进行。副经理 Torsten Scheihagen 监督了图书的生产过程。最后,Absolute Service 公司的 Teresa Exley 和她的团队在制作这一优美图谱的过程中表现了卓越的专业性和对细节的追求。

在表达感激之情的时候,我不能忘记妻子和家庭。在本书编写乃至我整个职业生涯过程中,工作占据了我许多本该和他们在一起的时光,而他们给予了我深深的理解和宽容。

当然,最后但非常重要的是,我要感谢无数的患者,他们是我职业生涯中最深刻的导师。在面对可怕的诊断和治疗的时候,他们所表现出来的勇气、幽默和无私已经超越了鼓舞人心,有时甚至是以他们的生命为代价使我得到了教训,最终增加了知识,使其他人得到更好的预后。我自己短暂的努力取得的任何成果都要归功于他们,我向他们致敬。

罗伯特·施博赖泽(Robert F. Spetzler)

2012 年 9 月于亚利桑那州凤凰城

(毛更生　牛晓旺 译)

缩略语

以下为本书中出现的缩略语。

常用解剖学术语

a., aa 动脉
anast. 吻合口
ant. 前面的
arach. 蛛网膜
br. 分支
cap. 头的
f. 孔
g. 腺
gr. 大的
inf. 下的
L 左的
lat. 侧的
m. 肌
maj. 较大的
n,, nn. 神经
obl. 斜的
post. 后面的
R 肋骨, 右
rec. 直的
sup. 上的
temp. 颞的
tent. 幕
v. 静脉

颅神经

CN Ⅰ 嗅神经
CN Ⅱ 视神经
CN Ⅲ 动眼神经
CN Ⅳ 滑车神经
CN Ⅴ 三叉神经
V1 三叉神经眼支
V2 三叉神经上颌支
V3 三叉神经下颌支
CN Ⅵ 外展神经
CN Ⅶ 面神经
CN Ⅷ 前庭蜗神经
CN Ⅸ 舌咽神经
CN Ⅹ 迷走神经
CN Ⅺ 副神经
CN Ⅻ 舌下神经

血管

A1 大脑前动脉水平段
A2 大脑前动脉上行段
A3 大脑前动脉膝段
ACA 大脑前动脉
ACAS 无症状性颈动脉狭窄
AChoA 脉络膜前动脉
ACoA 前交通动脉
AICA 小脑下前动脉
ATA 颞前动脉
BA 基底动脉
CCA 颈总动脉
Cerv. ICA 颈段颈内动脉
ECA 颈外动脉
FA 面动脉
ICA 颈内动脉
IJV / Int. jugular v. 颈内静脉
IMA 颌内动脉
Ml 大脑中动脉水平段
M2 大脑中动脉脑岛段
M3 大脑中动脉盖部段
M4 大脑中动脉皮层支
MCA 大脑中动脉
MMA 脑膜中动脉
OA 枕动脉
Ophth. A 眼动脉
P1 大脑后动脉交通前段
P2 大脑后动脉环池段
P1A 大脑后动脉交通前段前部
P1P 大脑后动脉交通前段后部
P4 大脑后动脉距裂段
PCA 大脑后动脉
PCoA 后交通动脉
Pet. Car. A. 颈动脉岩段
Pet. ICA 颈内动脉岩段
PICA 小脑下后动脉
Saph. v. 隐静脉

SCA 小脑上动脉
STA 颞浅动脉
VA 椎动脉

其他

AVM 脑动静脉畸形
BTO 球囊闭塞实验
C1,C2,C3 第一、第二、第三颈椎神经根
CBF 脑血流量
CMRO2 脑氧代谢率
CNS 中枢神经系统
COSS 颈动脉闭塞手术研究
CT 计算机断层扫描
EC-IC 颅外 – 颅内
EEG 脑电图
ELANA 准分子激光辅助下非阻塞血管吻合术
GSPN 岩浅大神经

ICG 吲哚青绿
1CP 颅内压
ICU 重症监护病房
infund. 漏斗
MR 核磁共振
NASCET 北美症状性颈动脉内膜切除术试验研究
OEF 氧摄取指数
PET 正电子发射计算机断层显像
SAH 蛛网膜下腔出血
SCM 胸锁乳突肌
SPECT 单光子发射计算机断层成像
SSEP 体感诱发电位
Sup. pet. sinus 岩上窦
TIA 短暂性脑缺血发作

（牛晓旺 译）

目 录

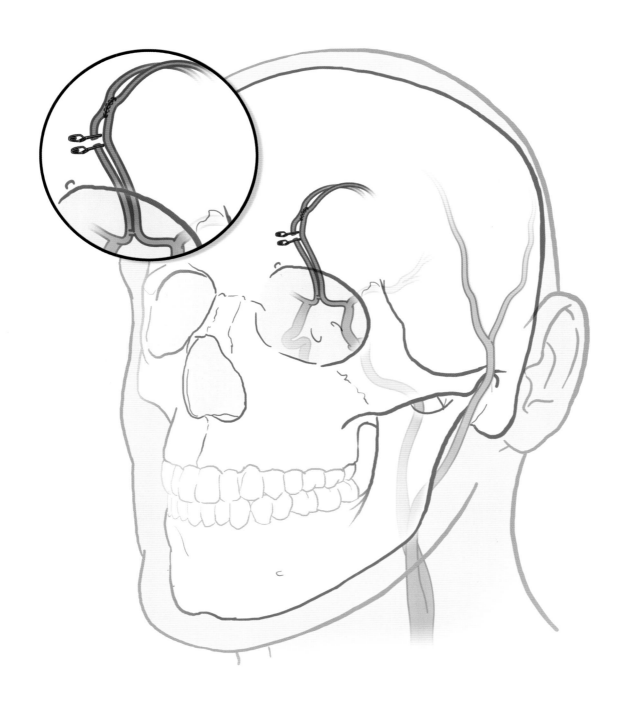

外科解剖及技巧

当处理 A2 段巨大动脉瘤而必须牺牲 ACA 的 A2 段时，远则 A2 和 A3 的平行解剖结构提供了一种机会，即通过建立动脉瘤以远 A3 段的侧－侧搭桥以保护双侧 ACA 供血区域的血液供应。

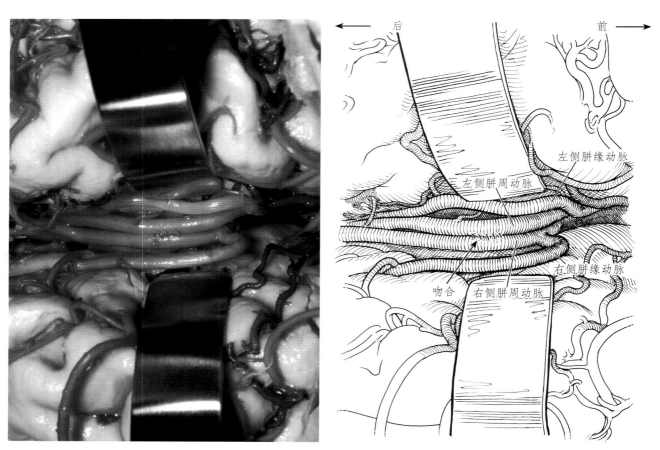

图 1.0a　解剖标本见双侧 ACA 暴露于纵裂中，侧－侧吻合已经完成。(Photograph used with permission from *Journal of Neurosurgery*.)

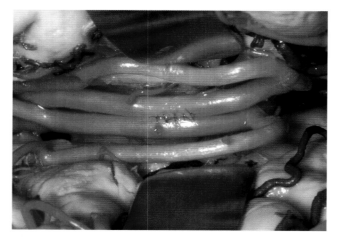
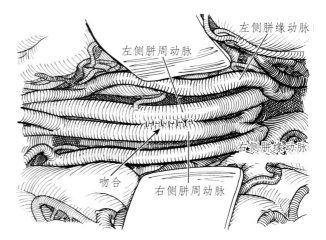

图 1.0b　高倍视野见双侧 ACA 侧－侧搭桥。(Photograph used with permission from *Journal of Neurosurgery*.)

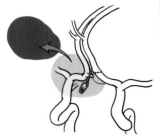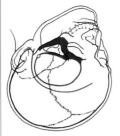

病例 1-1　巨大 ACA 动脉瘤 ACA-ACA 直接搭桥

诊断：栓塞术后复发的巨大 ACA 动脉瘤

术式：ACA-ACA 直接搭桥

入路：左侧眶颧弓入路

▶ **视 频**

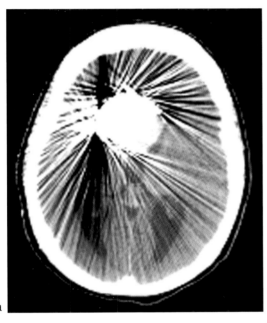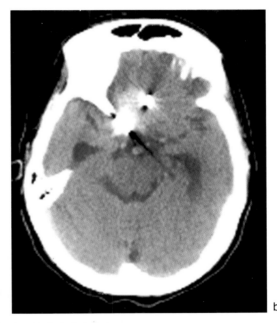

a　　　　　　　　　　　　　　　　　　　　　　　　　　b

图 1.1a,b　CT 扫描显示弹簧圈伪影以及脑脊液流出受阻导致的脑室扩大。

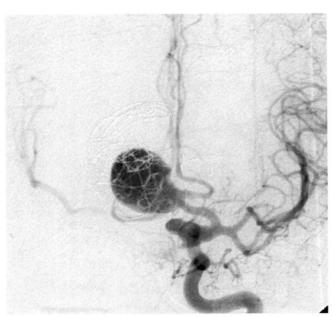

图 1.1c　脑血管造影前后位像显示左侧的颈内动脉、A1 和 A2 段，巨大的弹簧圈团，复发的动脉瘤。注意右侧 A2 浅淡显影。

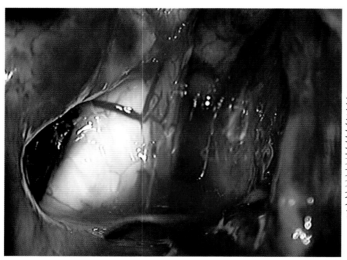

图 1.1d　左侧眶颧入路暴露左侧 ACA。

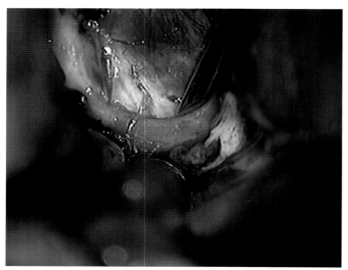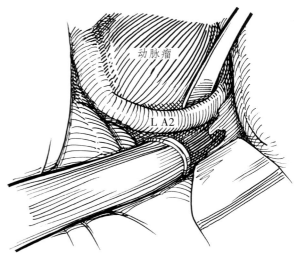

图 1.1e　左侧 A2 被动脉瘤顶起移位。

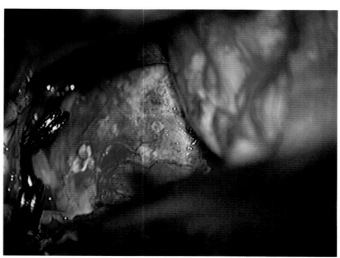

图 1.1f　双侧 A1 被临时动脉瘤夹夹闭。

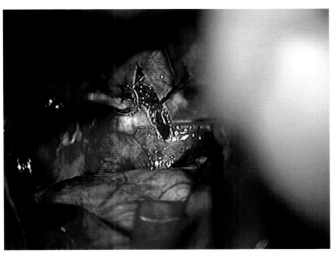

图 1.1g　在远离动脉瘤瘤颈处切开动脉瘤瘤顶。

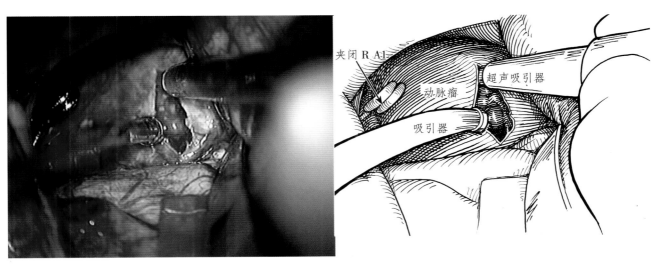

图 1.1h　超声吸引器吸除血栓。

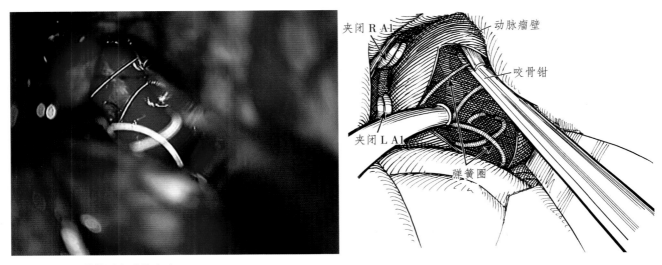

图 1.1i　可见弹簧圈在动脉瘤内。

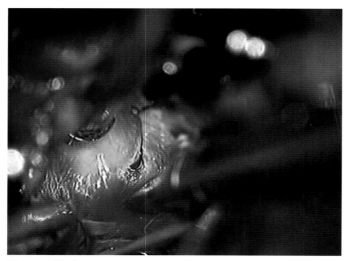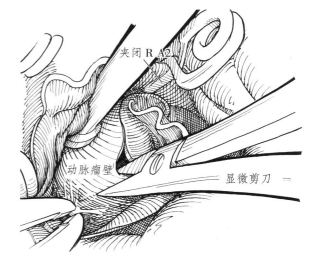

图 1.1j 暴露 A2。

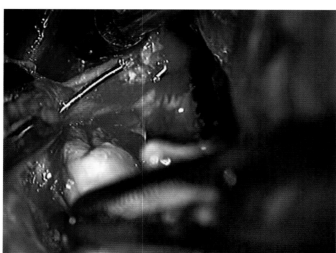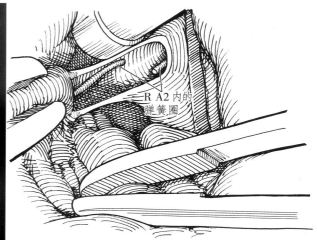

图 1.1k 在右侧 A2 发现弹簧圈。

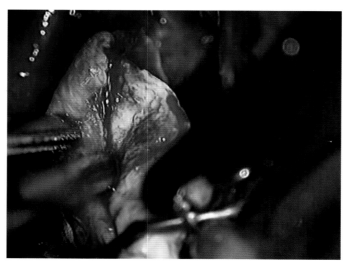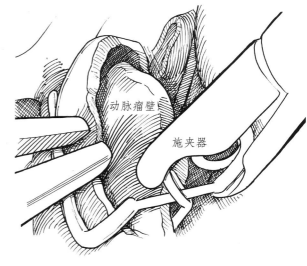

图 1.1l 夹闭动脉瘤。

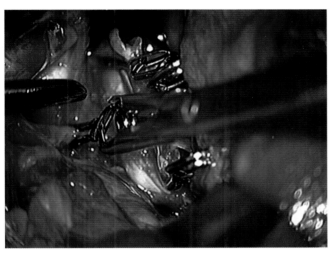

图 1.1m　撤走临时动脉瘤夹。

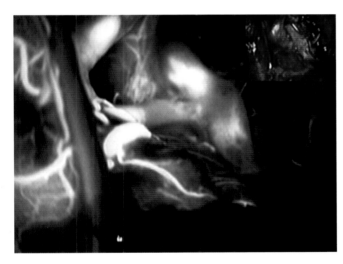

图 1.1n　术中 ICG 血管造影证实双侧 A2 不显影。

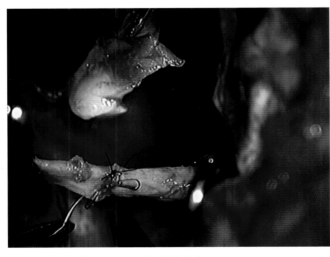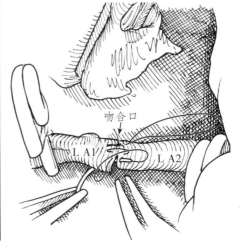

图 1.1o　在左侧 A1 和 A2 间直接吻合。

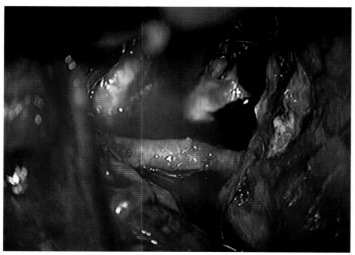

L ICA
CN Ⅱ
夹闭 R A2
L A1
L A2
吻合

图 1.1p A1 与 A2 间吻合完成。

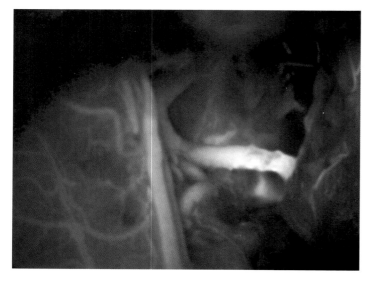

图 1.1q ICG 血管造影证实吻合处通畅。

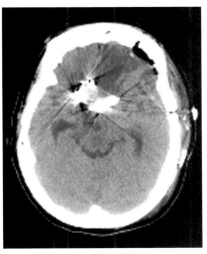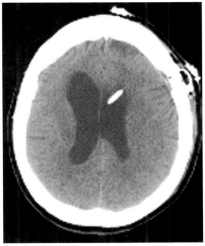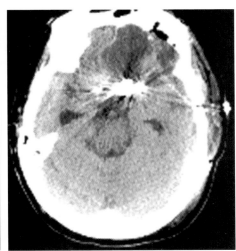

图 1.1r　轴位术后 CT。

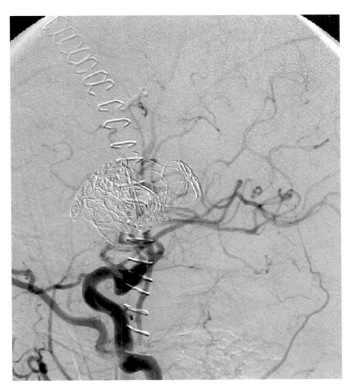

图 1.1s　术后脑血管造影显示通畅。患者恢复良好,未发生缺血事件。

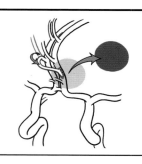 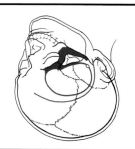

病例 1-2　复杂夹层动脉瘤额极动脉 - 左侧 A2 搭桥

诊断：左侧 A2 段复杂夹层动脉瘤

术式：右侧额极动脉 - 左侧 A2 搭桥

入路：右侧眶颧弓入路

▶ **视频**

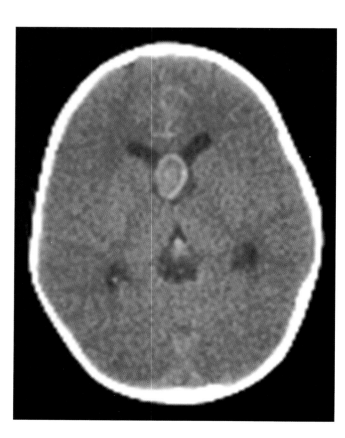

图 1.2a　18 个月的昏睡幼儿, CT 显示弥漫性蛛网膜下腔出血伴三脑室凝血块。

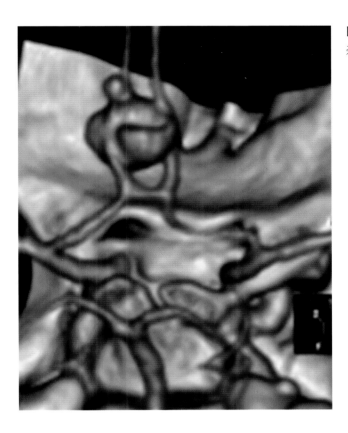

图 1.2b　CTA 成像显示起源于 ACoA 以远数毫米 A2 段的复杂夹层动脉瘤。

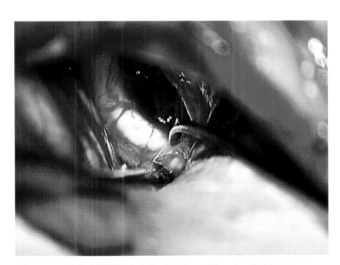

图 1.2c　经右侧眶颧弓入路,可见 CN Ⅱ、ACA 以及 ICA。

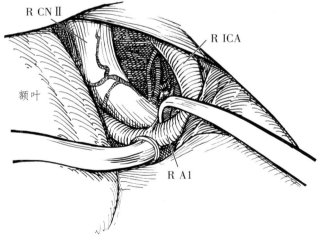

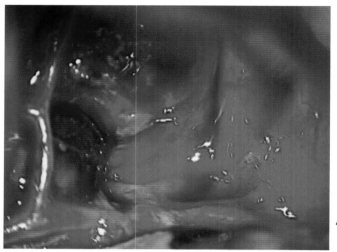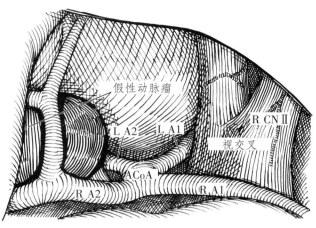

图 1.2d 起源于 A2 段的假性动脉瘤,在 ACoA 上方并伴有瘤周血肿。

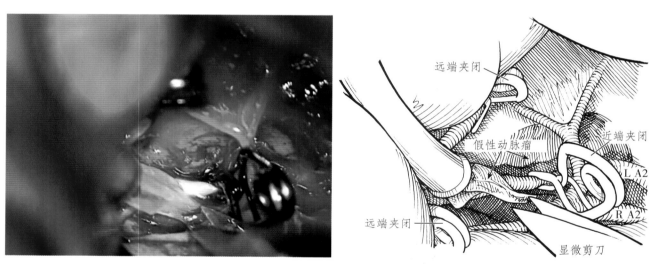

图 1.2e 剪开假性动脉瘤,以临时动脉瘤夹夹闭左侧 A2 的近端、远端,孤立动脉瘤。

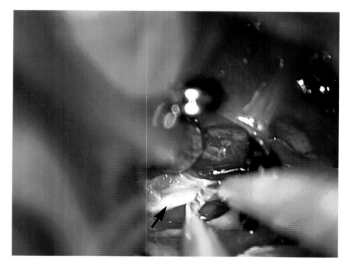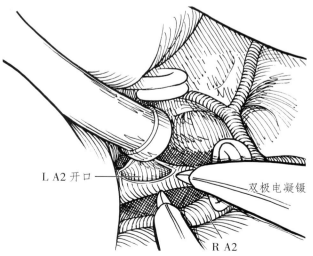

图 1.2f 切除假性动脉瘤,见左侧 A2(箭头所示)开口。

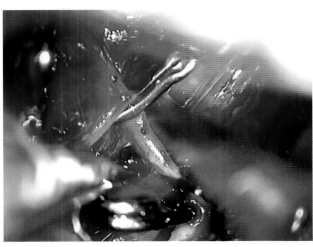

图 1.2g　夹闭右侧额极支准备搭桥。

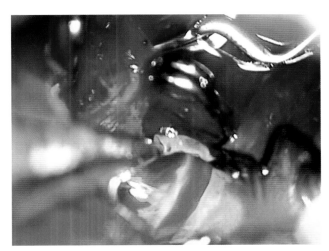
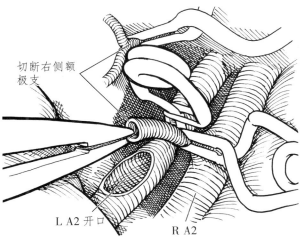

图 1.2h　切断右侧额极支并置其于左侧 A2 段鱼嘴样开口处。

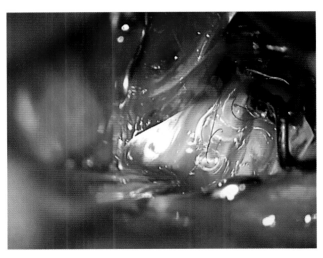
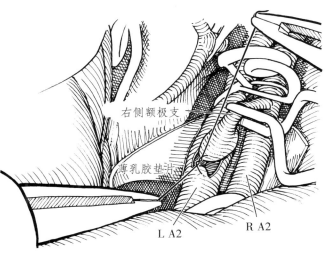

图 1.2i　将额极支与左侧 A2 导致假性动脉瘤的开口吻合，为左侧 A2 提供另一条供血通道。

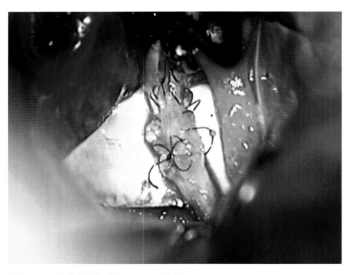

图 1.2j 完成搭桥,拉紧 11–0 缝线。

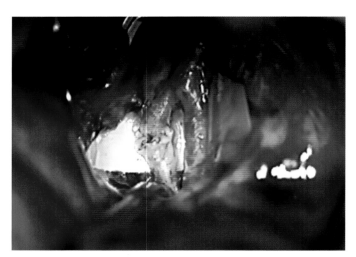

图 1.2k 完成搭桥。

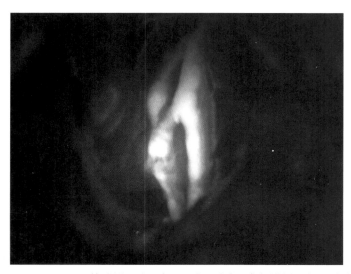

图 1.2l ICG 血管造影证实双侧 A2 充盈良好,参与搭桥的额极动脉显影。

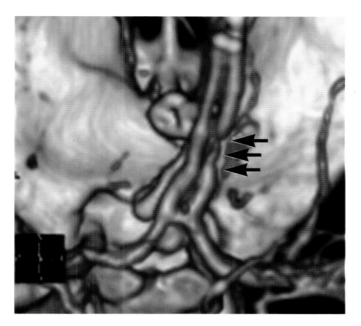

图 1.2m　术后 CTA 证实直接吻合显影（箭头所示）。

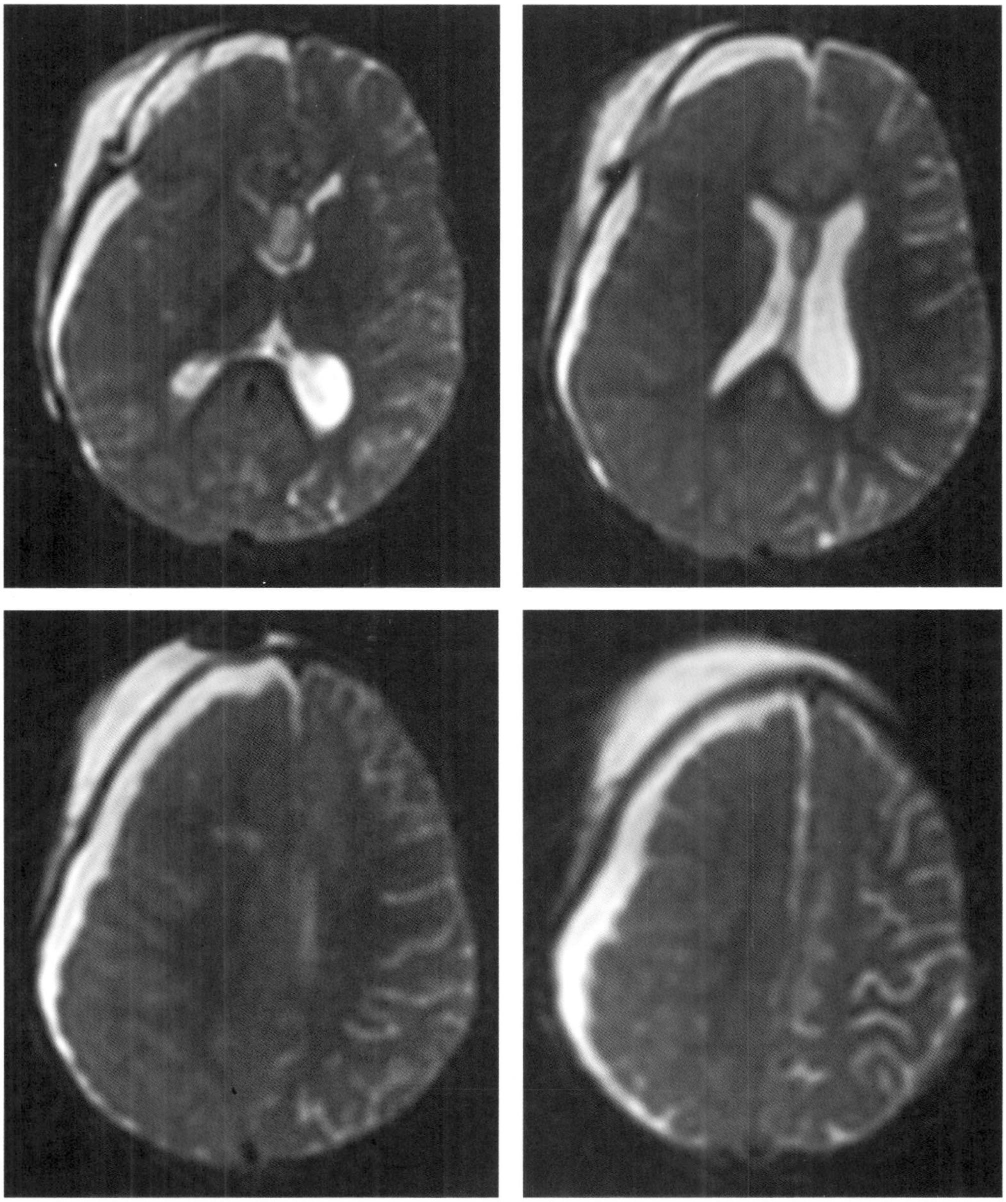

图 1.2n　术后 MRI 未见缺血区域。患者 3 岁时正常。

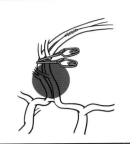 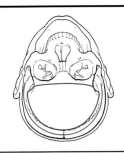

病例 1-3　A2 段巨大动脉瘤 A3-A3 搭桥

诊断：左侧 A2 段巨大动脉瘤

术式：A3-A3 搭桥

入路：冠状切口半球间入路孤立动脉瘤伴双侧胼周动脉间
　　　侧－侧搭桥*

*译者注：原文为"Bifrontal hemispheric with tripping of aneurysm and side-to-side anastomosis of pericallosal arteries."参照图示翻译。

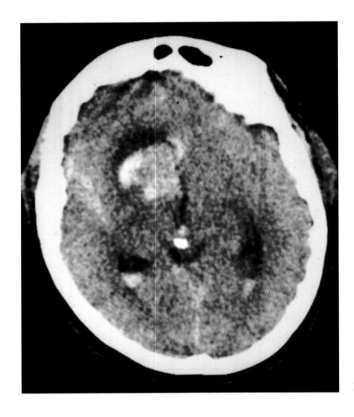

图 1.3a　男，64 岁，伴有脑血栓症状。CT 平扫轴位像显示半球间高密度影伴侧脑室枕角积血。

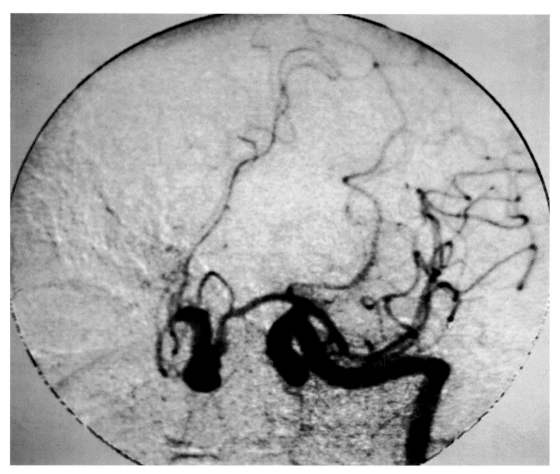

图 1.3b　脑血管造影前后位像显示一复杂匍行管腔穿过动脉瘤,提示大部分动脉瘤体积被血栓占据,不适合直接搭桥。

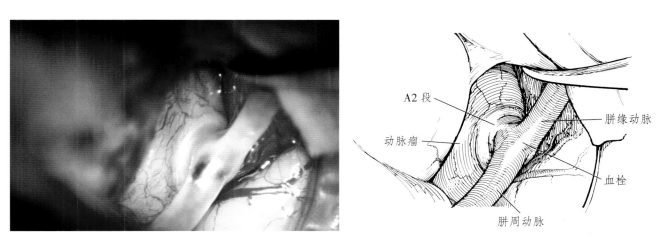

图 1.3c　可见显影的 A2 远端从动脉瘤发出并形成胼周、胼缘分支,动脉瘤腔内可见血栓。

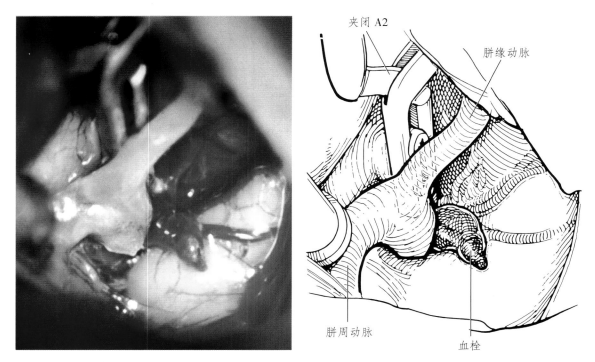

图 1.3d 、夹闭远侧 A2 以阻止血流逆向进入* 动脉瘤,剪断 A2 段,可见血栓。(* 译者注:原文"A clip applied on the distal A2 stops flow through the aneurysm",参考图 1.3h 两枚动脉瘤夹,系动脉瘤近端 A2 也被夹闭,故译为"逆向进入"。)

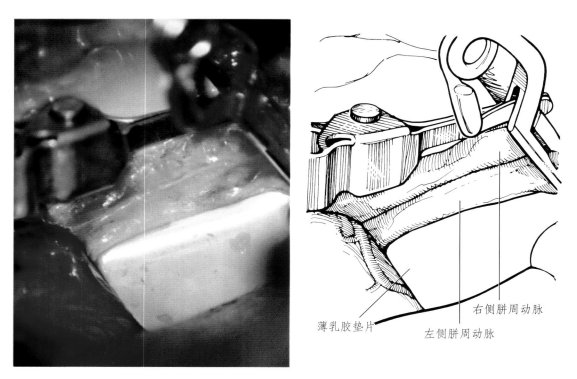

图 1.3e 在应用巴比妥类药物后,临时阻断薄乳胶垫片上的双侧并行的胼周动脉。

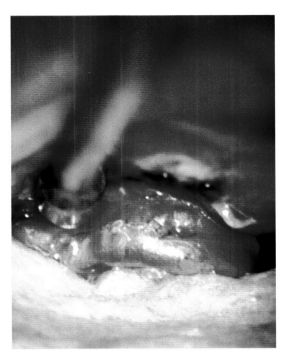
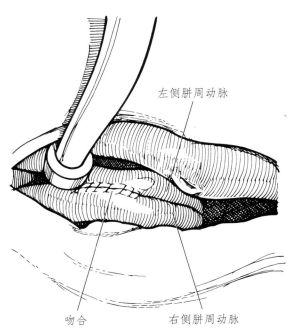

左侧胼周动脉

吻合   右侧胼周动脉

图 1.3f 在半球间动脉瘤以远,双侧 A3 侧 – 侧吻合。

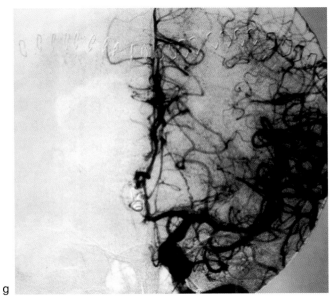
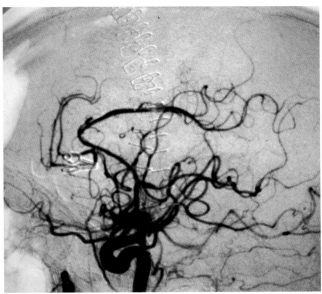

g

h

图 1.3g,h 术后左侧 ICA 造影前后位(g)及侧位(h)像证实动脉瘤消失,通过搭桥血管双侧 ACA 远端显影。

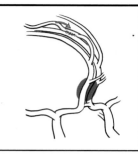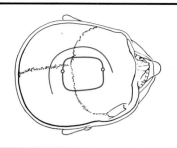

病例 1-4　A2 段梭形动脉瘤 A3-A3 搭桥

诊断: 左侧 A2 段梭形动脉瘤

术式: A3-A3 搭桥

入路: 半球间入路

▶ 视 频

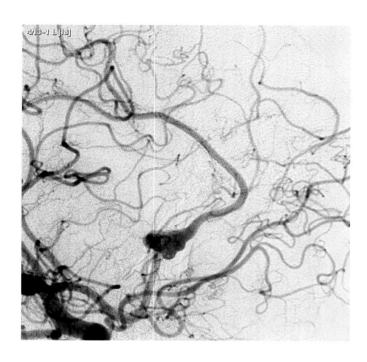

图 1.4a　左侧 ICA 造影侧位像显示左侧 A2 段梭形动脉瘤。

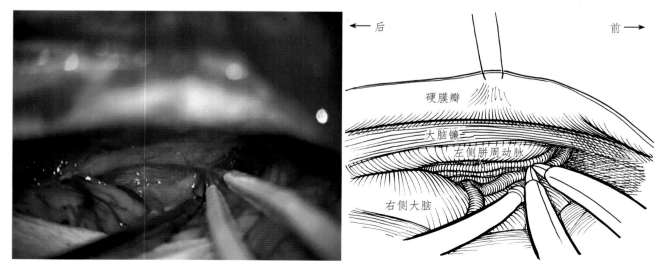

图 1.4b　右侧半球间入路见 A3 在纵裂底,右侧是头前额部,患者的右侧在下方。

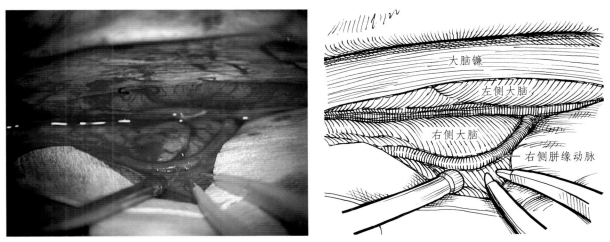

图 1.4c 没有毗邻的胼周动脉可用,故从上方脑回游离出一支胼缘动脉。

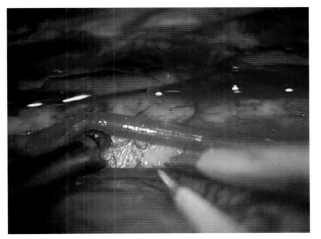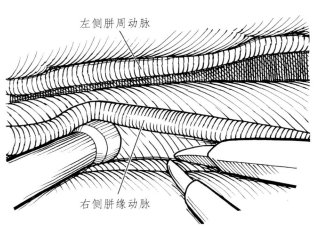

图 1.4d 牵拉胼缘动脉使其靠近深部的胼周动脉。

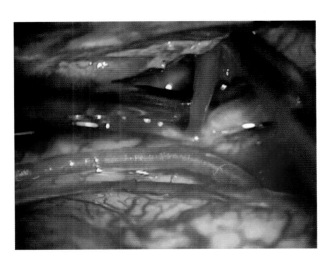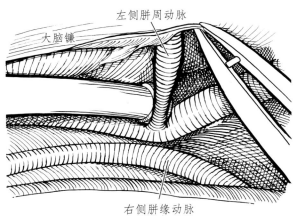

图 1.4e 切开大脑镰,为了能更大幅度地牵拉胼周动脉而将胼周动脉分支从脑沟中游离出来。

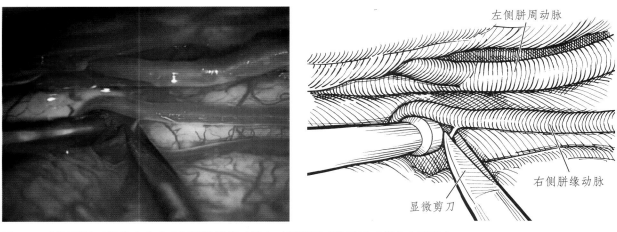

左侧胼周动脉

右侧胼缘动脉

显微剪刀

图 1.4f 牺牲胼缘动脉的小分支以便消除胼缘动脉向对侧胼周动脉靠近时所产生的张力。

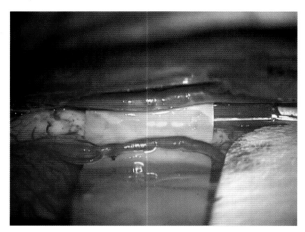
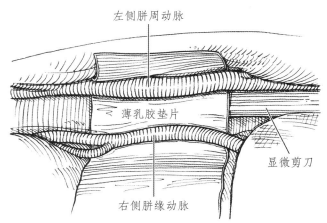

左侧胼周动脉

薄乳胶垫片

显微剪刀

右侧胼缘动脉

图 1.4g 两条血管平行位于蓝色薄乳胶垫片上。

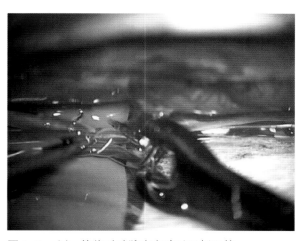
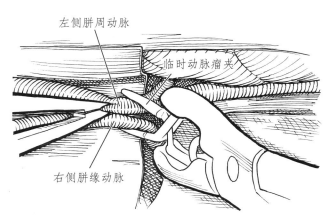

左侧胼周动脉

临时动脉瘤夹

右侧胼缘动脉

图 1.4h 用一枚临时动脉瘤夹跨过双侧血管。

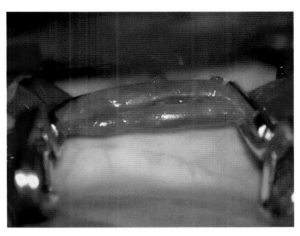
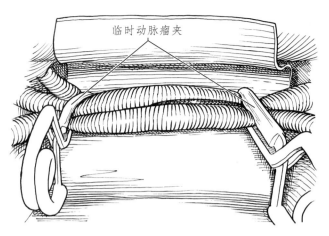

临时动脉瘤夹

图 1.4i　在双侧血管远端以同样的方式放上第 2 枚动脉瘤夹。

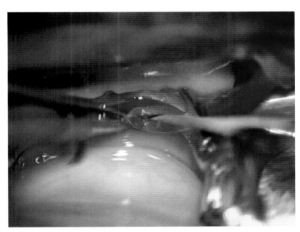
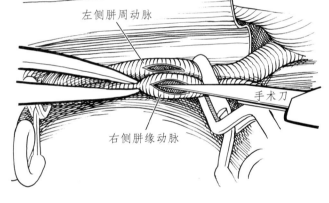

左侧胼周动脉

手术刀

右侧胼缘动脉

图 1.4j　切开双侧血管。

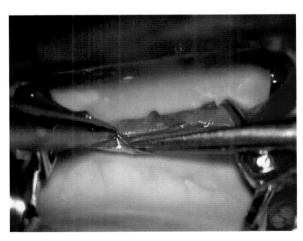
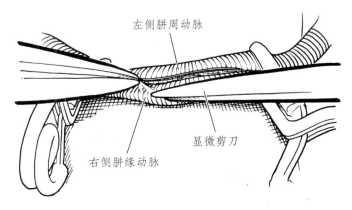

左侧胼周动脉

显微剪刀

右侧胼缘动脉

图 1.4k　用精巧的显微剪刀延伸切口使双侧切口长度相当。

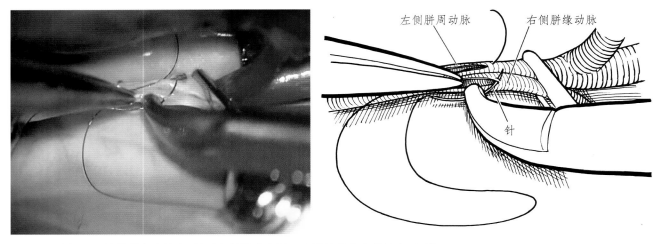

左侧胼周动脉　　右侧胼缘动脉　　针

图 1.4l　在切口一端从外向内缝合,然后翻转针头在另一血管从腔内向外缝合,打结(译者注:第 1 个端结)。

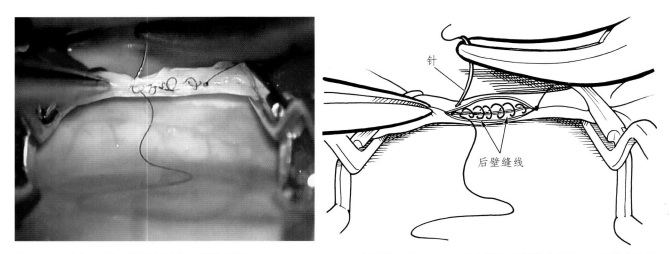

针　　后壁缝线

图 1.4m　在切口另一端缝合并在血管外打结(译者注:第 2 个端结)。上述第一针(译者注)从血管外向管腔内进针,在血管内实施后壁吻合,最后一针向外缝合。

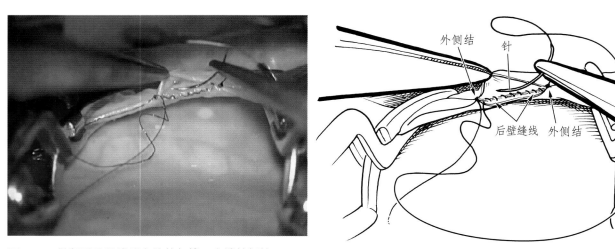

外侧结　　针　　后壁缝线　　外侧结

图 1.4n　勒紧后壁缝线后在腔外与第 2 个端结打结。

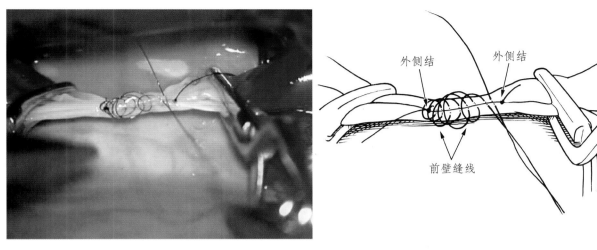

图 1.4o　前壁松驰连续缝合,勒紧后与第 1 个端结打结。

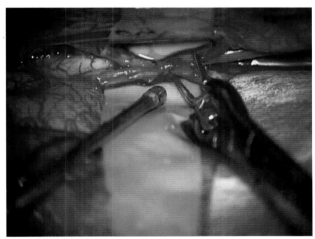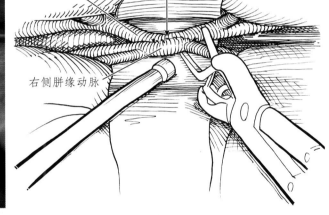

图 1.4p　松开临时动脉瘤夹,重建血流。

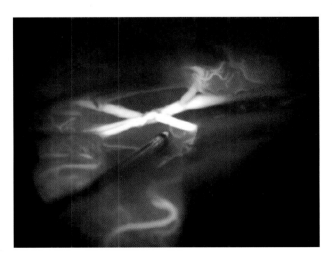

图 1.4q　临时动脉瘤夹夹闭载瘤动脉后 ICG 血管造影见搭桥处血管显影。

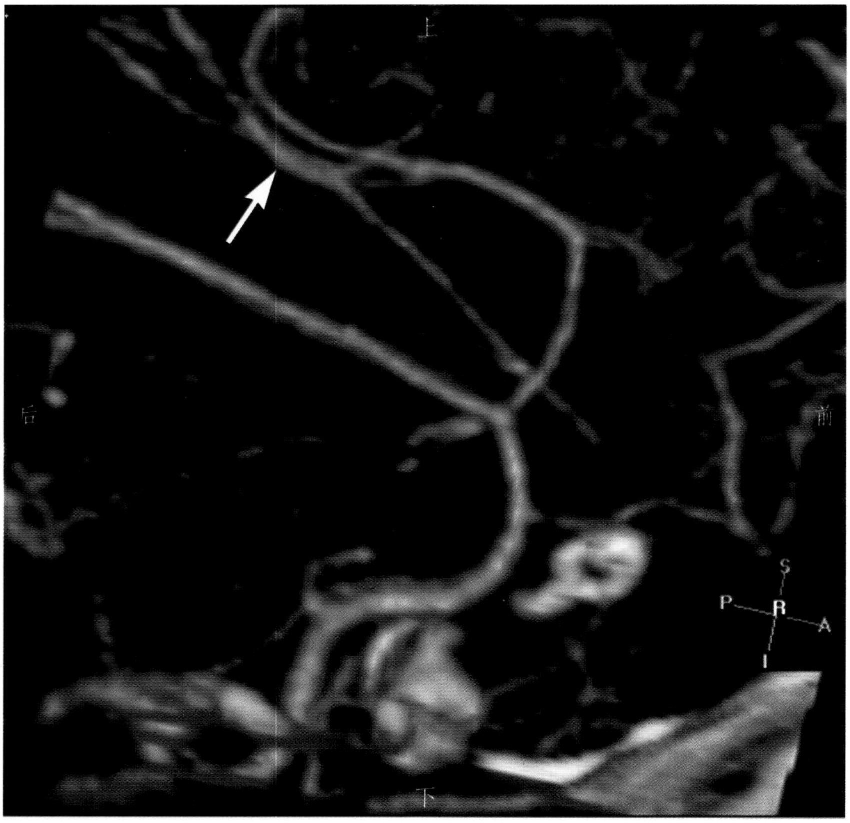

图 1.4r 术后 CTA 显示动脉瘤夹在位，动脉瘤未显影,其远侧搭桥(箭头所示)处开通良好。

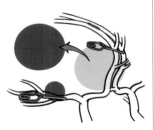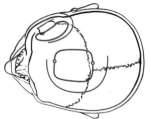

病例 1–5　A2 段巨大动脉瘤 A3–A3 侧 – 侧搭桥

诊断：右侧 A2 段巨大动脉瘤

术式：A3–A3 侧 – 侧搭桥

入路：半球间入路，右侧翼点入路夹闭右侧 MCA 分叉处动脉瘤，以及血管内闭塞右侧 A2

▶ **视 频**

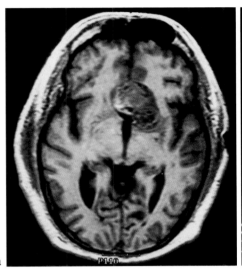

a

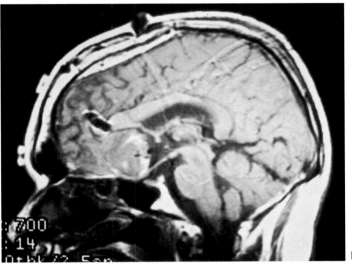

b

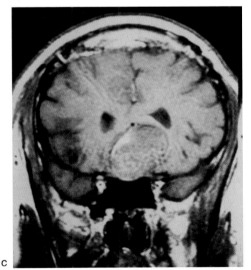

c

图 1.5a–c　轴位(a)、矢状位(b)和冠状位(c)MRI 显示 A2 段血栓性巨大动脉瘤，占位效应明显。

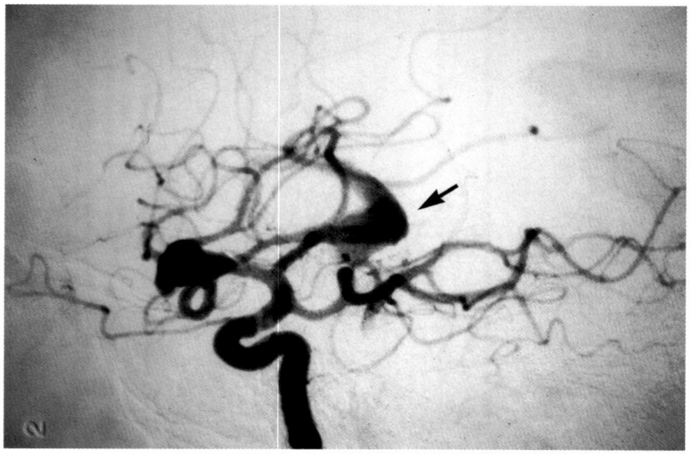

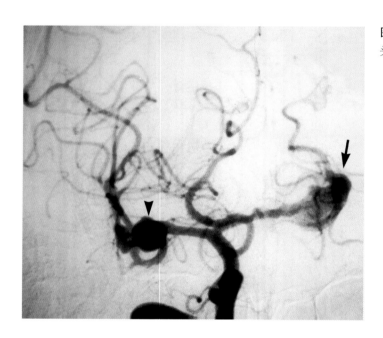

图 1.5d 脑血管造影侧位像显示匍行管腔穿行于血栓性动脉瘤（箭头所示）。

图 1.5e 脑血管造影前后位像显示复杂 ACA 动脉瘤（箭头所示）以及 MCA 动脉瘤（三角箭头所示）。

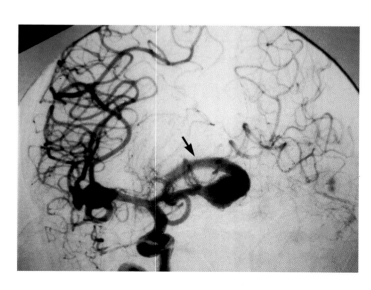

图 1.5f 脑血管造影晚期前后位像显示匍行管腔（箭头所示）以及未受累及的对侧 ACA。

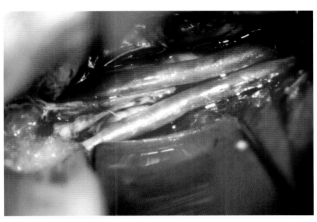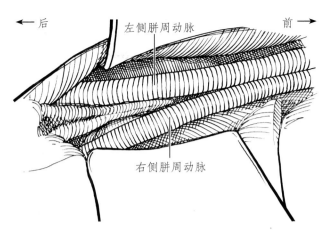

图 1.5g　患者平卧位，半球间入路暴露两条胼周动脉。

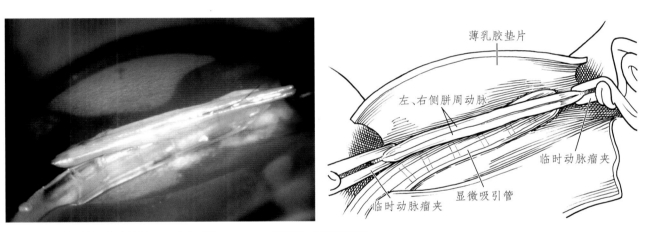

图 1.5h　两条胼周动脉并排置于薄乳胶垫片上，临时阻断准备搭桥手术。

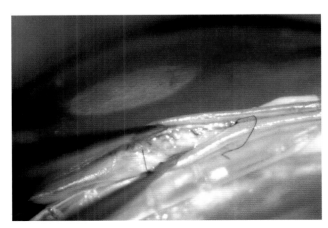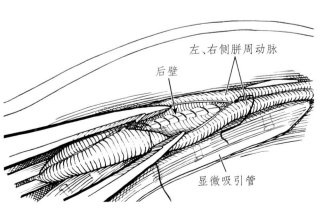

图 1.5i　完成后壁吻合。

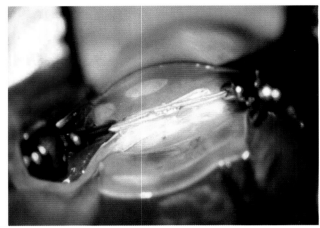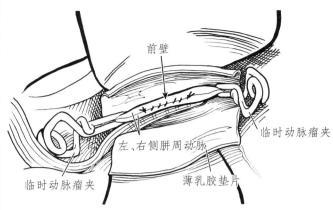

图 1.5j 完成前壁吻合。

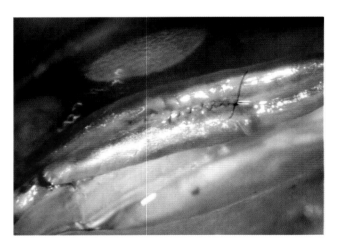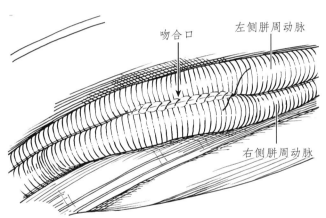

图 1.5k 移开动脉瘤夹显示侧 – 侧吻合。

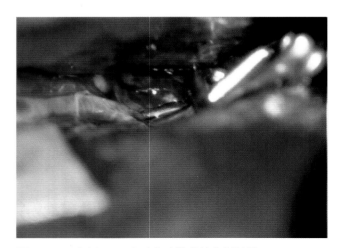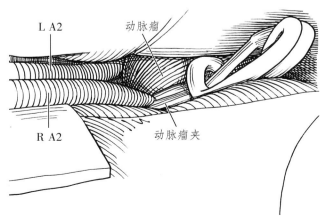

图 1.5l 于右侧 ACA 出巨大动脉瘤处夹闭远端 ACA。

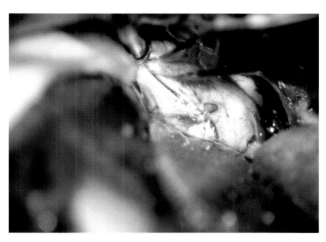
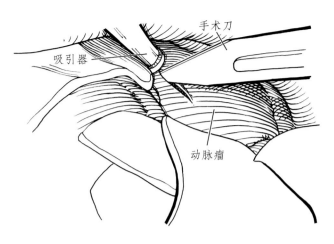

图 1.5m　剖开动脉瘤,绞碎剥离血栓,占位效应减轻。

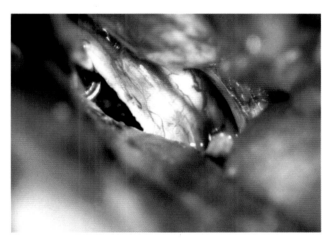
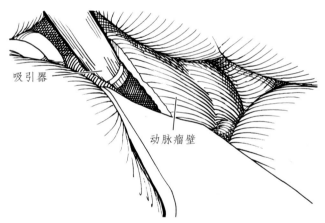

图 1.5n　绞碎剥离血栓后可见动脉瘤内空腔。

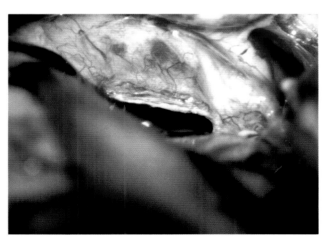
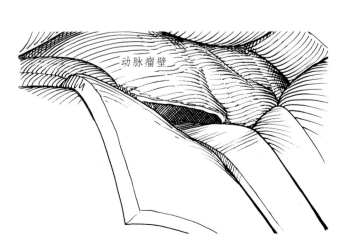

图 1.5o　掏空血栓。

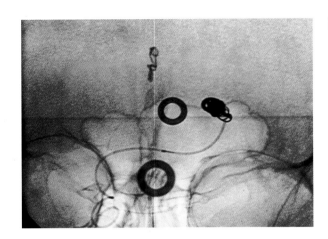

图 1.5p 脑血管造影前后位像显示在动脉瘤远端的动脉瘤夹。

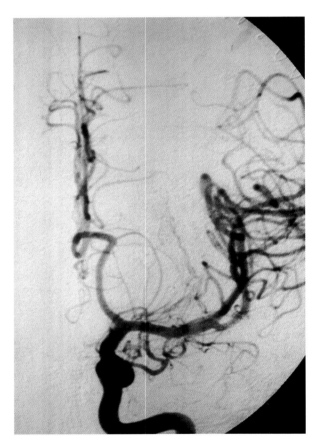

图 1.5q 脑血管造影前后位像显示动脉瘤未充盈，侧 – 侧吻合显影良好。

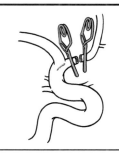
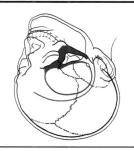

病例 1-6 鞍上巨大肿瘤伴 ICA 撕裂 ICA 修补术

诊断：鞍上巨大肿瘤伴 ICA 撕裂
术式：ICA 修补术
入路：右侧眶颧弓入路伴夹闭右侧 A1

▶ **视 频**

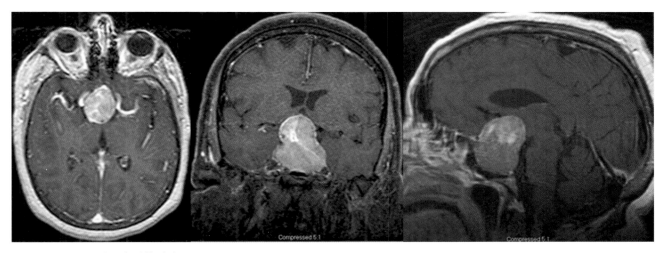

图 1.6a MRI 显示巨大垂体腺瘤。

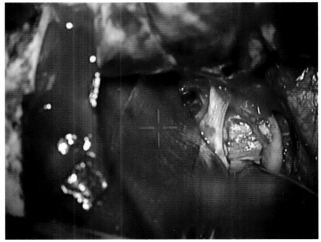

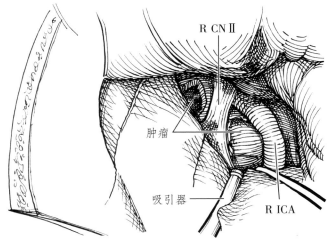

图 1.6b 切除肿瘤，可见右侧 CN Ⅱ 。

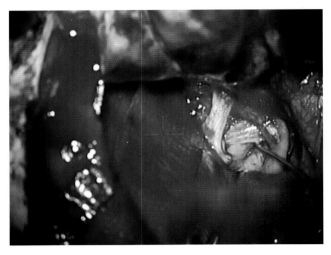

图 1.6c 肿瘤切除过程中,牵拉 ICA。

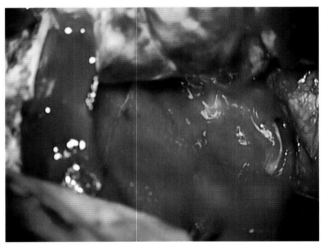
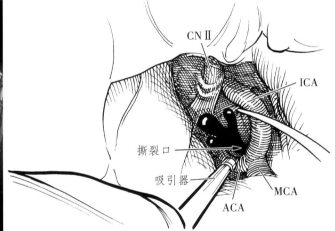

图 1.6d 切除肿瘤时 ICA 撕裂,填塞止血。

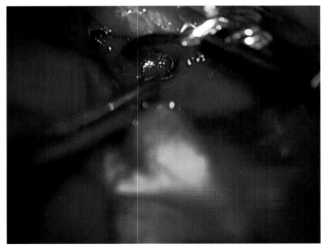
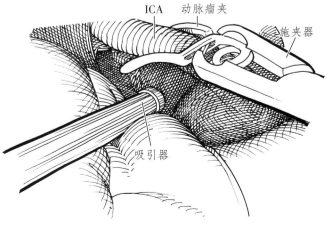

图 1.6e 血管神经外科医生上台放置临时动脉瘤夹。

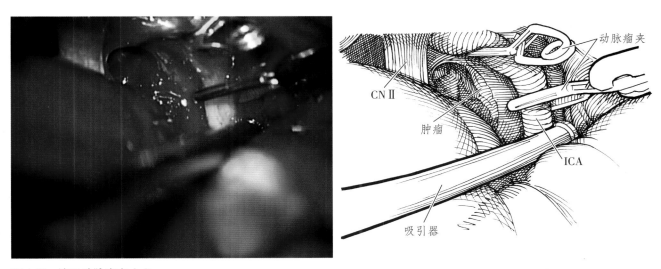

图 1.6f　放置动脉瘤夹止血。

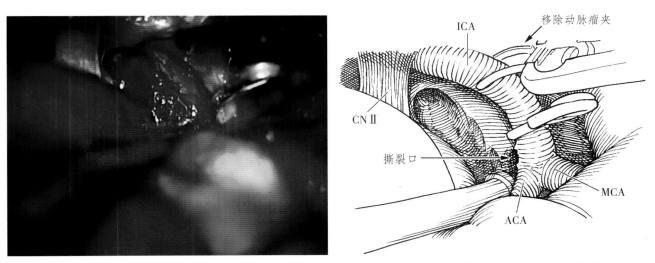

图 1.6g　调整动脉瘤夹位置以便更好地暴露 ICA 破口。ICA 后壁的破口较大，与 MCA 起始部相对，破口位置可见但不适合直接修补。

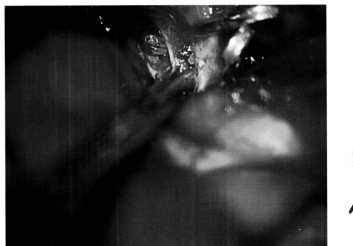
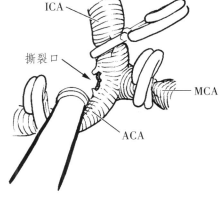

图 1.6h　于 ICA、MCA 和 ACA 放置临时动脉瘤夹。

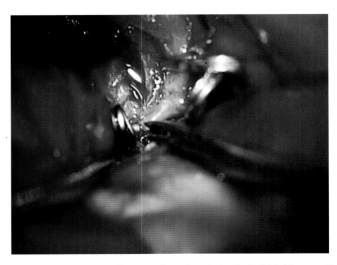
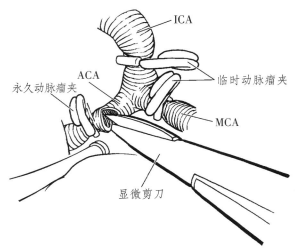

图 1.6i　证实来自对侧 ACA 的反流血良好后,切断右侧 ACA 以便于牵拉。

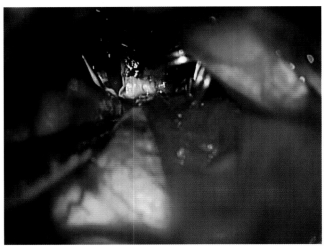
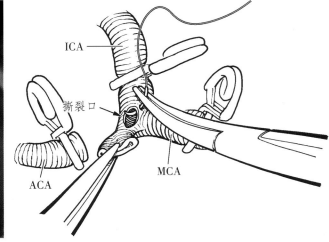

图 1.6j　牵拉 ACA,对合 ICA 后壁的撕裂缘以便直接缝合修补。

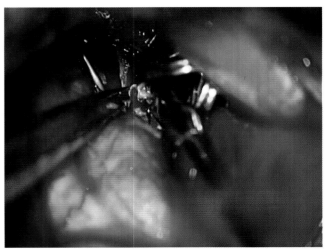
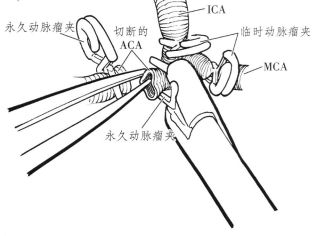

图 1.6k　缝合 ICA 破口后,ACA 断端用永久动脉瘤夹夹闭。

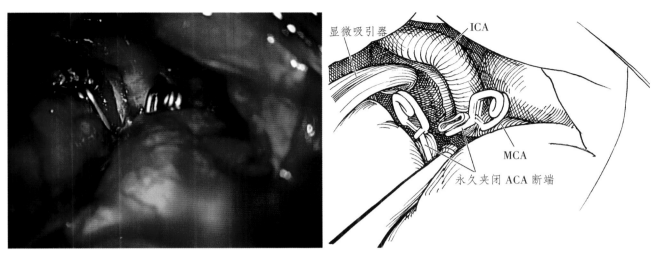

图 1.6l　充分止血。

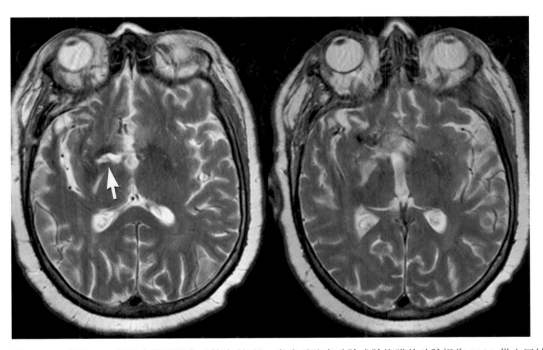

图 1.6m　术后 MRI 显示小范围梗塞（箭头所示），考虑丘脑穿动脉或脉络膜前动脉损伤，MCA 供血区域供血良好。术后患者出现暂时肌力减弱，之后恢复。

(毛更生　译)

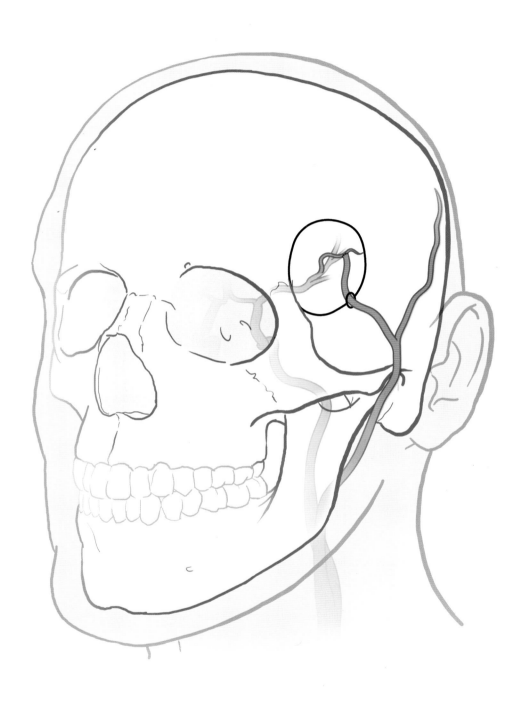

外科解剖及技巧

　　STA-MCA 搭桥是最常用的低流量搭桥技术,最初由 Yasargil 和 Donaghy 引入神经外科领域,可使 MCA 血运重建。STA 额支或顶支可用多普勒超声确认。该术式的基础操作包括:标记动脉血管分支,直接切开动脉浅层皮肤,轻柔解剖游离动脉,吻合前勿致损伤。

　　合适的 MCA 分支受血血管位于外耳道上方 6cm,垂直于外耳道至颧突连线。在此点形成直径 3cm 骨窗,即可暴露合适的 MCA 分支。分离与之粘连的蛛网膜,用 10-0 或 11-0 缝线连续或间断缝合供血与受血血管。

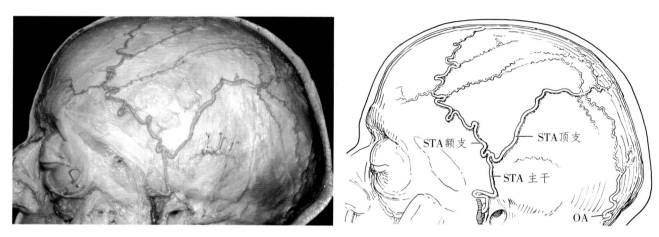

图 2.0a 暴露头皮血管,可见 STA 额支和顶支。多支头皮血管之间的吻合连接清晰可见,任一血管均可被选做供血血管而无头皮坏死之忧。(Photograph used with permission from *Journal of Neurosurgery*.)

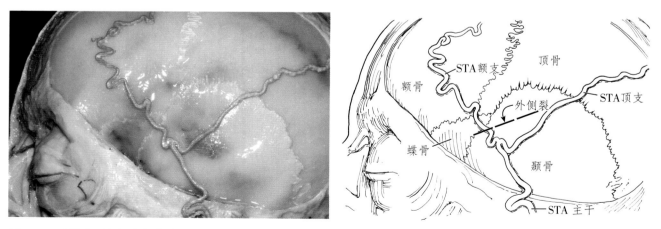

图 2.0b 去除皮下组织和肌肉后,可见 STA 及其两个分支。虚线标记的是颅骨下的侧裂。(Photograph used with permission from *Journal of Neurosurgery*.)

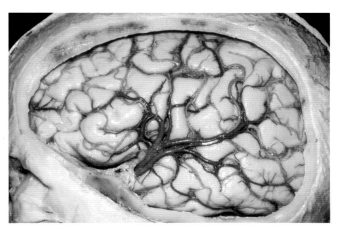
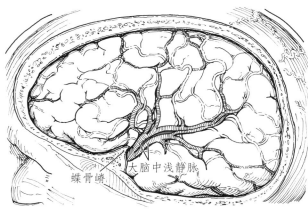

图 2.0c　去除骨瓣,可见外侧裂及脑组织表面的动脉和静脉分支。

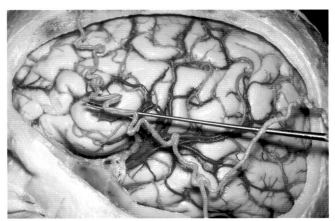
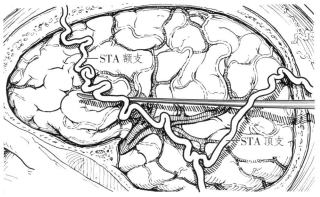

图 2.0d　将 STA 及其两个分支置于暴露好的皮层表面。（Photograph used with permission from *Journal of Neurosurgery*.）

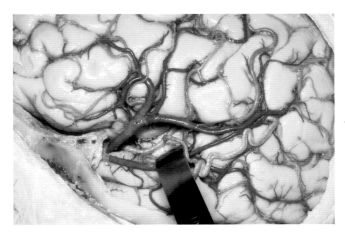
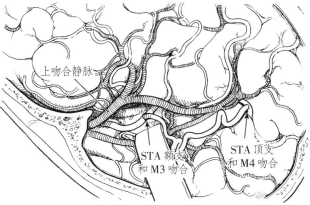

图 2.0e　打开外侧裂,STA 额支与侧裂内的 M3 分支吻合,STA 顶支和 M4 分支吻合。（Photograph used with permission from *Journal of Neurosurgery*.）

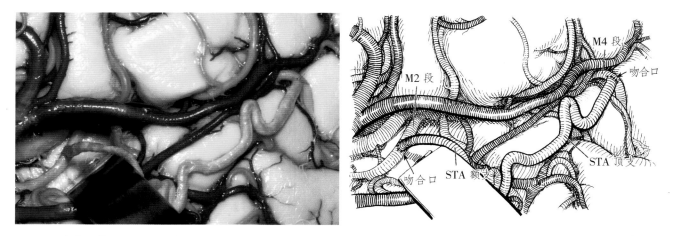

图 2.0f 高倍图像显示 STA 额支和顶支与 MCA 分支吻合。(Photograph used with permission from *Journal of Neurosurgery*.)

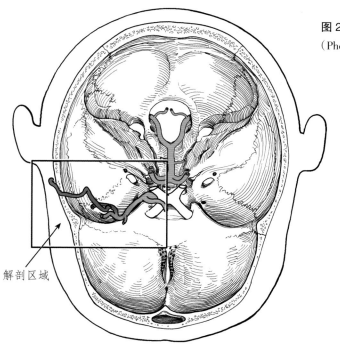

图 2.0g 图示上面观,见移除脑组织后的 STA 与 M2 分支吻合。(Photograph used with permission from *Journal of Neurosurgery*.)

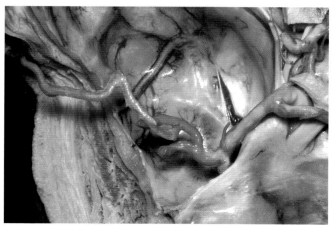

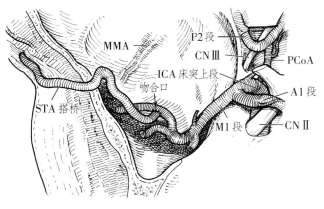

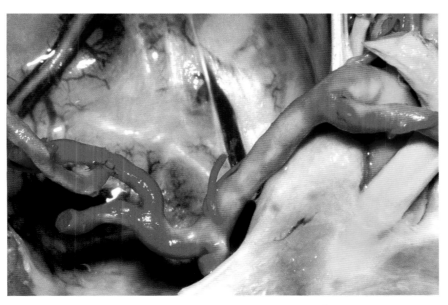

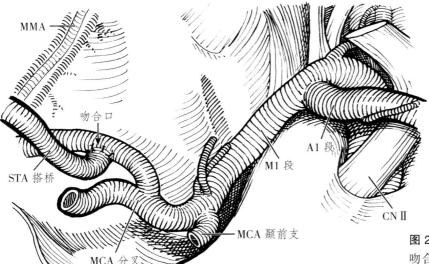

MMA

吻合口

STA 搭桥

A1 段

M1 段

CN Ⅱ

MCA 颞前支

MCA 分叉

图 2.0h　局部放大像显示 STA 与 M2 分支吻合情况。（Photograph used with permission from *Journal of Neurosurgery*.）

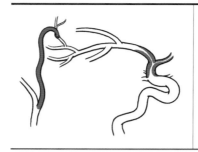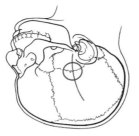

病例 2-1 烟雾病 STA-MCA 搭桥

诊断： 烟雾病

术式： STA-MCA 搭桥

入路： 右颞入路

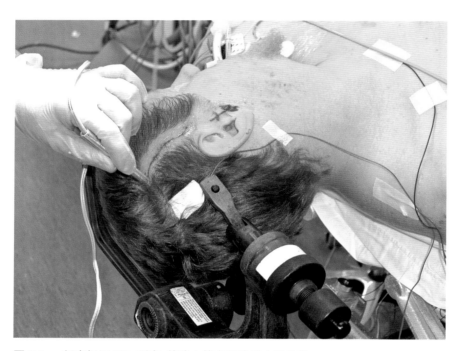

图 2.1a 超声标记 STA 顶支，剪除血管走行路线上的头发。

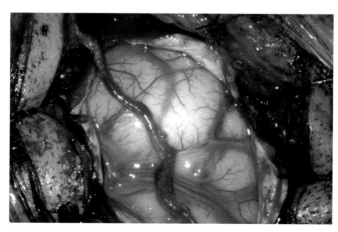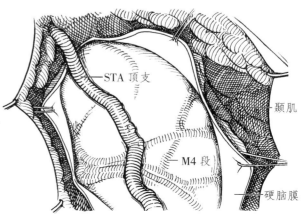

图 2.1b 游离 STA，开颅形成 3cm 大小骨窗，暴露 MCA 皮层支。

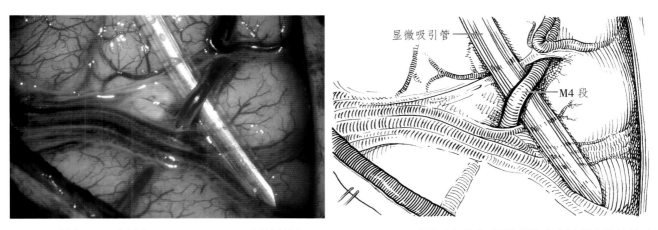

图 2.1c　游离 MCA 皮层支, Spetzler MicroVac 吸引导管(P.M.T Inc, Hopkins, MN)置于血管之下, 以吸除吻合过程中的持续冲洗液。

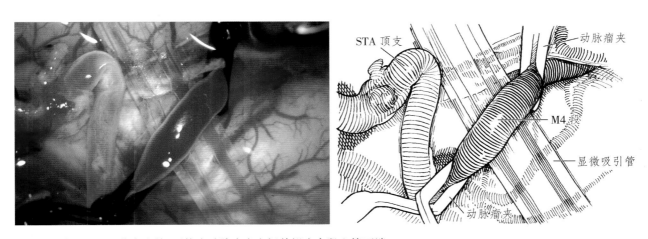

图 2.1d　切开 MCA 分支之前, 两枚小动脉瘤夹夹闭其拟吻合段血管两端。

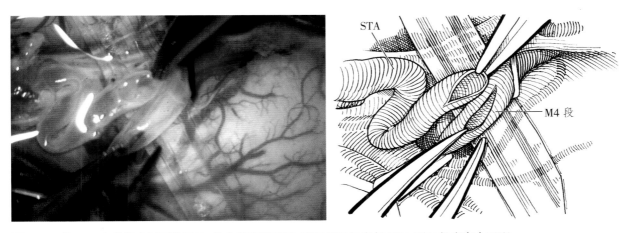

图 2.1e　将 STA 末剪截成斜面样切口, 并在其近端剪开, 直至切口长度与 MCA 开口长度完全匹配。

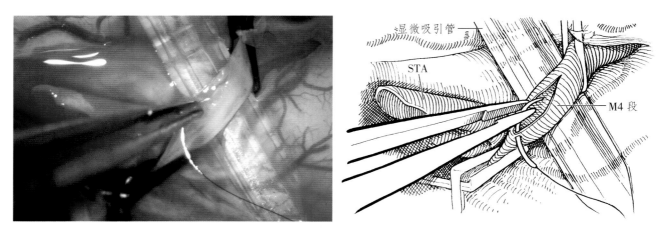

图 2.1f 第一针位于 MCA 切口的一端, 之后于 STA 鱼嘴样切口的根端进针。

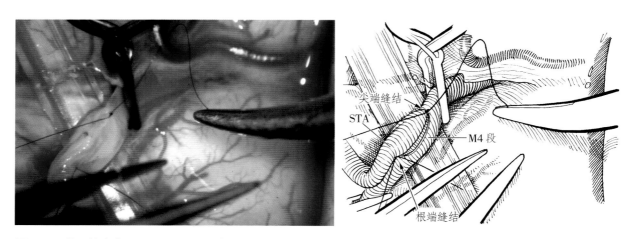

图 2.1g 第二针吻合 MCA 开口的另一端和 STA 鱼嘴样开口的尖端。

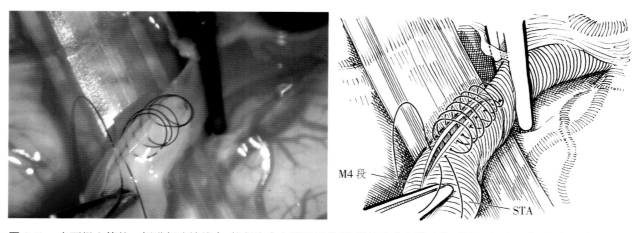

图 2.1h 自两根血管的一侧进行连续缝合, 拉紧吻合末端的缝线环, 保持吻合血管边缘可见。也可以采用间断缝合。

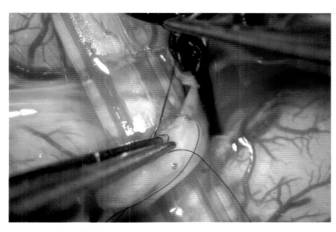

图 2.1i　收紧线结。

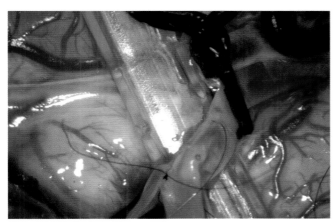

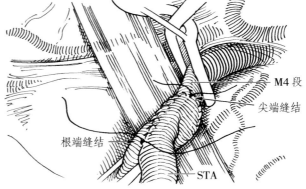

图 2.1j　吻合口两侧的缝线分别结扎于尖端缝结和根端缝结。

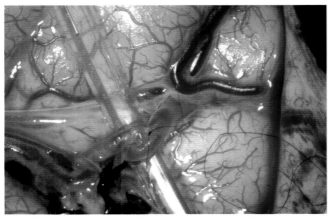

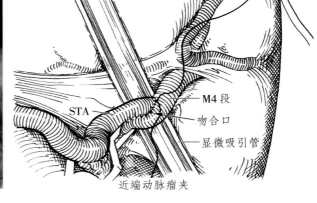

图 2.1k　完成吻合。

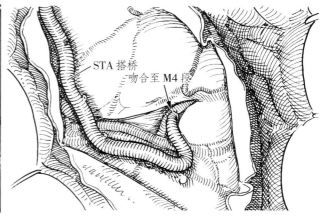

图 2.1l　血管吻合全貌。

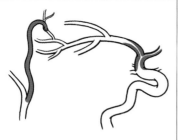 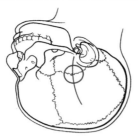

病例 2-2　烟雾病 STA-MCA 搭桥

诊断:烟雾病

术式:STA-MCA 搭桥

入路:右颞入路

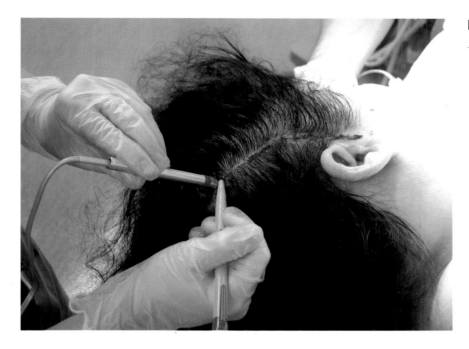

图 2.2a　多普勒超声笔式探头于头皮上标记 STA 走行。

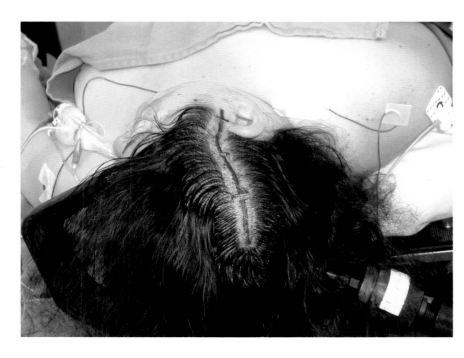

图 2.2b　窄条样剃发。大多数病例中,STA 顶支于耳前发出,向上并略向后走行。

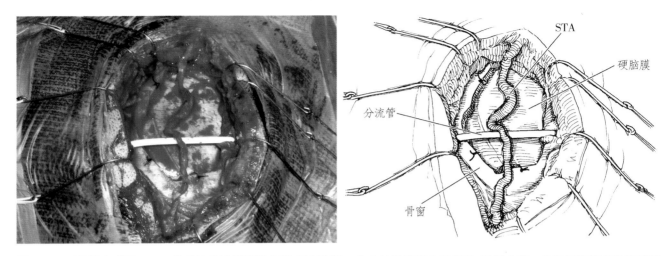

图 2.2c　可见游离后的 STA。患者的分流管横跨术野,保存完好。头皮拉钩牵开头皮切口,暴露术野。此操作能使术者的手更接近吻合区域。

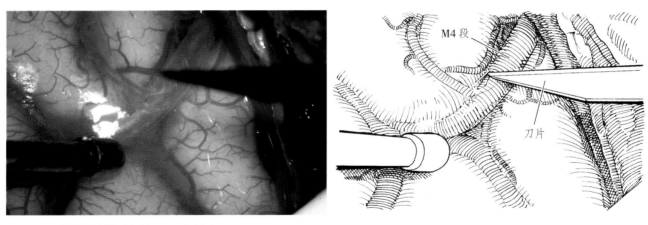

图 2.2d　确认蛛网膜下方的 MCA 皮层支。

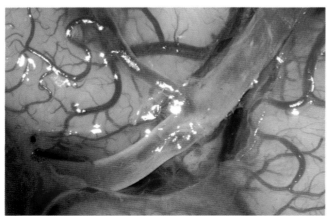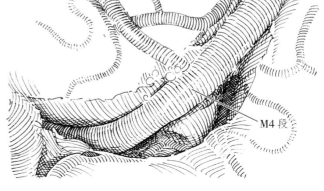

图 2.2e　游离该分支。

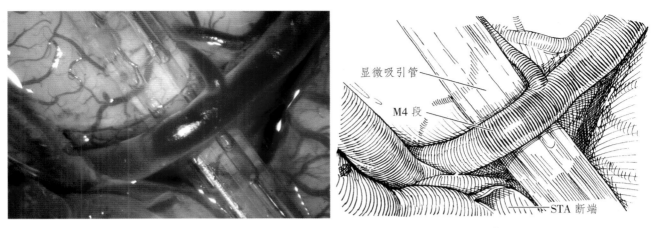

图 2.2f　Spetzler MicroVac 吸引导管(P.M.T. Inc,Hopkins,MN)置于血管之下,吸除术区的血和脑脊液。

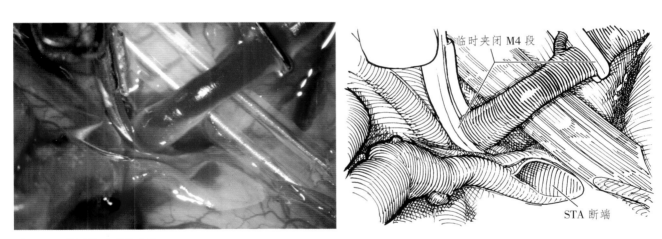

图 2.2g　放置临时动脉瘤夹。

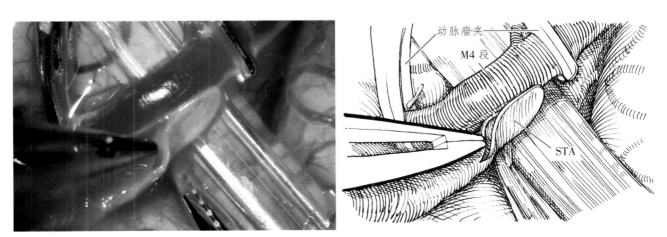

图 2.2h　将 STA 与 MCA 并排放置。

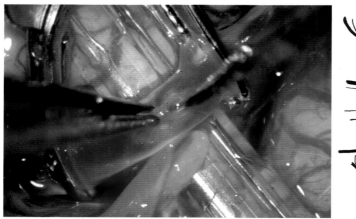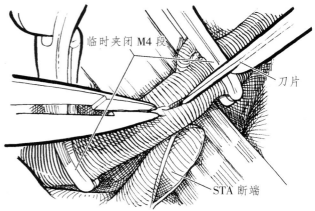

图 2.2i 用 11 号刀片切开 MCA 分支。

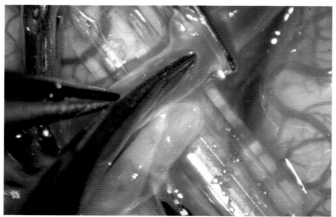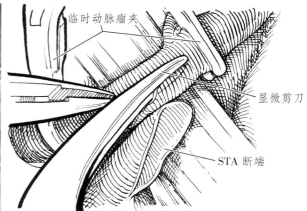

图 2.2j 用显微剪刀扩大血管开口。

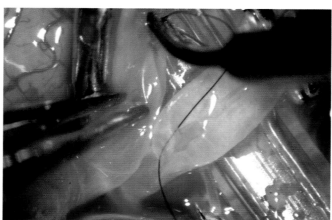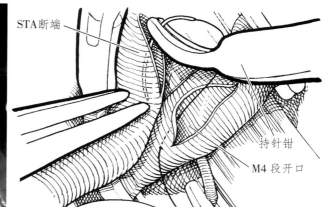

图 2.2k 在同 STA 根端相对应的 MCA 切口端,用 10-0 缝线自 MCA 管腔外向管腔内进针缝合,然后在 STA 根端自腔内向腔外行针,在吻合口血管腔外打结。

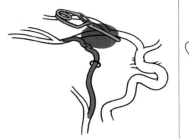
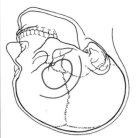

病例 2-4　MCA 梭形动脉瘤 STA-MCA 搭桥

诊断: 右侧 MCA 巨大梭形动脉瘤

术式: STA-MCA 搭桥

入路: 右侧翼点入路

▶ 视 频

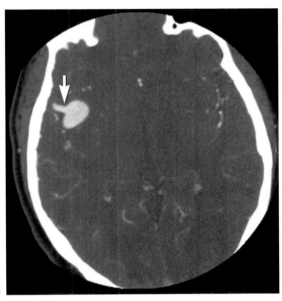
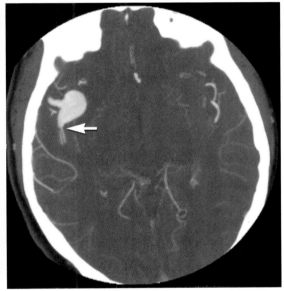

图 2.4a,b　轴位 CT 显示 MCA 巨大梭形动脉瘤及其两支流出道血管(箭头所示)。

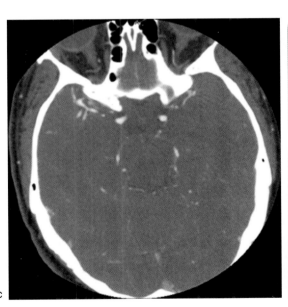
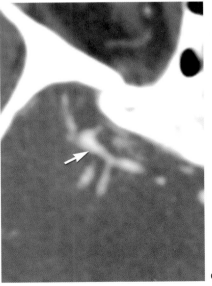

图 2.4c,d　轴位 CT 及放大图片显示 MCA 巨大梭形动脉瘤的流入道血管(箭头所示)。

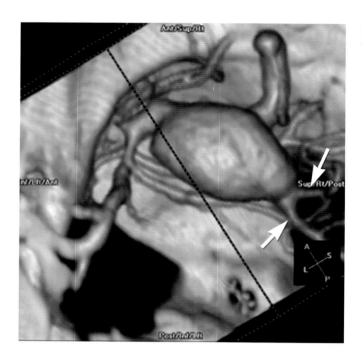

图 2.4e CTA 显示动脉瘤的两条流出道血管（箭头所示）。可见动脉瘤近端的 MCA 分支。

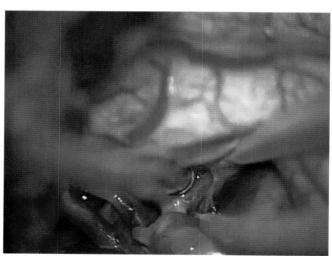

图 2.4f 打开外侧裂，暴露动脉瘤的远端。

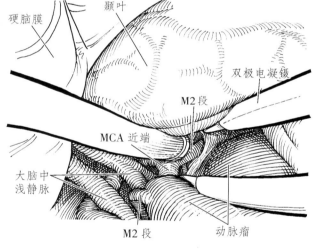

硬脑膜

颞叶

双极电凝镊

M2 段

MCA 近端

大脑中浅静脉

M2 段

动脉瘤

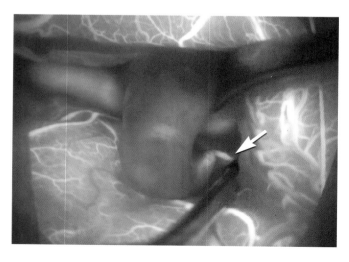

图 2.4g 术中 ICG 血管造影证实动脉瘤的远端流出道（箭头所示）。

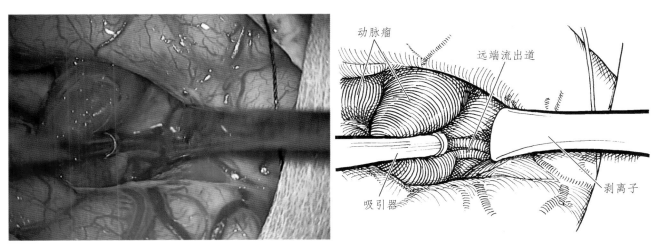

图 2.4h　沿动脉瘤周边分离，辨认流出道血管。

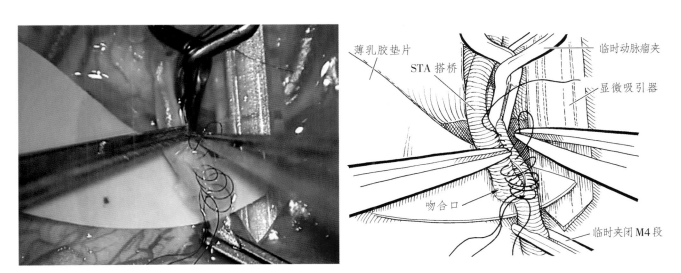

图 2.4i　将鱼口状 STA 末端口径同 MCA 流出道之一的血管切口口径相匹配。

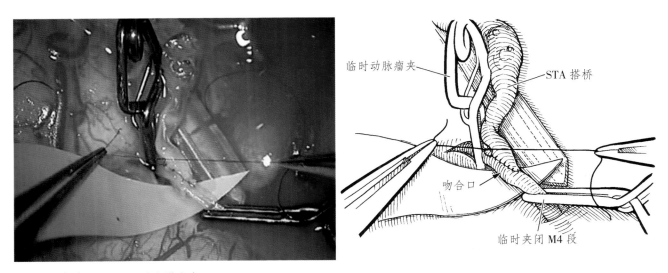

图 2.4j　完成 STA-MCA 流出道吻合。

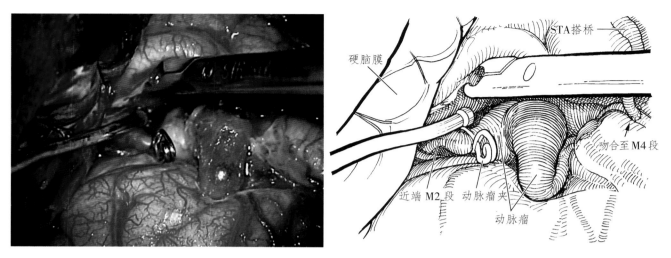

图 2.4k   完成 STA 至动脉瘤远端流出道血管吻合,夹闭动脉瘤近端,以保证供血血管的血流通过吻合口进入流出道。

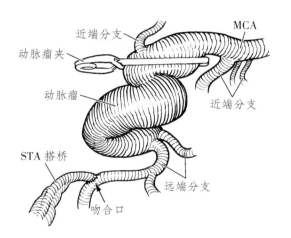

图 2.4l   动脉瘤夹闭及 STA 搭桥整体观。

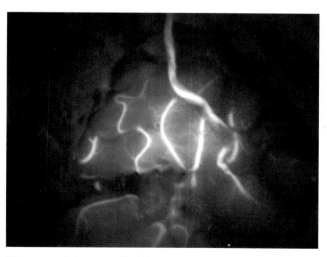

图 2.4m   术中 ICG 血管造影显示搭桥血管通畅。

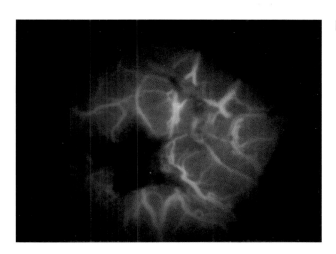

图 2.4n　ICG 血管造影证实术区大脑半球血流通畅。

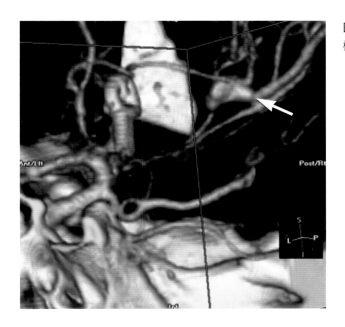

图 2.4o　CTA 显示位于动脉瘤近端的动脉瘤夹和通过 STA 搭桥血管的远端血流（箭头所示）。

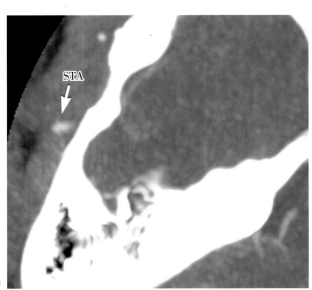

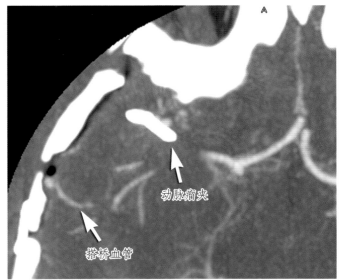

图 2.4p,q　轴位 CTA 显示 MCA 动脉瘤未显影及向动脉瘤远端供血的搭桥血管。

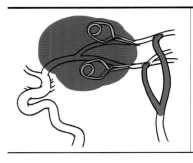
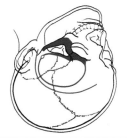

病例 2-5　MCA 巨大动脉瘤 STA 双支 -MCA 搭桥

诊断:左侧 MCA 巨大血栓性动脉瘤

术式:STA 双支 -MCA 搭桥

入路:左侧眶颧弓入路

▶ 视 频

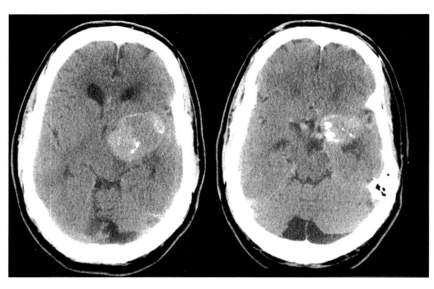

图 2.5a　男,51 岁,发作性失语,轴位 CT 显示 MCA 巨大血栓性动脉瘤。

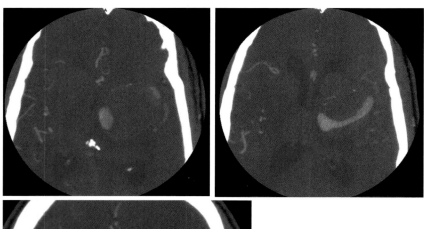

b

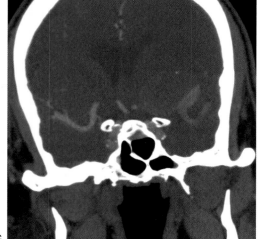

c

图 2.5b,c　CTA 轴位(b)和冠状位(c)像显示左侧 MCA 巨大血栓性动脉瘤内的匐行血流通道。

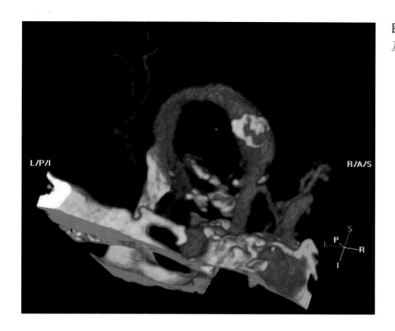

图 2.5d　CTA 显示血栓性动脉瘤中的匐行血流通道及残腔。

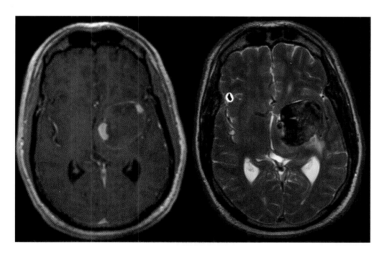

图 2.5e　轴位 MRI 显示巨大占位效应的 MCA 动脉瘤及其内的血流通道。

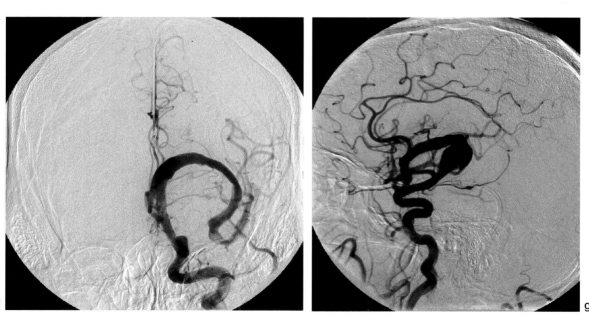

图 2.5f,g　脑血管造影前后位像及侧位像显示走行于 MCA 内的匐行血流通道,向左侧 MCA 远端分支供血。

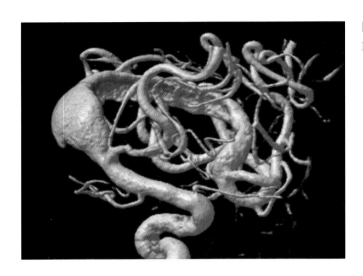

图 2.5h　三维重建证实匐行血管终止于 MCA 远侧分支起始处,该条分支向左侧大脑半球供血。

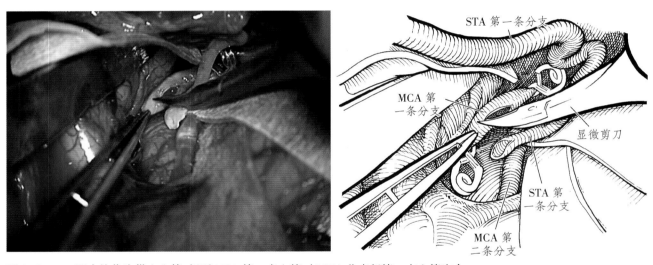

图 2.5i　STA 两支均作为供血血管,切开 MCA 第一支血管,与 STA 分支行第一支血管吻合。

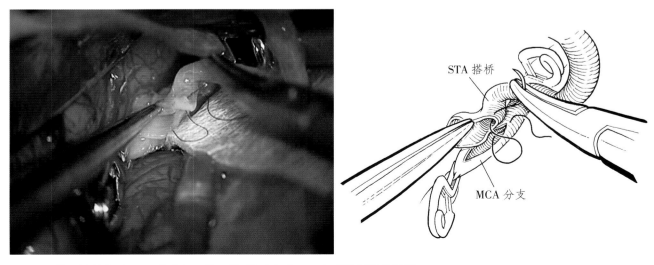

图 2.5j　第一针缝合至 MCA 分支切口的一端,然后穿过 STA 鱼嘴样断端的根端。

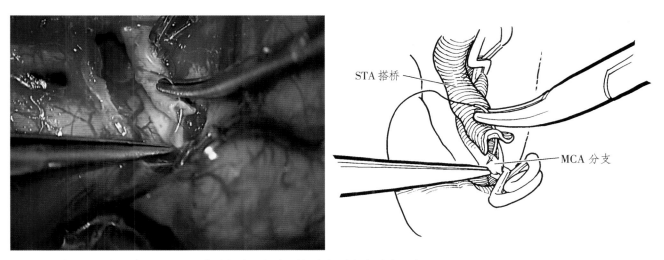

图 2.5k　第二支血管吻合，从 STA 鱼嘴样断端的尖端开始，向根端方向缝合。（译者注：原文为"In the second anastomosis, a toe stitch extends from the MCA to the end of the fishmouthed STA."参考图示译为"自 STA 鱼嘴样断端的尖端开始，向根端方向缝合。"）

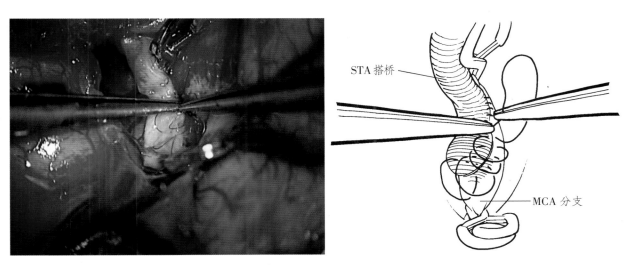

图 2.5l　收紧连续松弛缝合环，完成第二支血管吻合。

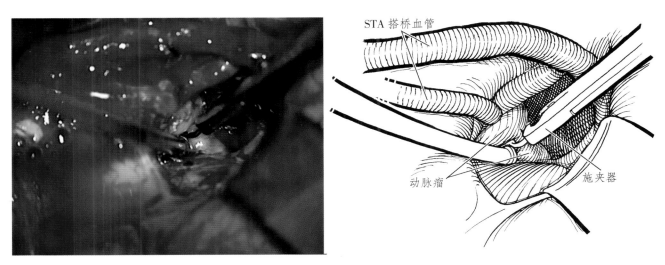

图 2.5m　部分夹闭第一支吻合血管的 MCA 分去近端。

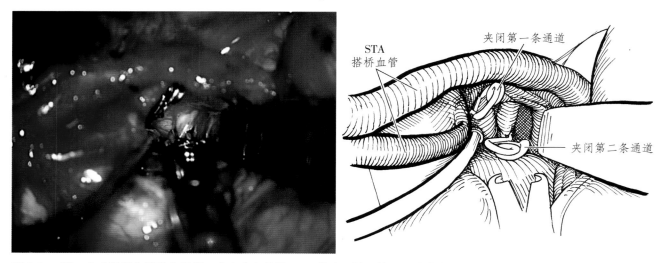

图 2.5n 第二个动脉瘤夹部分夹闭第二支吻合血管的 MCA 分支近端，使流经动脉瘤的血流减少 90% 以上，使搭桥血管形成 EC–IC 血流。

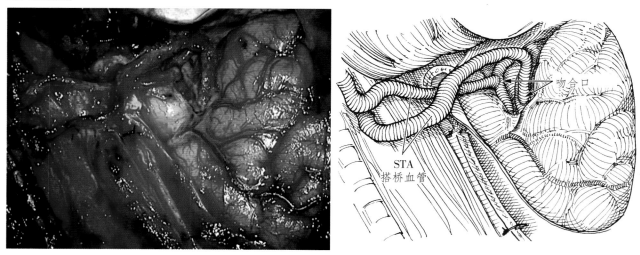

图 2.5o STA 两分支与 MCA 分支吻合的整体观。

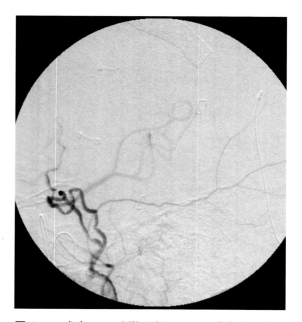

图 2.5p 术中 ECA 造影证实经 STA 两分支进入受血血管的血流通畅。

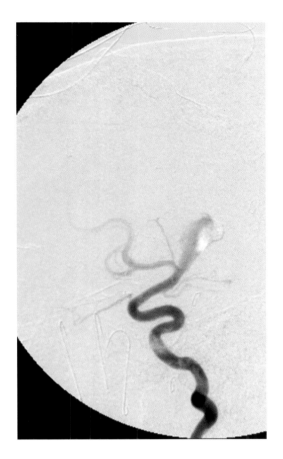

图 2.5q　ICA 造影证实 MCA 的持续血流。

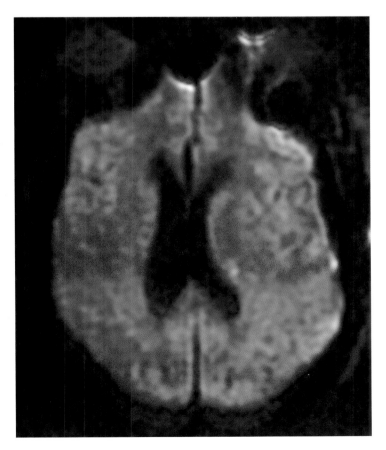

图 2.5r　术后 MRI 证实无梗死灶。

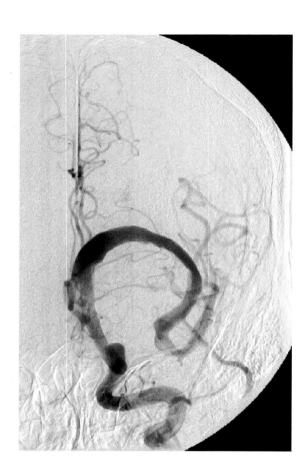

图 2.5s 术后 5 天,脑血管造影,拟行球囊闭塞试验。

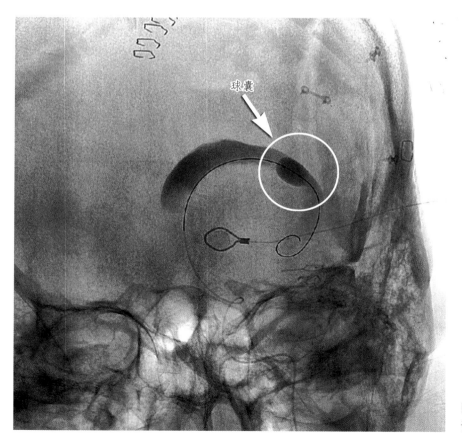

球囊

图 2.5t 于动脉瘤残腔内充盈球囊,验证搭桥血管通畅性。

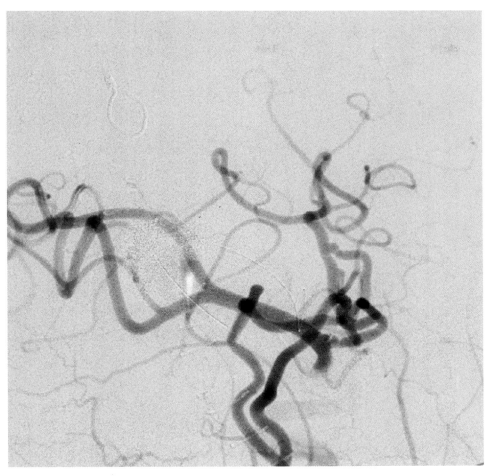

图 2.5u　球囊充盈后,可见搭桥血管通畅,吻合血管清晰可见。

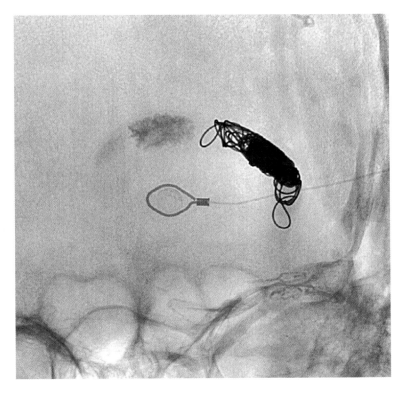

图 2.5v　脑血管造影前后位像显示弹簧圈填塞 MCA 动脉瘤残腔。

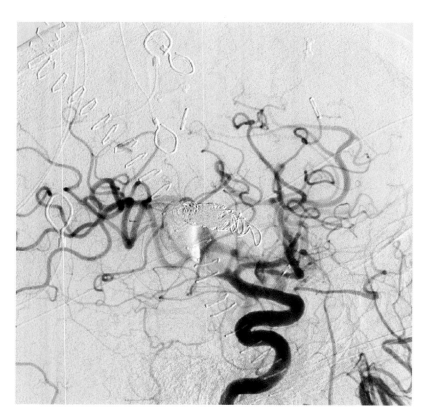

图 2.5w　脑血管造影侧位像证实动脉瘤未显影,搭桥血管通畅。

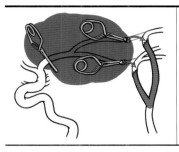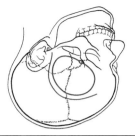

病例 2-6　MCA 巨大动脉瘤 STA 双支 -MCA 搭桥

诊断:左侧 MCA 巨大动脉瘤

术式:STA 双支 -MCA 搭桥

入路:左侧翼点入路

男,14 岁,以头痛发病,发现 MCA 巨大动脉瘤。

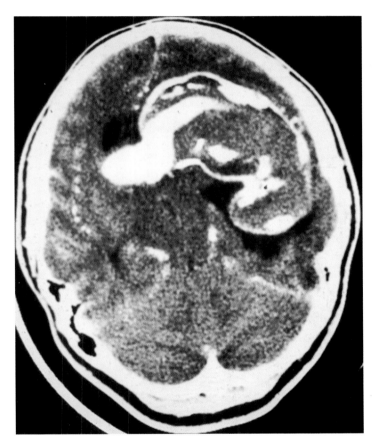

图 2.6a　头颅轴位增强 CT 扫描显示 MCA 巨大蛇形动脉瘤。

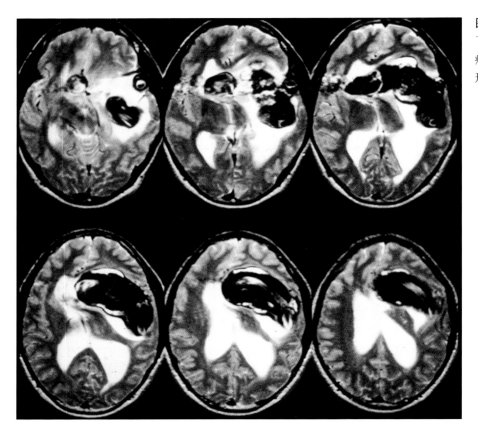

图 2.6b　脑轴位 T2WI 更好地显示了越过中线的巨大占位性病变,动脉瘤内混杂信号强度提示瘤体内血栓形成。

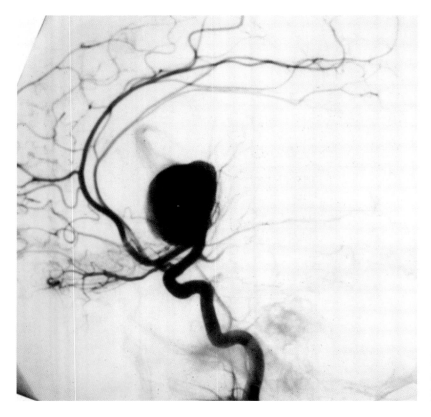

图 2.6c　左侧 ICA 造影侧位像显示此巨大动脉瘤仅小部分有造影剂充盈。注意 ACA 弓形走行。

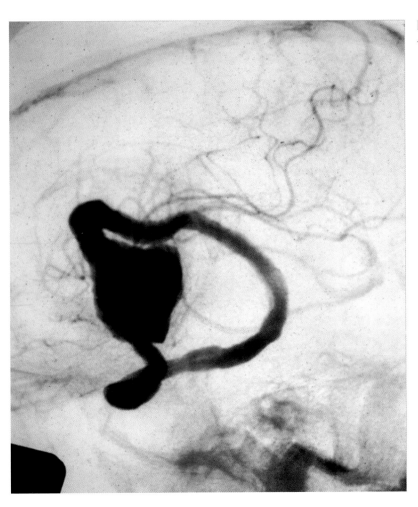

图 2.6d 脑血管造影晚期侧位像显示一巨大蜿行通道穿过动脉瘤。

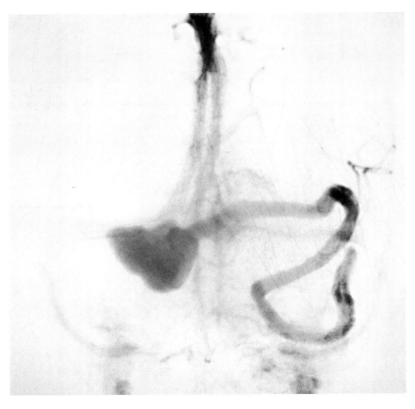

图 2.6e 脑血管造影前后位像显示左侧 MCA 动脉瘤，造影剂染色部分被推过中线至右侧。蜿行通道横行至左侧，最终充盈 M4 段皮层血管。

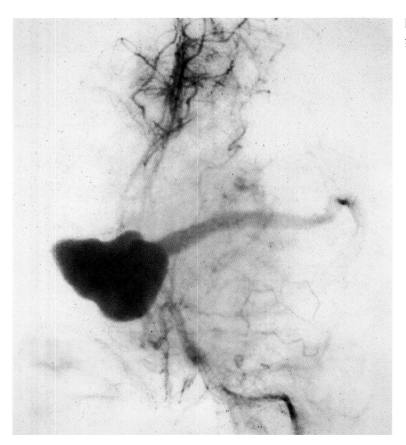

图 2.6f 脑血管造影晚期显示皮层血管染色,证实起自动脉瘤的血管提供有效的远侧灌注。

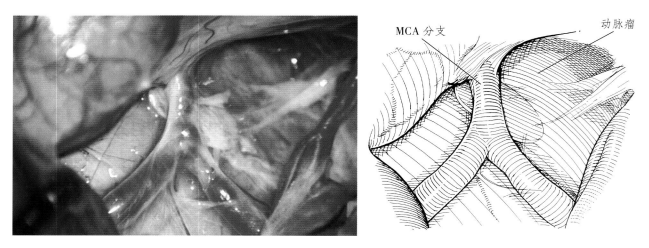

MCA 分支

动脉瘤

图 2.6g 术中图片显示起自动脉瘤壁的远侧 MCA 血管骑跨走行于动脉瘤体之上。

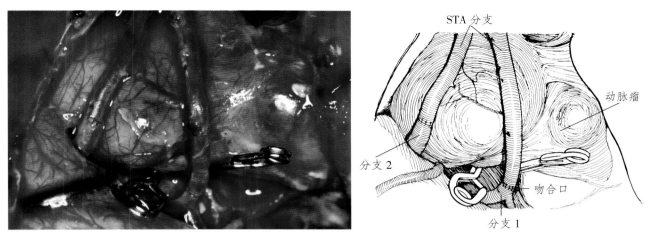

图 2.6h　将 STA 二分支血管与 MCA 二分支血管在后者自动脉瘤发出部位行端 – 端吻合。取出动脉瘤内部分血栓, 将动脉瘤夹放置于 MCA 进入动脉瘤处以避开豆纹动脉。大部分动脉瘤仍在原位。

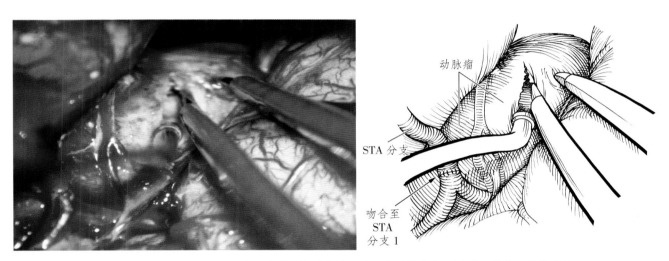

图 2.6i　1 周后行二期手术, 暴露并切开动脉瘤。移除一期手术放置的两个动脉瘤夹。图示为其中一支的吻合。

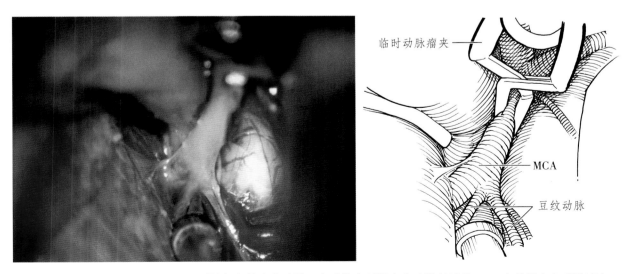

图 2.6j　临时动脉瘤夹夹闭 MCA, 识别并保留其穿支动脉。在动脉瘤颈部穿支动脉以远的 MCA 上放置永久动脉瘤夹。

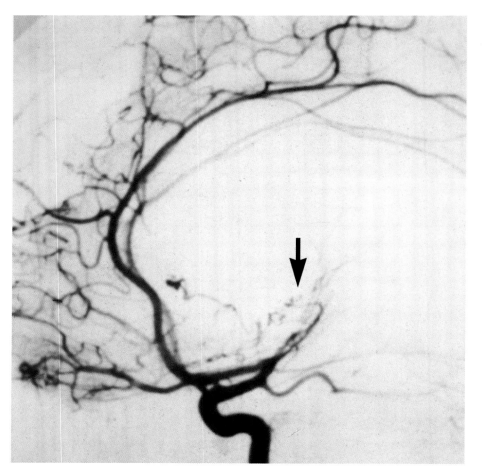

图 2.6k 术后脑血管造影侧位像显示动脉瘤消失。豆纹动脉显影（箭头所示）。

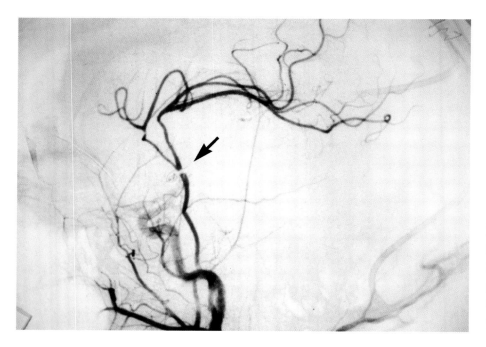

图 2.6l 左侧 ECA 造影侧位像证实双支搭桥血流通畅。图像上 STA 不连续显影是由于动脉瘤夹的遮挡（箭头所示）所致。沿动脉瘤走行的远端 MCA 因占位效应被抬高拉直。

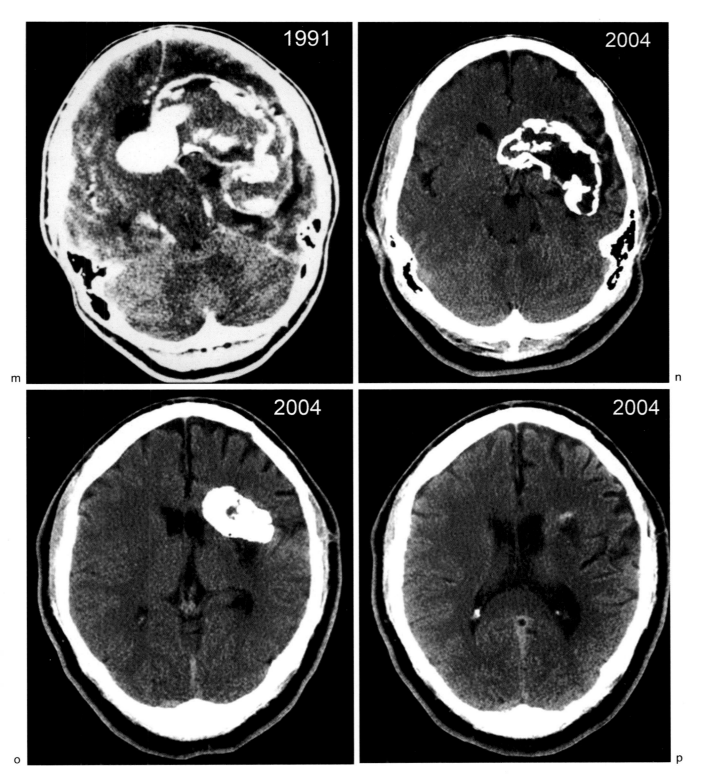

图 2.6m-p　术前(m)及远期随访(n,o,p)CT 图像显示残存动脉瘤体积明显缩小。患者无任何症状。

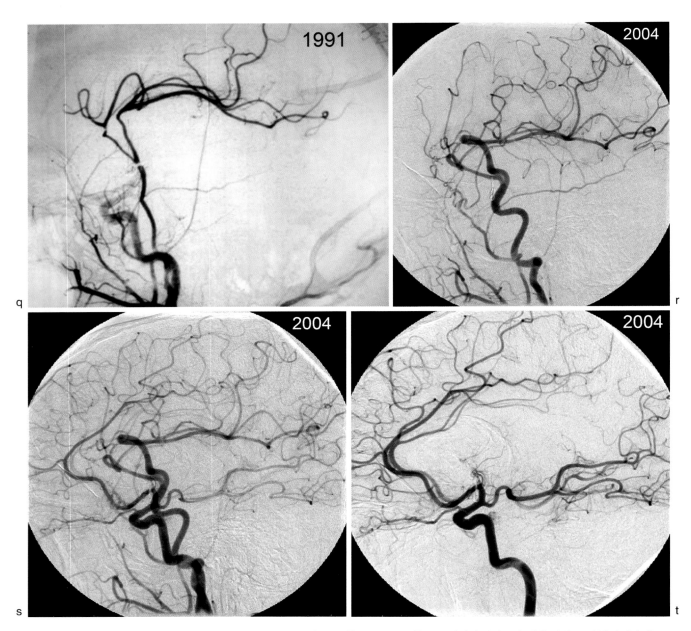

图 2.6q-t　术后(q)及远期随访(r,s,t)造影显示通过双支搭桥供血的 MCA 供血区域染色良好,表明该动脉 – 动脉吻合长期通畅。(Fig. 2.6r and t used with permission from Springer-Verlag Wien.)

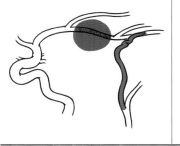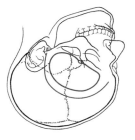

病例 2-7　MCA 梭形夹层动脉瘤 STA-MCA 搭桥联合动脉瘤血管内闭塞术

诊断: 左侧 MCA 梭形夹层动脉瘤

术式: STA-MCA 搭桥联合动脉瘤血管内闭塞术

入路: 左侧额颞入路

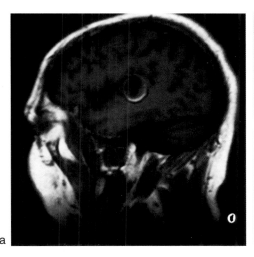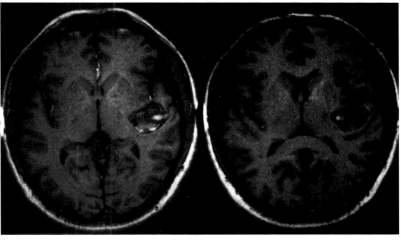

a　　　　　　　　　　　　　　　　　　　　　　　　　　　　　b

图 2.7a,b　矢状位及轴位 MRI 显示由左侧 MCA 梭形夹层动脉瘤引起的占位效应。随访 7 年,近 6 个月来其体积增大,患者症状为周期性失语。

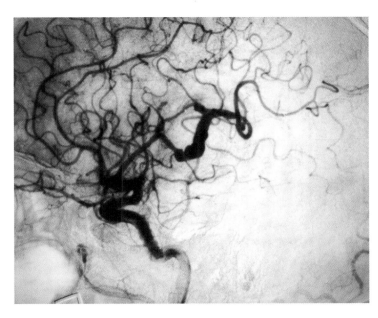

图 2.7c　脑血管造影可见左侧 MCA 供血区域一梭形血管。

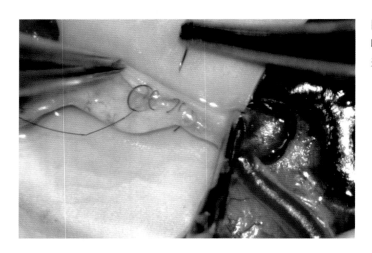

图 2.7d 额颞开颅后，游离动脉瘤远端的 MCA 并行临时夹闭。将 STA 末端切口根端和尖端缝合至 MCA 切口，并连续松弛缝合一侧壁。

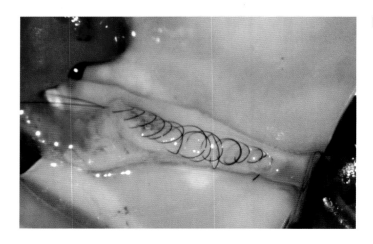

图 2.7e 拉紧缝线并将其系至根结上。

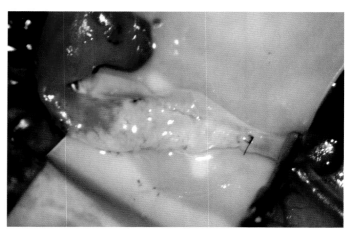

图 2.7f 同样方式实施另一侧缝合。

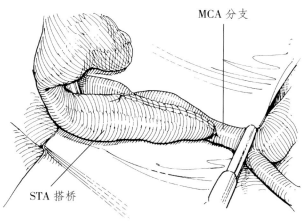

MCA 分支

STA 搭桥

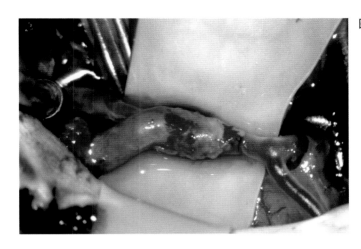

图 2.7g 搭桥术毕,血流通畅。

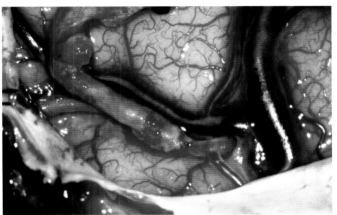

图 2.7h 已完成的 STA-MCA 搭桥全貌。

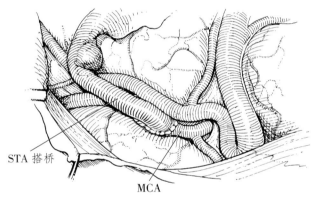

STA 搭桥

MCA

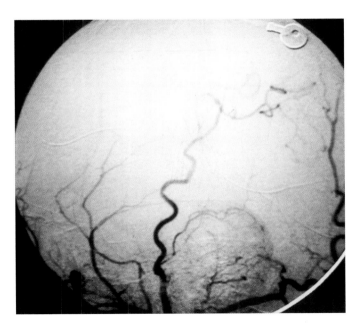

图 2.7i 左侧 ECA 选择性造影证实搭桥血管通畅。

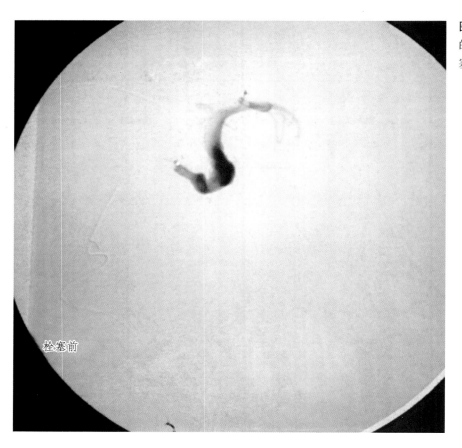

栓塞前

图 2.7j 选择性置管至被动脉瘤累及的 MCA 分支内，用弹簧圈对该血管填塞，直至血管完全闭塞。

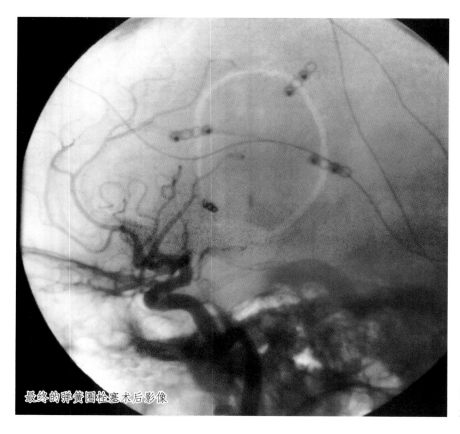

最终的弹簧圈栓塞术后影像

图 2.7k 术后 ICA 造影证实动脉瘤消失。患者无神经功能缺失。

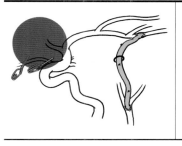 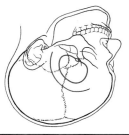

病例 2-8　眼动脉巨大动脉瘤隐静脉桥血管 STA-MCA 搭桥

诊断：左侧眼动脉巨大动脉瘤

术式：隐静脉桥血管 STA-MCA 搭桥

入路：左侧翼点入路

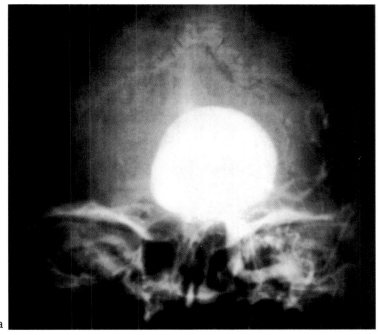 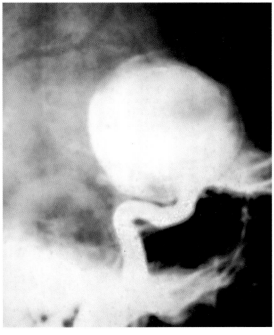

a　　　　　　　　　　　　　　　　　　　　　　　　　　　　　　　　　　　　　b

图 2.8a,b　左侧 ICA 造影前后位及侧位像显示左侧眼动脉巨大动脉瘤，该患者表现为进展性视力减退和左半球短暂性脑缺血（TIA）发作。

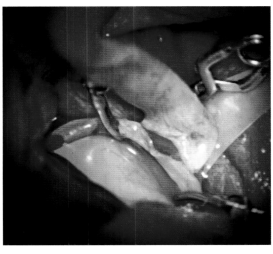 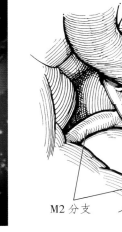

隐静脉桥血管

夹闭 M1 段

M2 分支

图 2.8c　完成隐静脉桥血管后壁至 MCA 吻合。

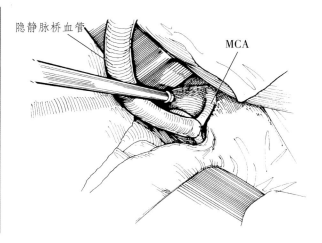

图 2.8d 前壁的吻合已经完成,移除临时动脉瘤夹,桥血管内血流逆行充盈。

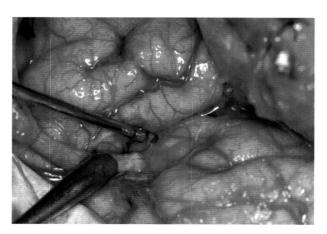

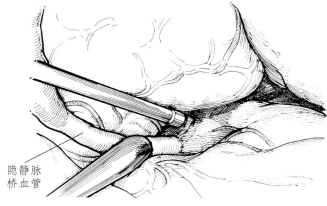

图 2.8e 整体观显示隐静脉桥血管进入左侧外侧裂,动脉瘤被孤立。

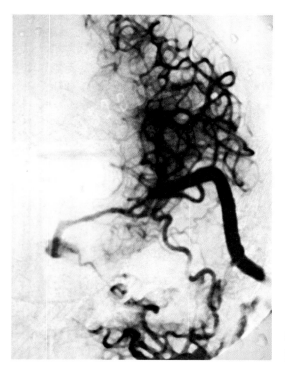

图 2.8f 术后左侧 ECA 造影显示左侧 MCA 供血区域充盈良好。动脉瘤内可见造影剂逆行充盈。

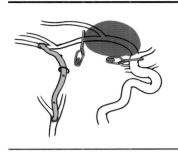
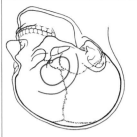

病例 2-9　ICA 分叉处巨大梭形动脉瘤隐静脉桥血管 STA-MCA 搭桥

诊断: 右侧 ICA 分叉处巨大梭形动脉瘤

术式: 隐静脉桥血管 STA-MCA 搭桥

入路: 右侧翼点入路

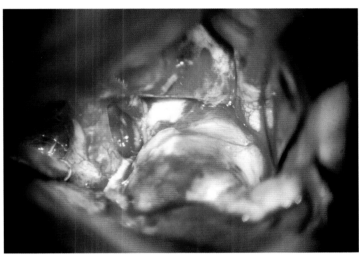
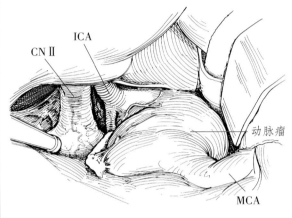

图 2.9a　右侧翼点开颅,分开外侧裂,暴露右侧 MCA 及 ICA。分辨出 PCoA 及 AChoA。

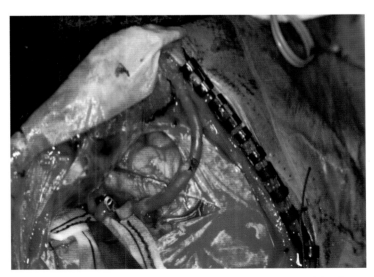
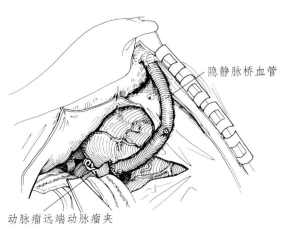

图 2.9b　用隐静脉桥血管从 STA 分叉处完成 STA-MCA 搭桥。在 ICA 上 AChoA 远端及动脉瘤远端的 MCA 上放置动脉瘤夹,以孤立动脉瘤。

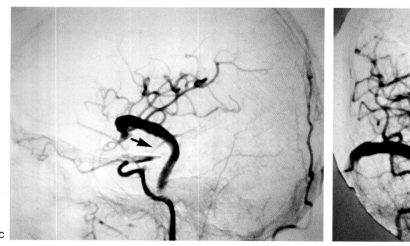
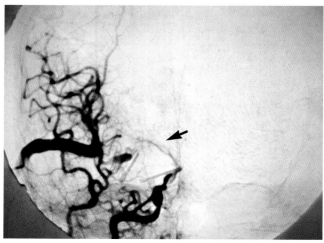

c

d

图 2.9c,d　术后脑血管造影侧位及前后位像见动脉瘤夹以及桥血管，后者向 MCA 远端分支供血，ICA 供应 AChoA（箭头所示）。

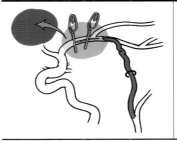 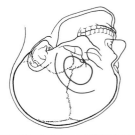

病例 2-10　　MCA 巨大动脉瘤 STA-MCA 搭桥

诊断：左侧 MCA 巨大动脉瘤

术式：STA-MCA 搭桥

入路：左侧翼点入路

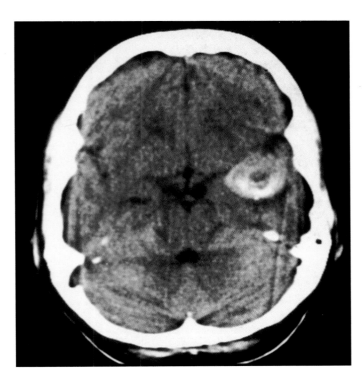

图 2.10a　轴位 CT 显示左侧外侧裂有一巨大占位性病变，边缘光滑。

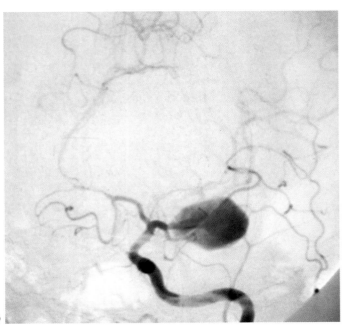 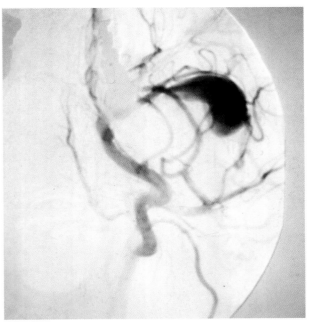

图 2.10b，c　左侧 ICA 造影前后位及斜位像显示左侧 MCA 复杂动脉瘤。

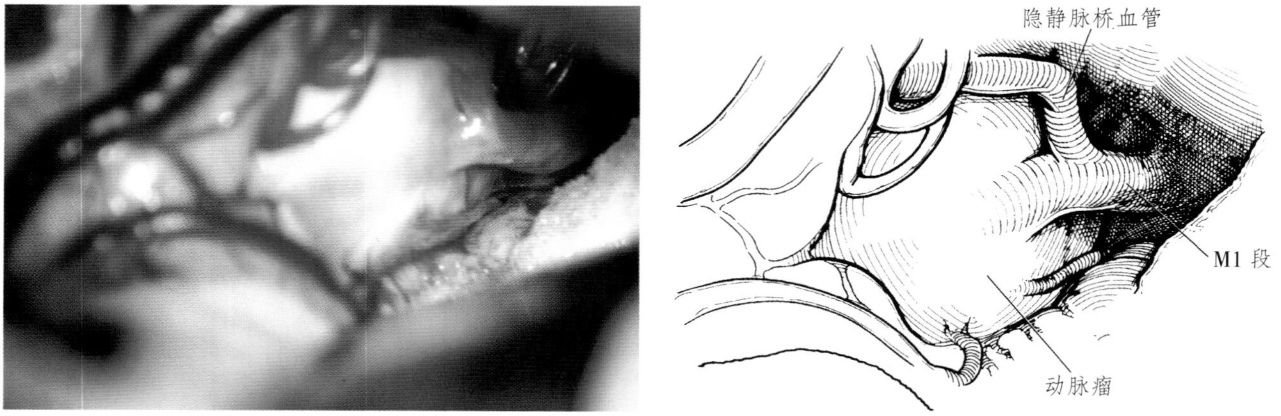

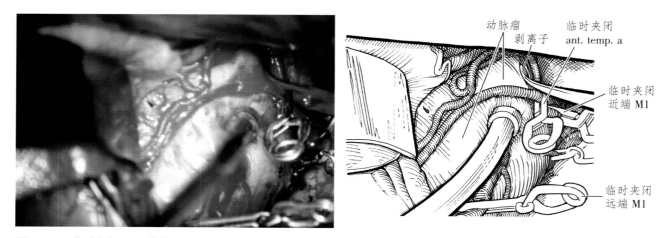

图2.10d 分开外侧裂后,可看见MCA主干一巨大动脉瘤,动脉瘤刚好位于颞前动脉起始部以远。

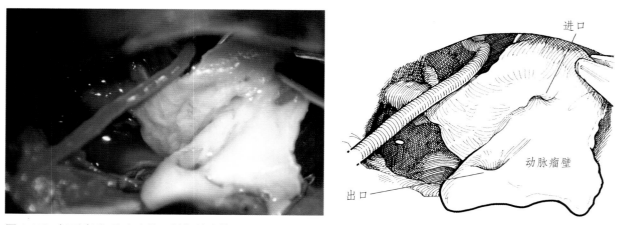

图2.10e 临时夹闭MCA分支,进一步暴露动脉瘤。

图2.10f 切开瘤壁,取出血栓。局部放大像显示,动脉瘤内MCA的进口和出口。

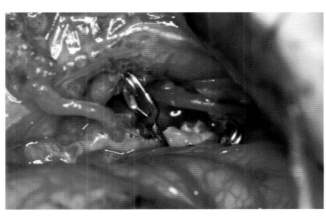
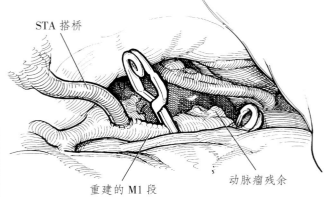

图 2.10g　直接 MCA 重建导致了血栓形成,致使 MCA 闭塞。因此,用 10-0 缝线缝合部分瘤壁重建 M1 远端,将动脉瘤残余部分的近端及远端夹闭。用 STA 至远端 MCA 搭桥来向远端 MCA 供血。

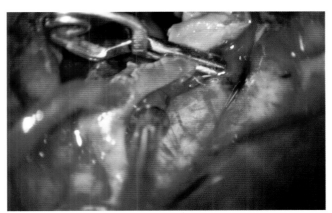
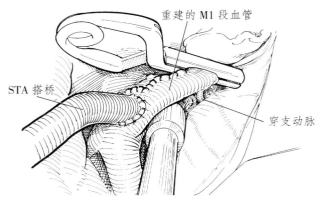

图 2.10h　旋转重建后的远端 M1 段血管,显示一个由 STA 逆向供血的大的穿支动脉。

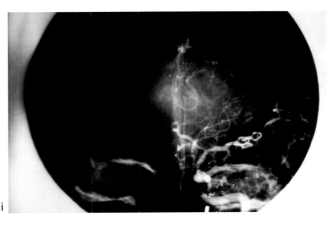
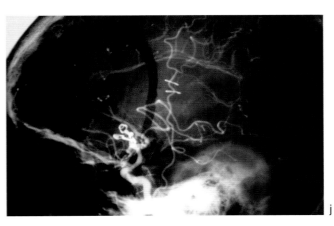

图 2.10i,j　脑血管造影前后位及侧位像显示由 ICA 供血的左侧颞前动脉显影良好。STA 搭桥血管供应其余的 MCA 分支。

（徐祎　张东　译）

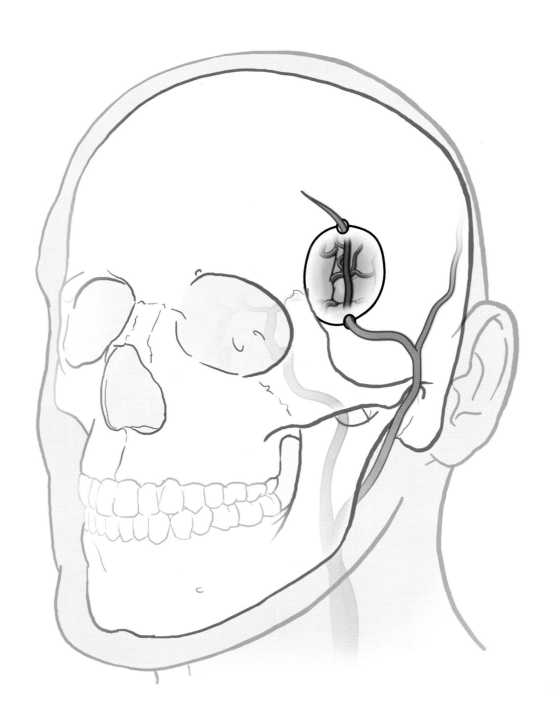

技巧

　　STA-MCA 贴敷术和缝合搭桥的做法类似。然而,前者是间接手术,保留了 STA 的连续性。将 STA 置于皮层表面并缝合至软脑膜缘, 该缝合点软脑膜覆盖于被游离了的表浅动脉之上, 这不是直接吻合。为进一步血运重建,将硬脑膜翻转置于骨缘下。 在一些病例,开颅最初的目的是尽可能行直接搭桥,但是术中却不得不更改为贴敷,因为在术中未发现合适的表浅受体血管。患有烟雾病的患者血管脆弱,如果没有合适的受体血管,经常需改行贴敷术,可降低再灌注的风险,并且术后发病率和死亡率极低。

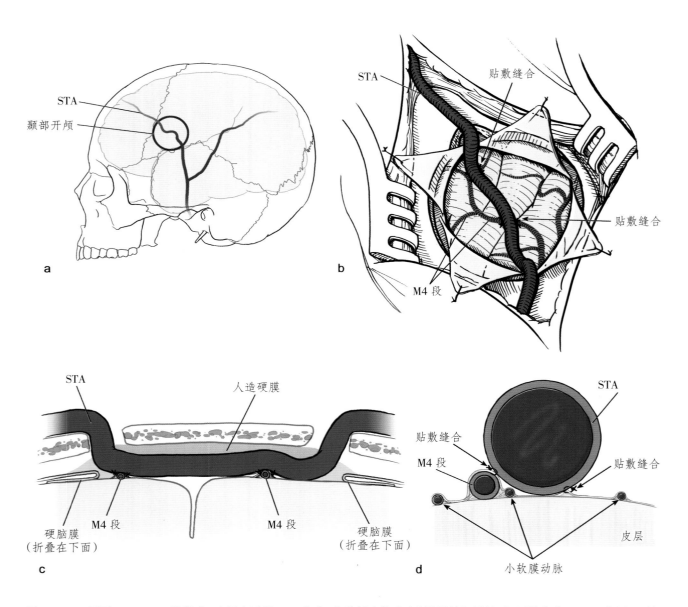

图 3.0a-d　图示 STA-MCA 贴敷术。选择合适的 STA 分支,在欲行血管吻合侧行颞部开颅(a)。置游离的 STA 于皮层上,并且将其缝合至游离的 M4 段分支旁的软膜(b)。横截面观显示 STA 于皮层表面。翻转硬膜,将硬膜替代物放置于硬膜缺损脑组织的表面。放回骨瓣,在颅骨上留有充裕的开口以防止 STA 扭曲(c)。软膜贴敷缝合使 STA 贴敷紧靠表浅动脉,促进该血管的生长(d)。

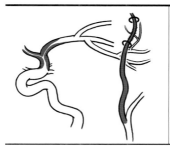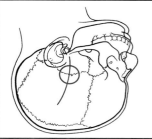

病例 3-1　烟雾病 STA-MCA 贴敷术

诊断：烟雾病

术式：STA-MCA 贴敷术

入路：左颞入路

▶ 视 频

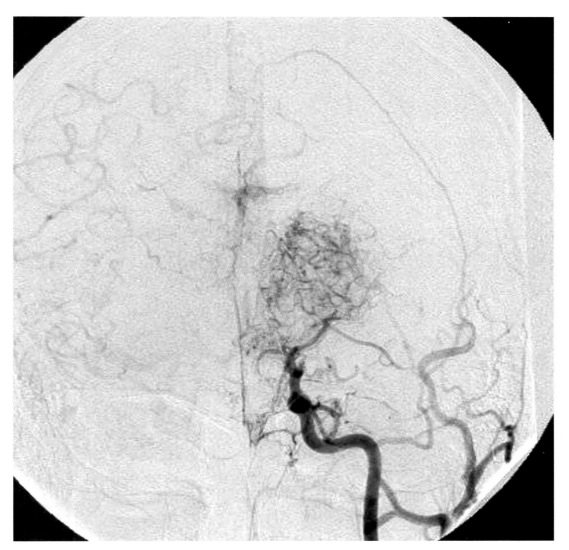

图 3.1a　左侧 ICA 造影前后位像显示典型的烟雾病表现。

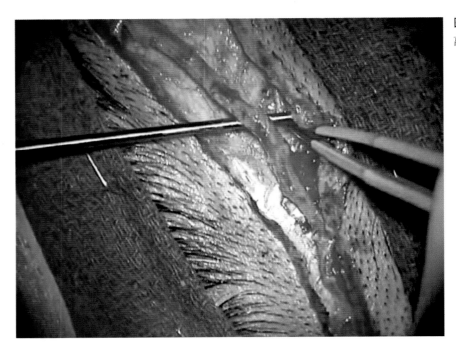

图 3.1b　将一段 STA 从颞肌筋膜上分离。头顶位于图像下方。

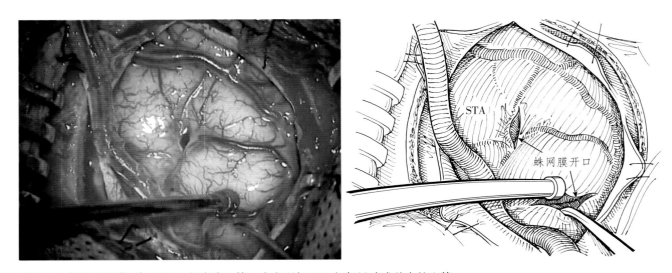

STA

蛛网膜开口

图 3.1c　打开蛛网膜,检查 MCA 的表浅血管。未发现与 STA 相似尺寸或稍大的血管。

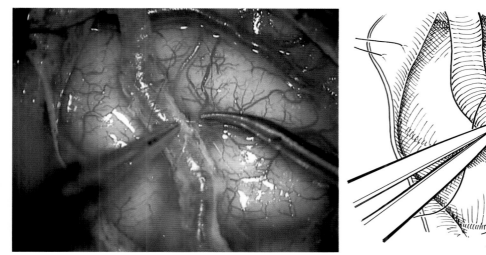

图 3.1d　拟行贴敷术。用 10–0 的尼龙缝线将 STA 缝合至软脑膜。

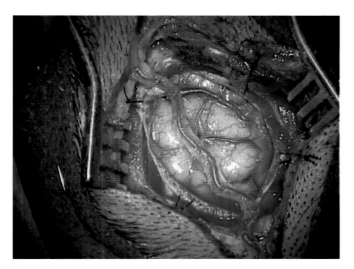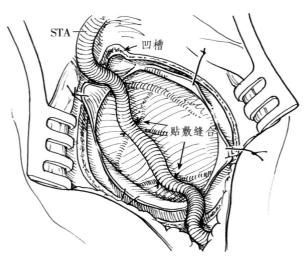

图 3.1e　血管变成途径血管。

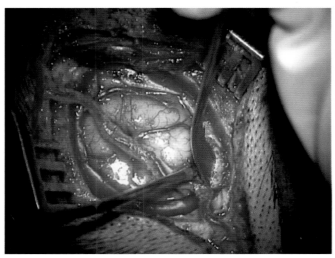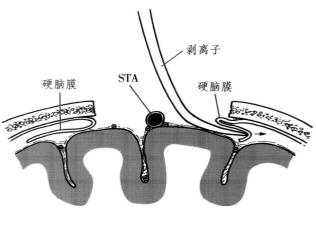

图 3.1f　用弯剥离子将硬膜的外表面填塞至骨窗的下面，翻转硬膜至脑组织表面。图示从冠状位展示这种技术。

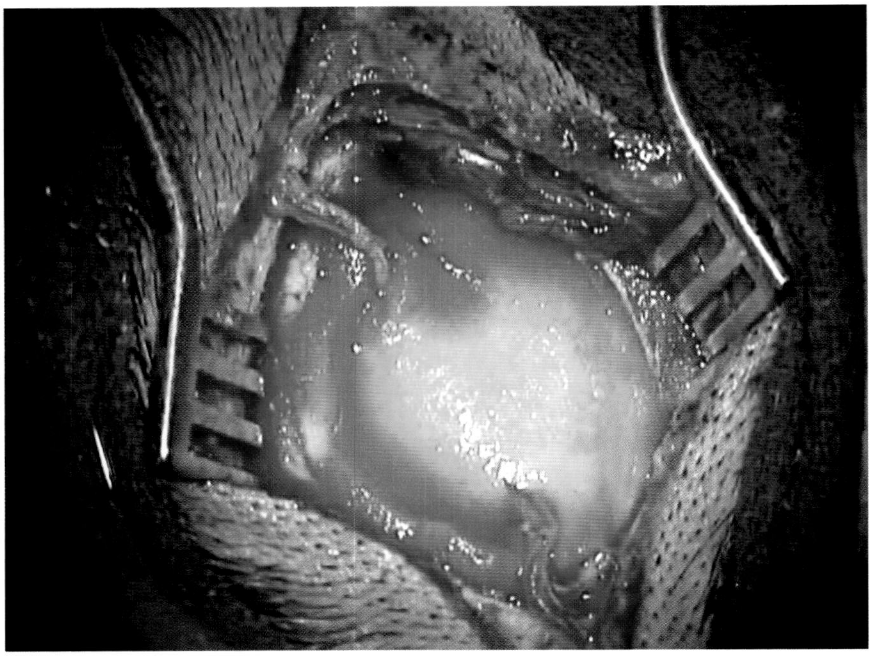

图 3.1g　用硬膜替代物覆盖硬脑膜缺损。

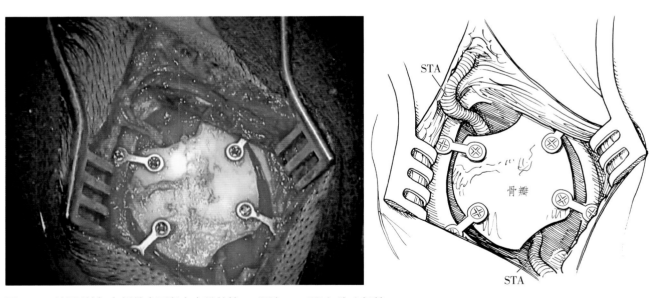

图 3.1h　放回骨瓣,在颅骨表面留出充足的缺口,以让 STA 通过,防止扭结。

（牛晓旺　徐斌 译）

第 4 章　MCA–MCA 搭桥

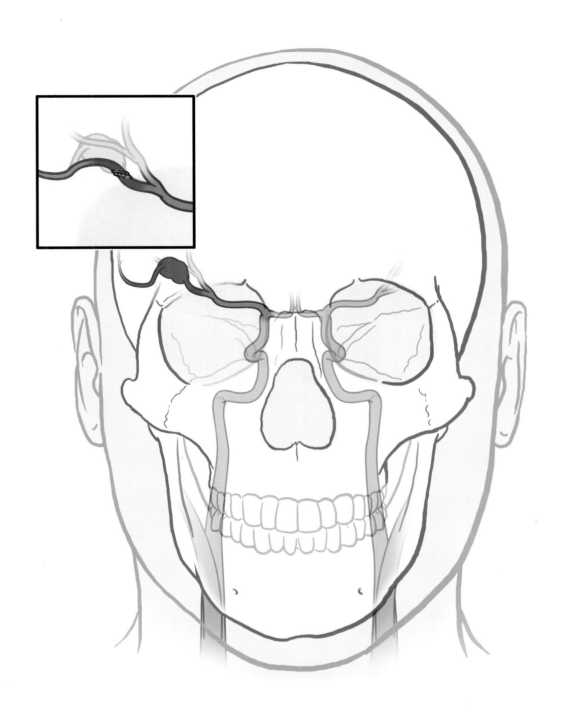

外科解剖及技巧

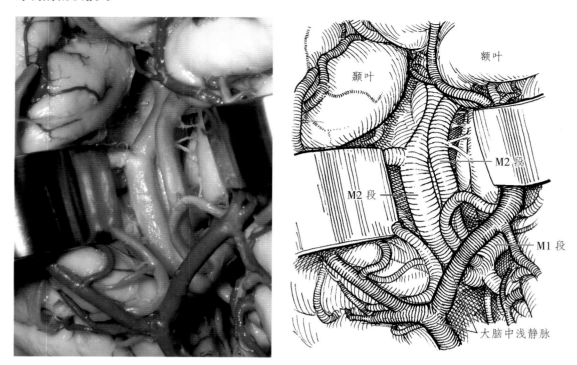

图 4.0a 孤立动脉瘤后，动脉瘤以远的 M2 段分支可能更适合侧 – 侧吻合以保护其远侧血流。颞前动脉是 M1 段的第一个分支，它可作为供血血管绕过动脉瘤，后者需要在颞前动脉起始以远动脉瘤近端夹闭供血动脉。（Photograph used with permission from *Journal of Neurosurgery*.）

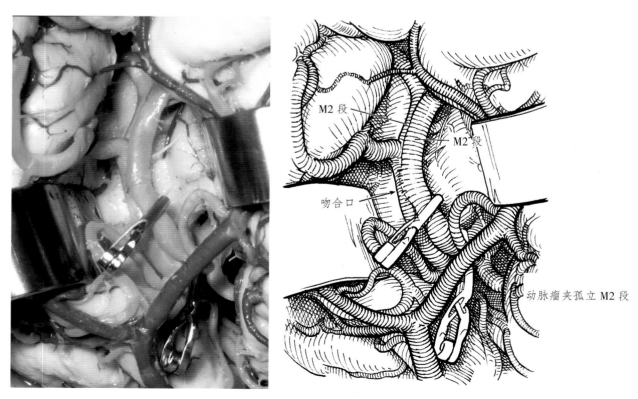

图 4.0b 两条毗邻的 M2 段末端血管进行侧 – 侧吻合。用两枚动脉瘤夹孤立 M2 近端一段血管。（Photograph used with permission from *Journal of Neurosurgery*.）

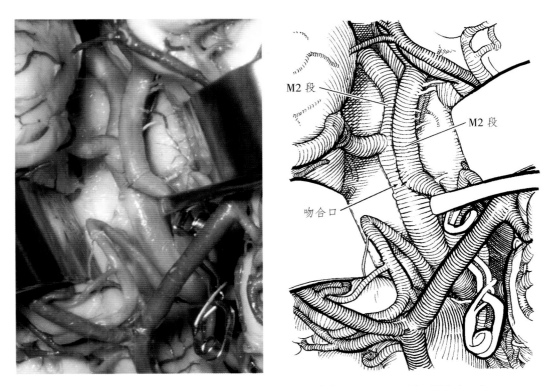

图 4.0c　高倍图像显示，其中一条 M2 分支上，被孤立的动脉瘤以远 M2-M2 侧 - 侧吻合。（Photograph used with permission from *Journal of Neurosurgery*.）（译者注：本段所涉图片均来自尸体解剖标本，因标本血管未见动脉瘤，故孤立部分以 M2 段血管代替。）

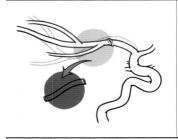
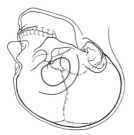

病例 4-1　MCA 动脉瘤 MCA 原位搭桥

诊断:右侧 MCA 巨大动脉瘤

术式:MCA 原位搭桥

入路:右侧翼点入路

▶ **视　频**

　　女,74 岁,反复短暂性脑缺血(TIA)发作。检查结果显示右侧 MCA 巨大动脉瘤,动脉瘤直径略小于 2cm。除了动脉瘤外,未发现明显的 TIA 来源。

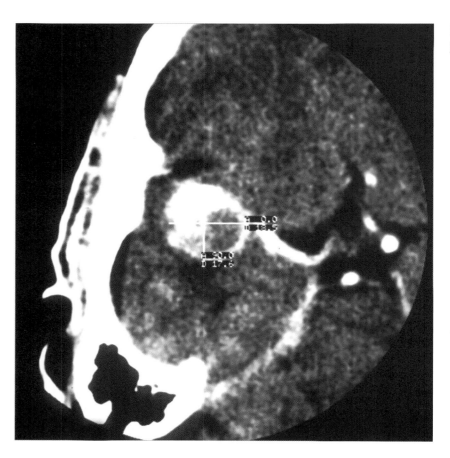

图 4.1a　轴位头部增强 CT 显示右侧大脑外侧裂内局限性占位。

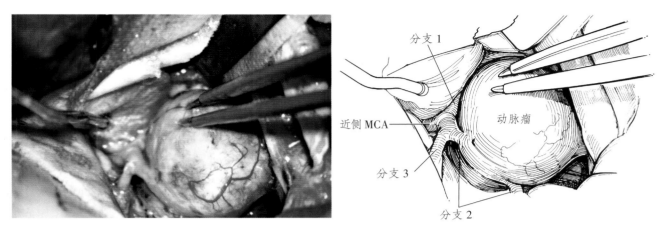

图 4.1b　打开外侧裂后,可见巨大宽颈动脉瘤,瘤颈在 MCA 上占据相当长的一段。

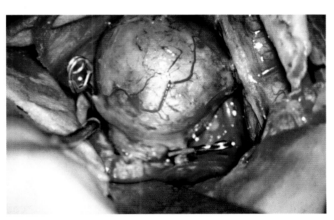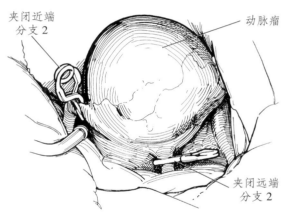

图 4.1c　在动脉瘤颈的近端及远端放置临时动脉瘤夹。

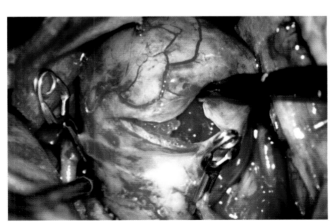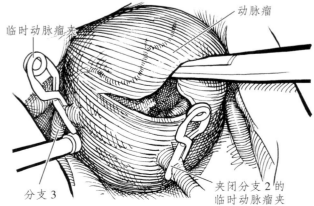

图 4.1d　切开被孤立的动脉瘤瘤体,暴露大量血栓。

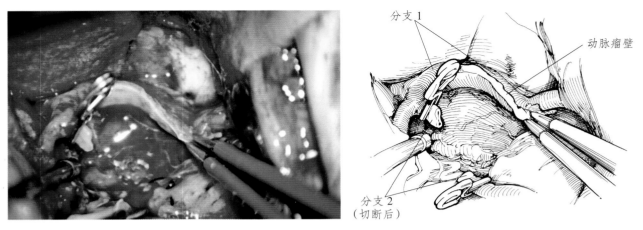

图 4.1e 除了一部分动脉瘤瘤体与 MCA 一毗邻分支粘连紧密外，其他动脉瘤瘤体及受累及的 MCA 部分均被切除。可见 MCA 近端及远端断端。

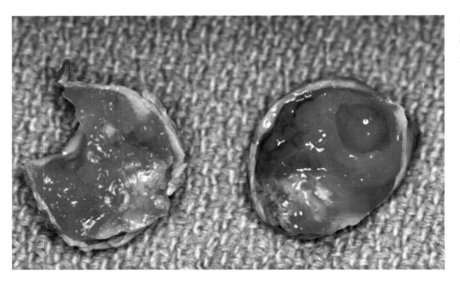

图 4.1f 该动脉瘤标本显示为多层结构，这种结构在大动脉瘤中很常见。这个标本证实患者栓塞事件的原因。

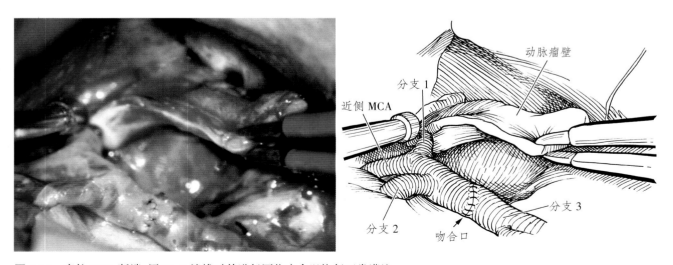

图 4.1g 牵拉 MCA 断端，用 10–0 缝线对其进行原位吻合以恢复正常灌注。

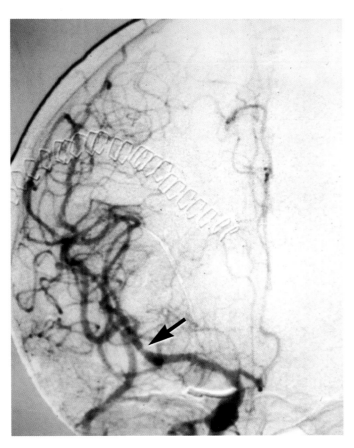

图 4.1h　术后脑血管造影前后位像证实吻合分支(箭头所示)血管血流通畅,一个偶然发现的眼动脉段动脉瘤因被夹闭未显影。

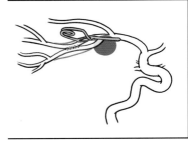 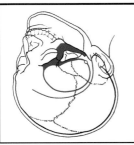

病例 4-2　MCA 动脉瘤 M2-M2 侧 - 侧搭桥

诊断：右侧 MCA 动脉瘤

术式：M2-M2 侧 - 侧搭桥

入路：右侧眶额弓入路

▶ 视频

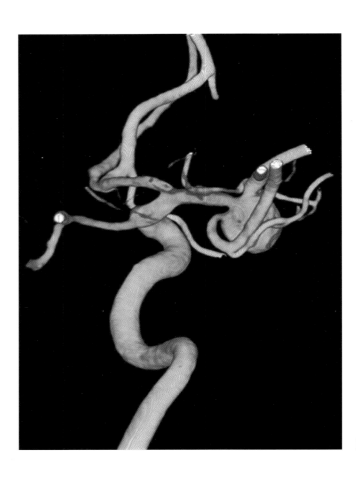

图 4.2a　三维旋转造影显示右侧 MCA 宽颈动脉瘤。

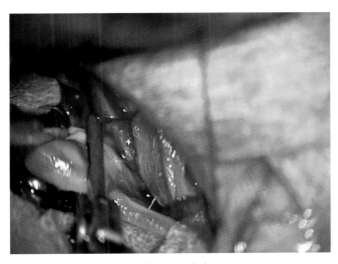

图 4.2b　尝试用动脉瘤夹夹闭 M2 分支。

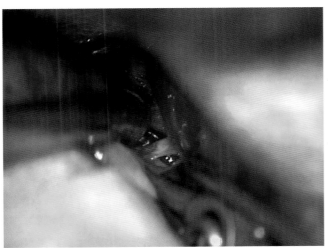

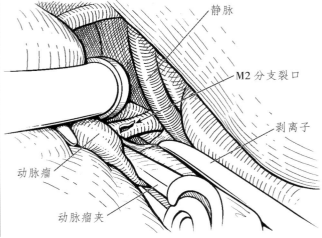

图 4.2c　在调整动脉瘤夹时，M2 分支血管背侧被撕开一小口。

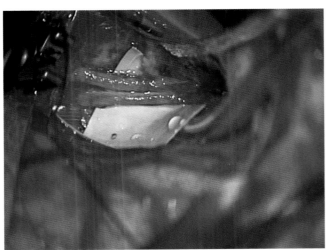

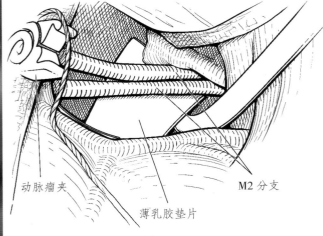

图 4.2d　M2 分支被并排放置于外侧裂中。

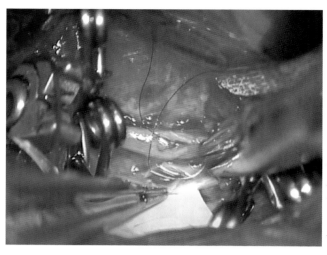
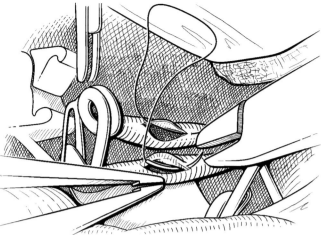

图 4.2e 偏转临时动脉瘤夹使血管旋转并轻微分开。剪开血管。

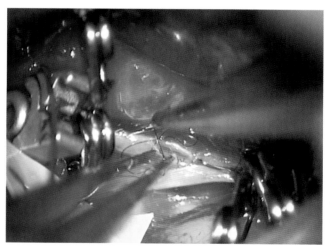
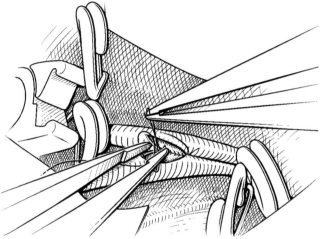

图 4.2f 连续缝合血管后壁。

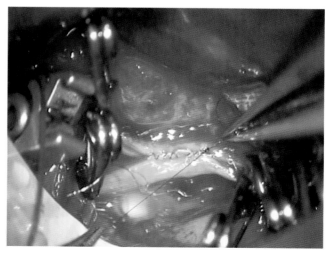
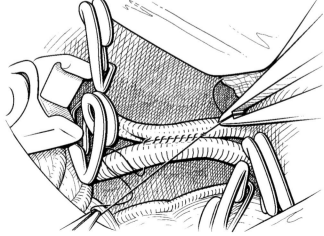

图 4.2g 以同方式连续缝合血管前壁。

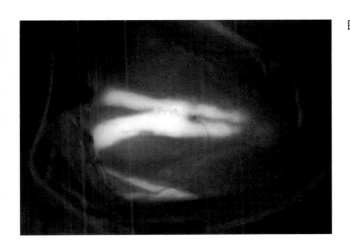

图 4.2h　ICG 血管造影显示吻合血管血流通畅。

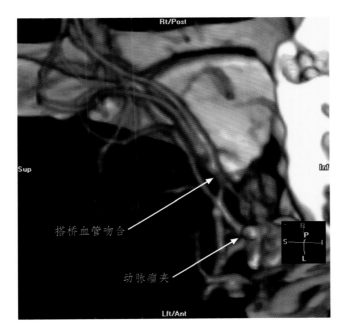

图 4.2i　术后 CTA 显示完整的搭桥血管。

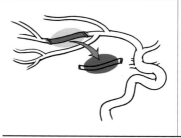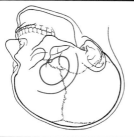

病例 4-3 MCA 梭形动脉瘤桡动脉桥血管 M2- M3 搭桥

诊断: MCA 梭形动脉瘤

术式: 桡动脉桥血管 M2-M3 搭桥

入路: 右侧翼点入路

▶ 视 频

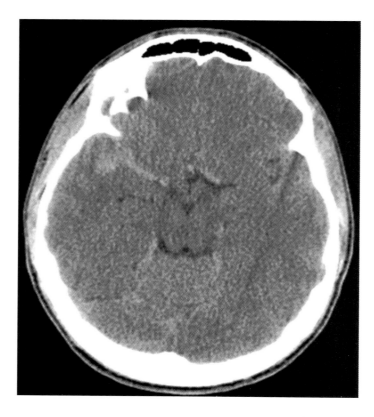

图 4.3a 头部平扫 CT 显示右侧外侧裂少量出血。

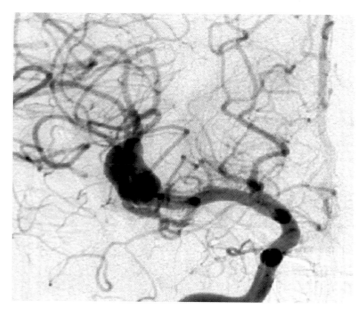

图 4.3b 右侧 ICA 造影显示 MCA 梭形动脉瘤。

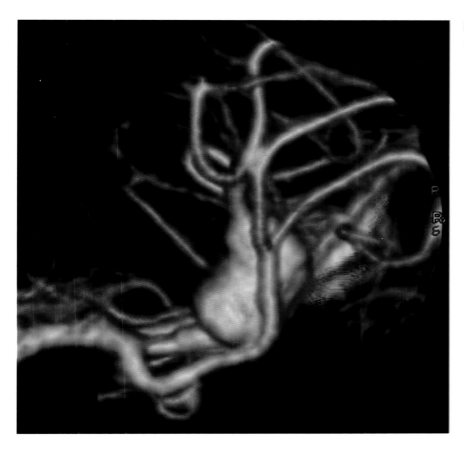

图 4.3c CTA 显示累及 MCA 三分叉中干的梭形动脉瘤。

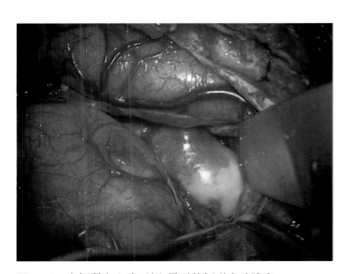

图 4.3d 右侧翼点入路开颅,暴露外侧裂内动脉瘤。

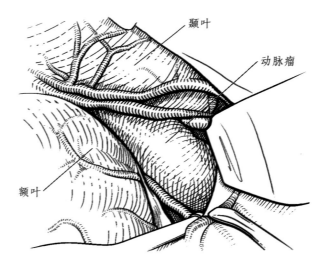

颞叶

动脉瘤

额叶

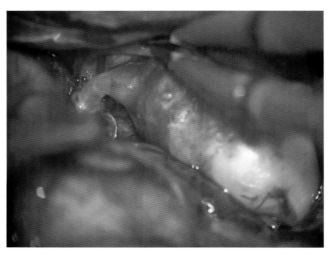

图 4.3e 受累分支的一小段血管是正常的。

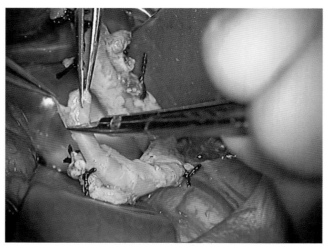

图 4.3f 准备桡动脉桥血管。

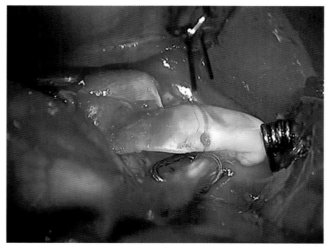

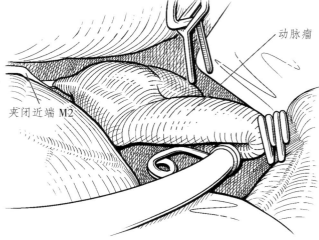

图 4.3g 临时动脉瘤夹阻断动脉瘤血供并将其孤立,动脉瘤塌陷。

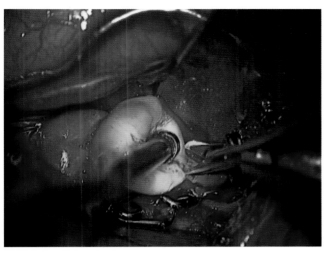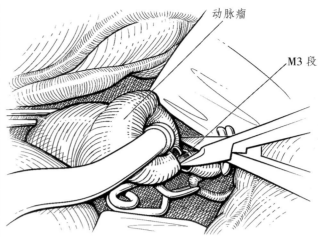

图 4.3h　离断动脉瘤远端正常的 M3 段血管，切除动脉瘤。

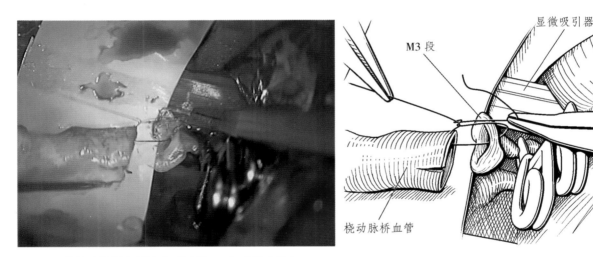

图 4.3i　将桡动脉桥血管缝合至远端 M3 鱼嘴样残端上。

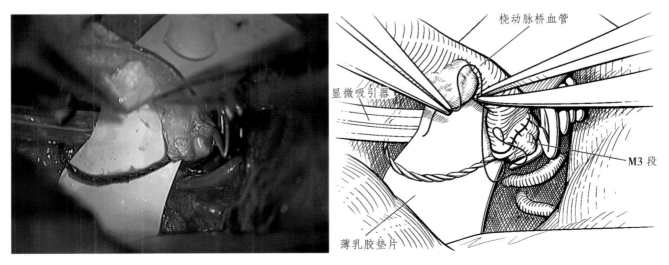

图 4.3j　收紧连续缝合缝线。

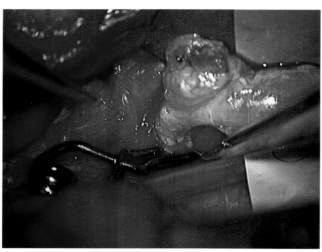

图 4.3k　用连续缝合法将桡动脉近端吻合到 M2 残端上。

桡动脉桥血管

显微吸引器

M2 段

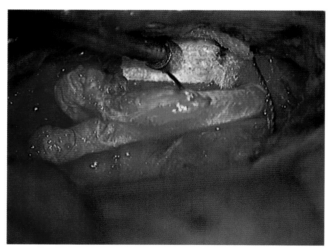

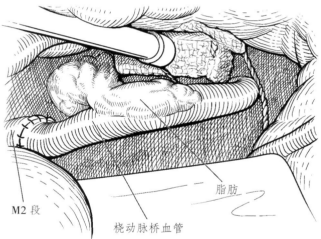

M2 段

桡动脉桥血管

脂肪

图 4.3l　两吻合口间的桡动脉桥血管。

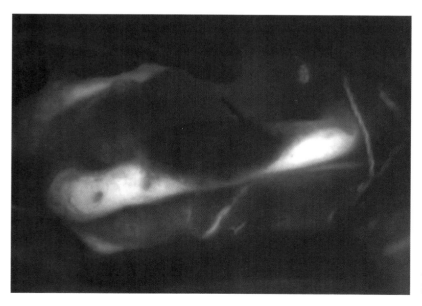

图 4.3m　ICG 血管造影证实血流通过桡动脉桥血管。图像中央的显影缺损是由于脂肪覆盖所致。

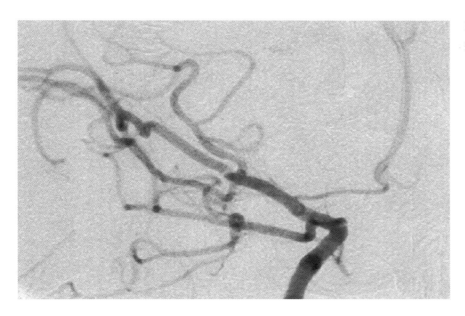

图 4.3n 数字减影血管造影（DSA）证实桥血管通畅。

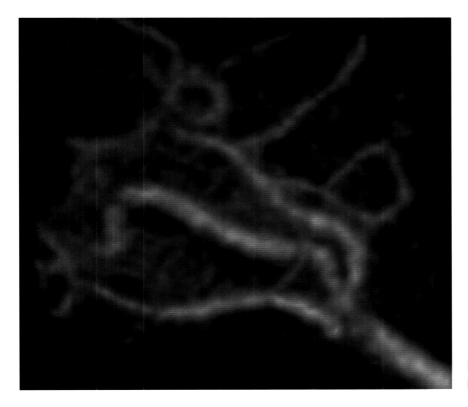

图 4.3o CTA 显示 MCA 三分叉部中间的桡动脉桥血管。

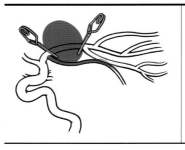 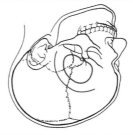

病例 4-4　M1 段巨大动脉瘤颞前动脉 -MCA 搭桥

诊断:左侧 M1 段巨大动脉瘤

术式:颞前动脉 -MCA 搭桥

入路:左侧翼点入路

▶ **视 频**

图 4.4a　轴位 T2WI 显示左颞部占位效应,符合血栓性动脉瘤影像。

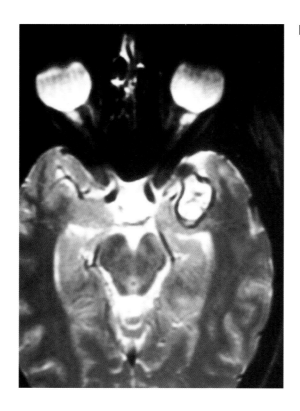

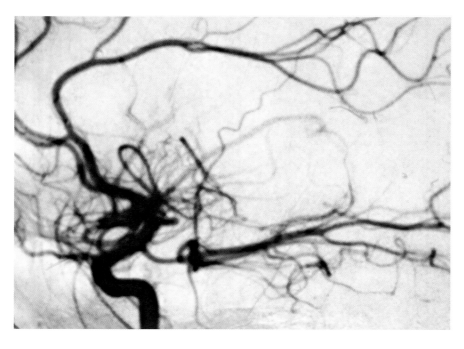

图 4.4b　女,17 岁,表现为血栓栓塞症状,包括左半球 TIA 发作和小卒中。左侧 ICA 造影侧位像显示 MCA 供应区域显影延迟。

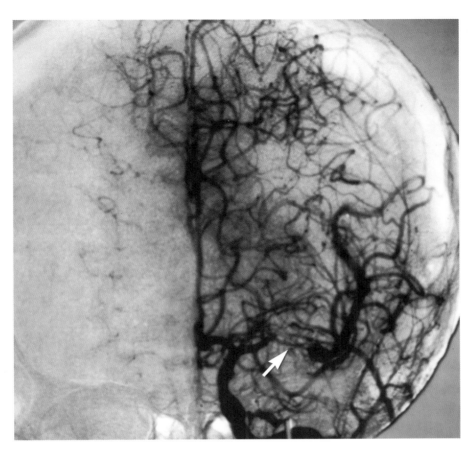

图 4.4c　脑血管造影前后位像显示 M1 段重度狭窄（箭头所示）。

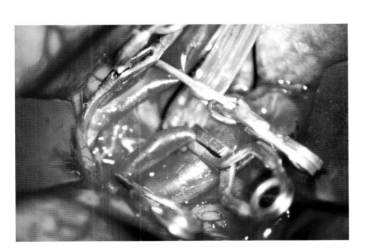

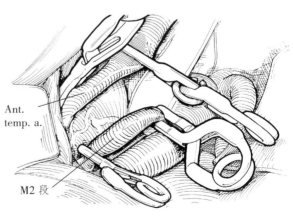

Ant. temp. a.

M2 段

图 4.4d　拟将起源于动脉瘤近端的颞前动脉和动脉瘤远端的 M2 分支行侧 – 侧吻合，临时动脉瘤夹孤立该两条动脉拟吻合段。

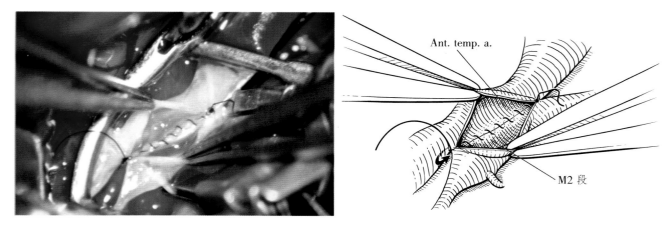

图 4.4e　后壁的侧 – 侧吻合已经完成。先在尖端或者根端进行缝合,然后行针从后壁进入管腔,在血管壁内实施搭桥吻合。

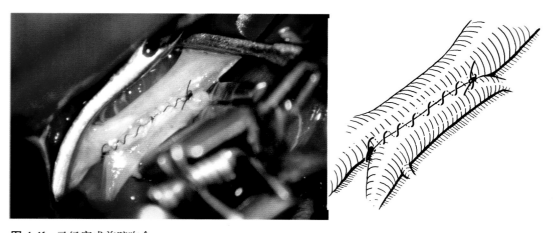

图 4.4f　已经完成前壁吻合。

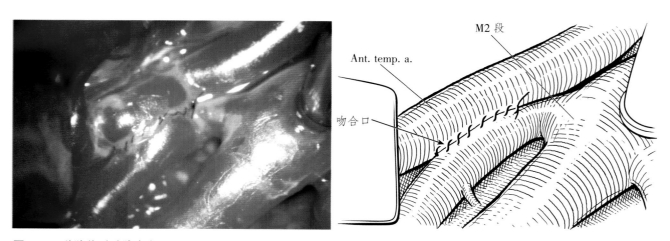

图 4.4g　移除临时动脉瘤夹。

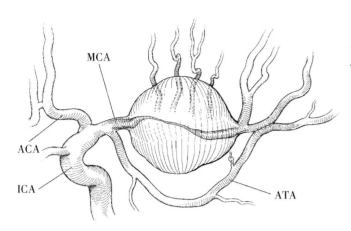

图 4.4h　示意图显示颞前动脉 –M2 段侧 – 侧搭桥以孤立 M1 段动脉瘤。（Photograph used with permission from *Journal of Neurosurgery.*）

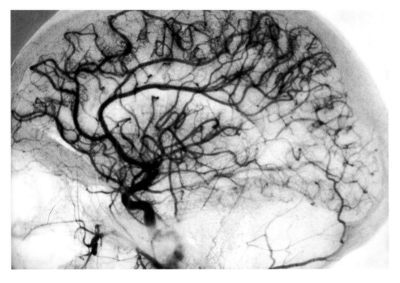

图 4.4i　术后左侧 ICA 造影侧位像显示 MCA 烛台样分支正常显影。

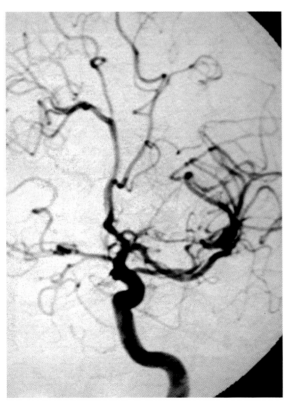

图 4.4j　脑血管造影斜位像显示经桥血管供血的 MCA 显影良好。经过 8 年多的随访，患者无症状加重。

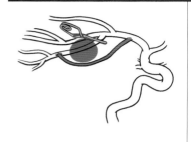
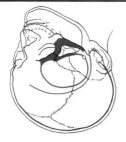

病例 4-5 MCA 复发复杂巨大动脉瘤颞前动脉 –MCA 远端搭桥

诊断: 右侧 MCA 复发复杂巨大动脉瘤

术式: 颞前动脉 –MCA 远端搭桥

入路: 右侧眶颧弓入路

▶ 视频

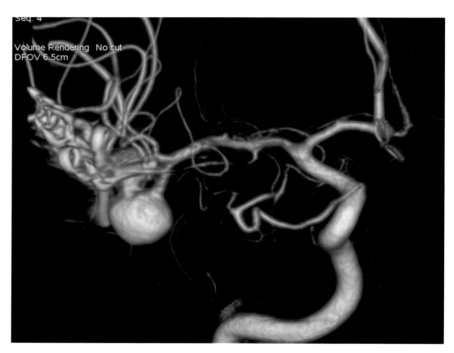

图 4.5a 右侧 ICACTA 显示 MCA 复杂动脉瘤。1991 年患者 24 岁时出现蛛网膜下腔出血,当时用两枚动脉瘤夹夹闭 MCA 动脉瘤。2000 年再次放置了 1 枚动脉瘤夹,2001 年又放置了 3 枚动脉瘤夹。患者最近一次复发是在 2010 年。

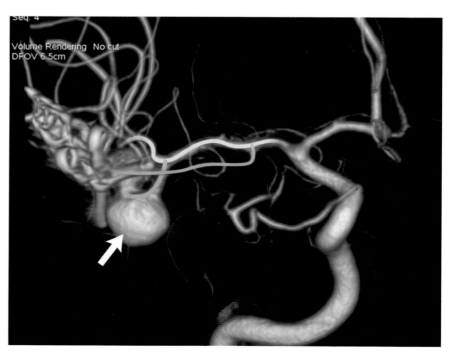

图 4.5b 脑血管造影图像显示了几个重要特点。动脉瘤(箭头所示)位置相对较远。如果夹闭该动脉瘤瘤颈,可以保护正常的近端 MCA 分支(黄色),但这样夹闭会闭塞 M2 段分支远端流出道。颞前动脉(橙色)清晰可见,并沿侧裂内的动脉瘤走行。因此,可将颞前动脉作为搭桥血管向动脉瘤远端流出道血管供血。M2 分支(绿色)进入动脉瘤。

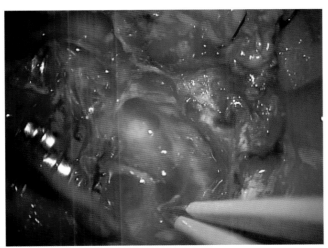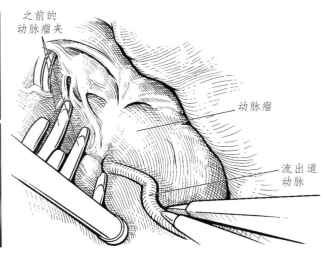

图 4.5c　打开外侧裂,辨认供应动脉瘤的 MCA 分支以及其他 MCA 正常分支。

图 4.5d　暴露动脉瘤夹远端的流出道血管。

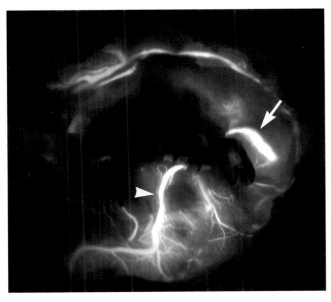

图 4.5e　ICG 血管造影证实持续显影的近端 MCA 分支(三角箭头所示)以及更多的远端分支血管,这些分支是动脉瘤的一部分(箭头所示)。

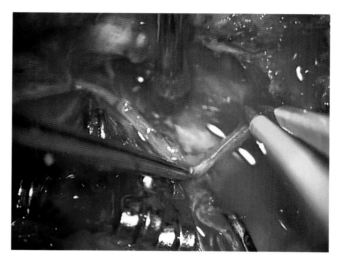
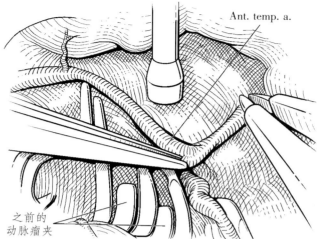

图 4.5f 游离颞前动脉。

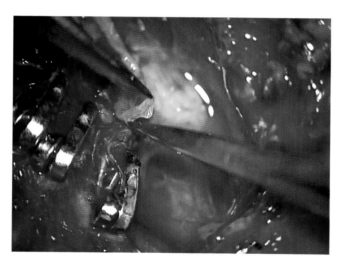
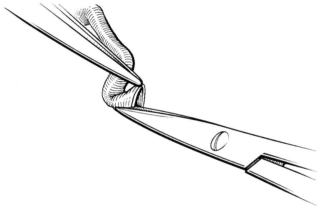

图 4.5g 切断颞前动脉。

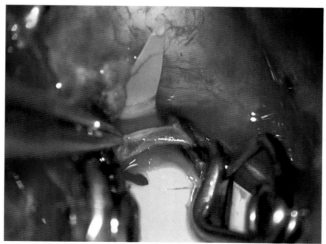
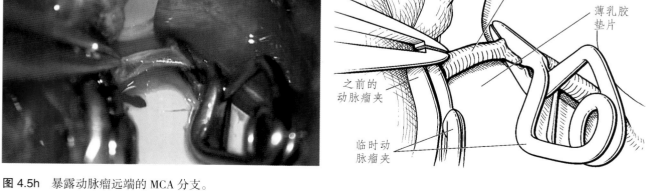

图 4.5h 暴露动脉瘤远端的 MCA 分支。

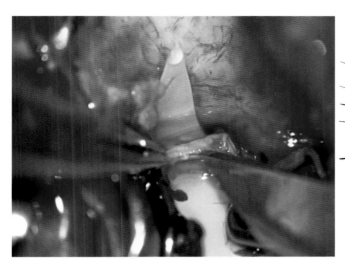

图 4.5i　切开 MCA 分支血管。

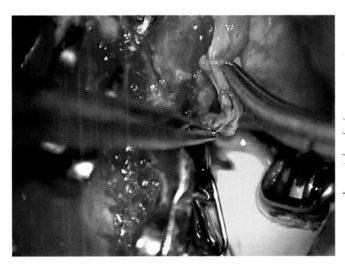
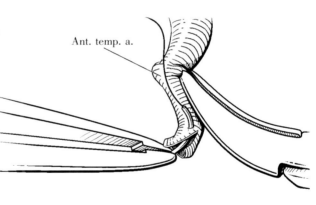

图 4.5j　颞前动脉切口施以跟部缝合。

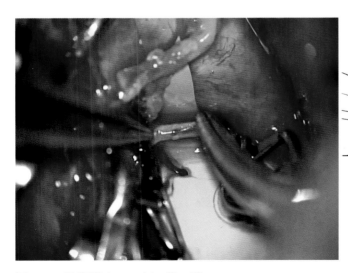
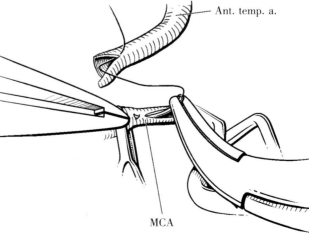

图 4.5k　缝线通过 MCA 切口的一端。

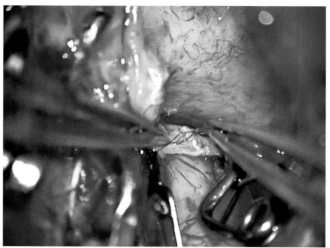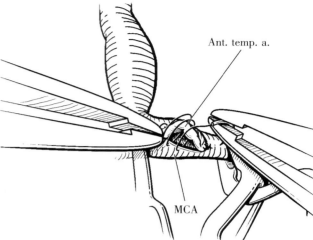

图 4.5l 用 11-0 缝线连续松弛缝合。

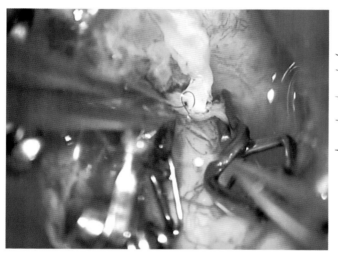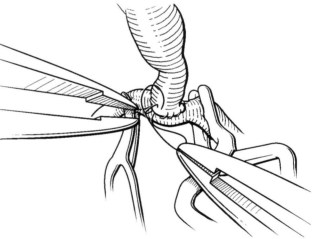

图 4.5m 拉紧缝线。

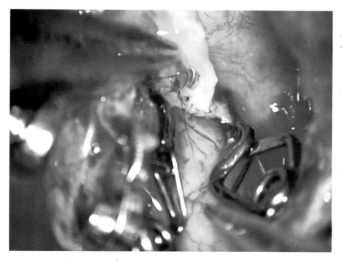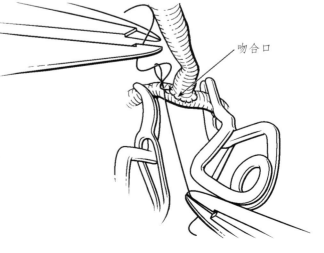

图 4.5n 完成吻合。

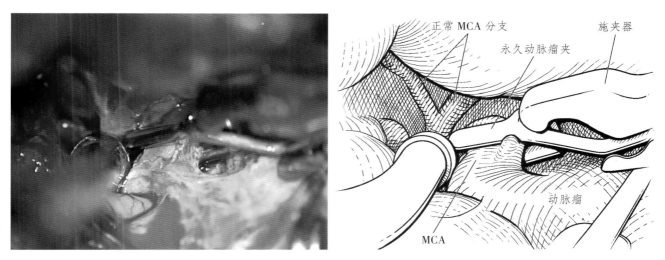

图 4.5o　将永久动脉瘤夹置于 MCA 上,其位置为正常 MCA 分支发出部以远、MCA 动脉瘤的近端。

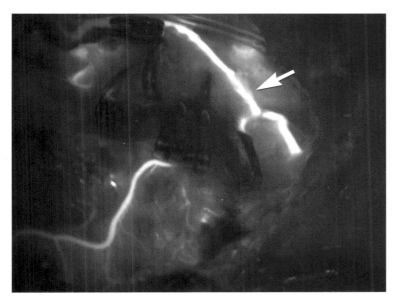

图 4.5p　ICG 血管造影证实桥血管通畅(箭头所示)。

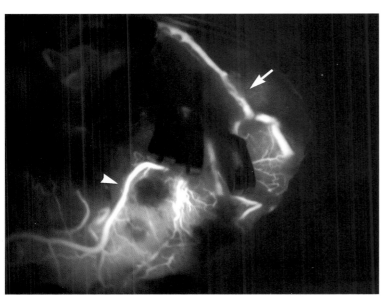

图 4.5q　ICG 血管造影晚期显示经 MCA 近端分支(三角箭头所示)及桥血管(箭头所示)向大脑半球供血良好。

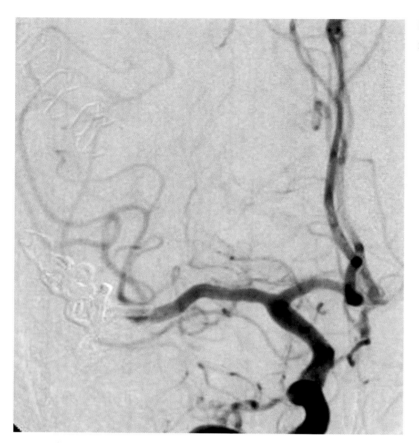

图 4.5r 脑血管造影前后位像证实动脉瘤消失，颞前动脉显影。

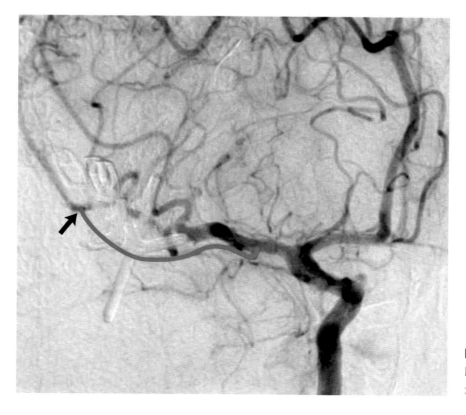

图 4.5s 在颞前动脉上画一条橙色线以凸显桥血管吻合（箭头所示）。患者术后无神经功能缺失。

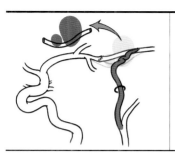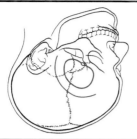

病例 4-6　MCA 巨大动脉瘤直接 MCA-MCA 联合 STA-MCA 搭桥

诊断:左侧 MCA 巨大动脉瘤

术式:直接 MCA-MCA 联合 STA-MCA 搭桥

入路:左侧翼点入路

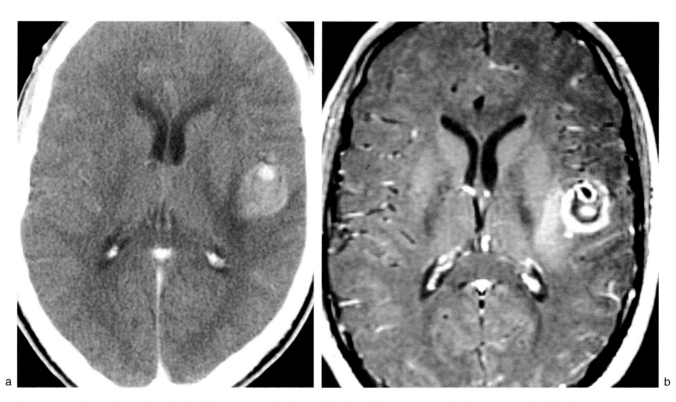

图 4.6a,b　男,22 岁,突发头痛、失语及无力,并在数周内全部缓解。轴位 CT 及 MRI 图像示 MCA 复杂动脉瘤。

图 4.6c　CTA 显示 MCA 两个复杂动脉瘤。

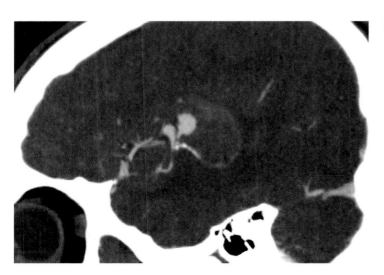

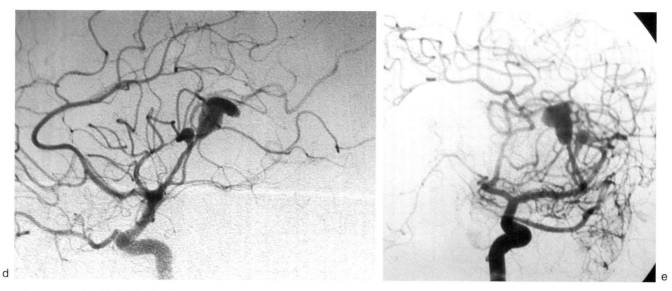

d　　　　　　　　　　　　　　　　　　　　　　　　　　　　　　　　e

图 4.6d,e　脑血管造影侧位及斜位像显示 MCA 两个复杂动脉瘤,动脉瘤位于左侧 MCA 成角分支上。

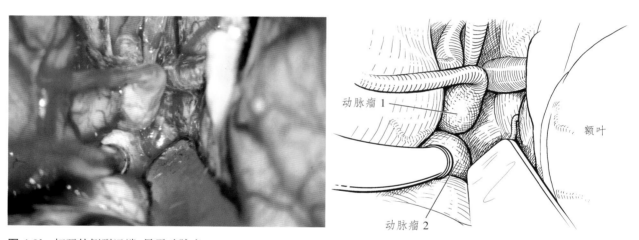

图 4.6f　打开外侧裂远端,暴露动脉瘤。

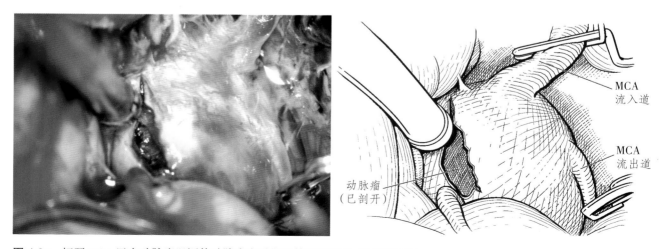

图 4.6g　切开 MCA 巨大动脉瘤以评估动脉瘤夹重塑血管的可能性,发现不可行。

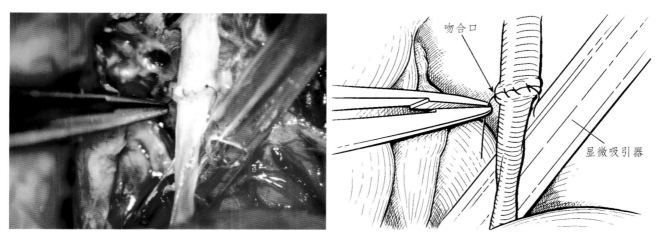

图 4.6h MCA 巨大动脉瘤的流入及流出分支已经被切断，并进行端 – 端吻合。

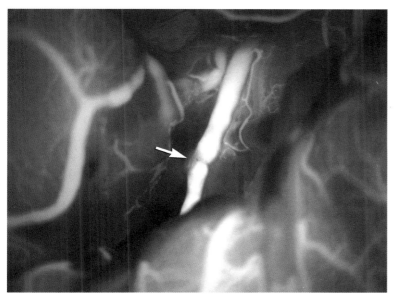

图 4.6i ICG 血管造影证实直接吻合显影，不过在吻合口处出现血小板聚集（箭头所示）。

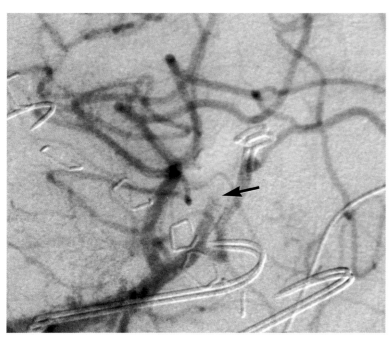

图 4.6j 术中造影显示 MCA-MCA 直接吻合闭塞（箭头所示）。再次检查并再通吻合血管。

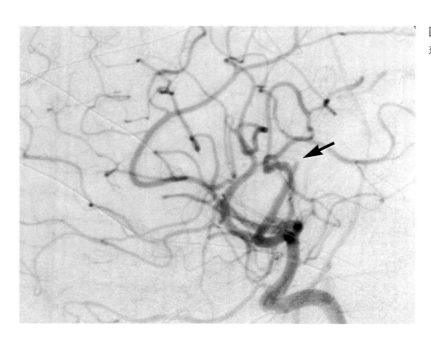

图 4.6k　吻合血管再通后,再次行术中造影发现直接吻合口再次闭塞(箭头所示)。

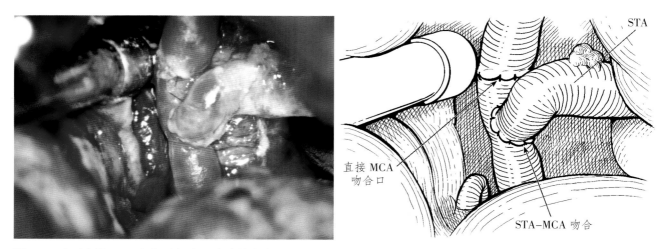

图 4.6l　由于直接 MCA 吻合两次不通,在直接吻合口以远将 STA 桥血管吻合至成角 MCA 分支。重新开通直接吻合血管。

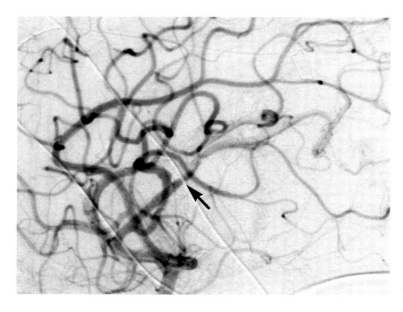

图 4.6m　术后造影证实先前闭塞的直接吻合(箭头所示)显影良好。

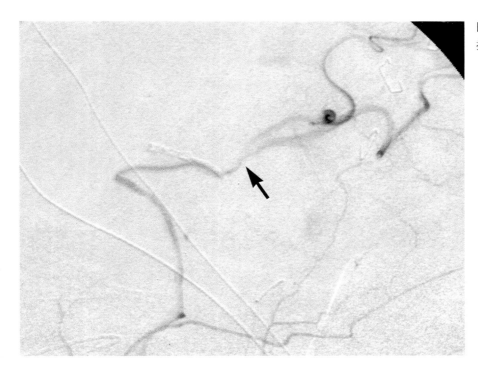

图 4.6n ECA 造影也证实 STA-MCA 搭桥血管通畅（箭头所示）。

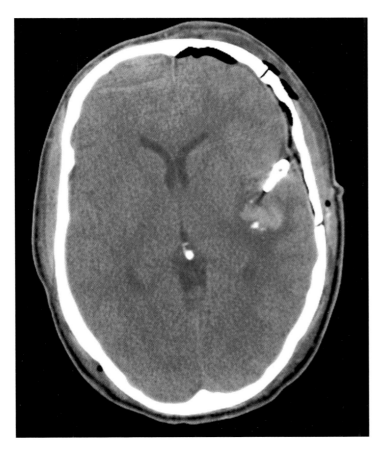

图 4.6o 术后 CT 显示血栓性动脉瘤瘤体部分残留，未发现任何梗塞灶。患者术后恢复顺利。

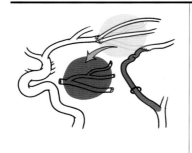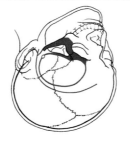

病例 4–7　MCA 复杂巨大动脉瘤切除，直接 MCA–MCA 联合 STA– 远端 MCA 搭桥

诊断：左侧 MCA 复杂巨大动脉瘤

术式：动脉瘤切除，直接 MCA–MCA 联合 STA– 远端 MCA 搭桥

入路：左侧眶额弓入路

▶ 视频

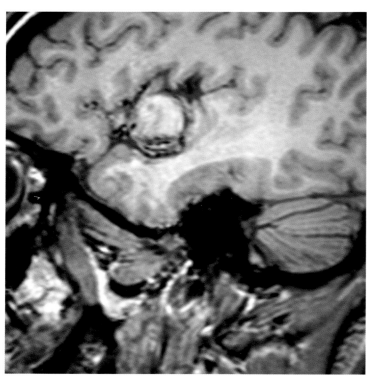

a

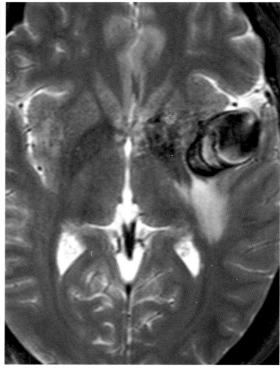

b

图 4.7a,b　男 , 39 岁 , 健忘及周期性失语。旁矢状位及轴位 MRI 显示左侧 MCA 复杂巨大动脉瘤。

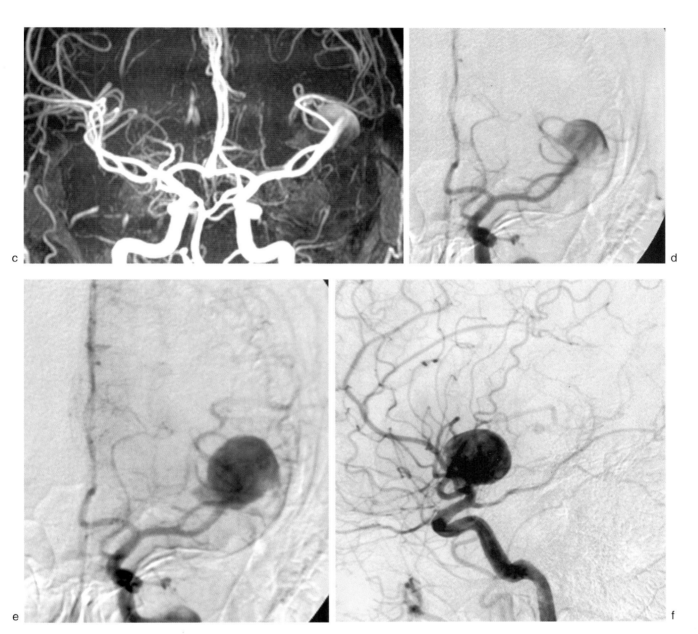

图 4.7c-f　左侧 M2 巨大动脉瘤,前后位(c,d,e)和侧位(f)像。

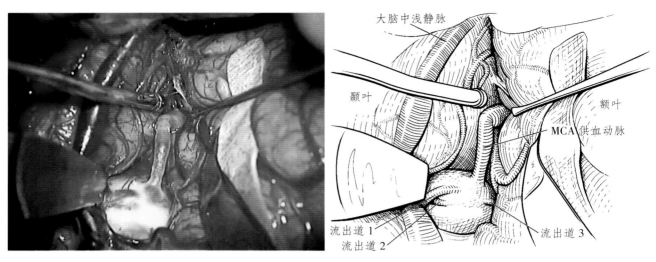

图 4.7g　经左侧眶颧弓入路,打开外侧裂,暴露大动脉瘤、供血动脉以及三条流出道血管。

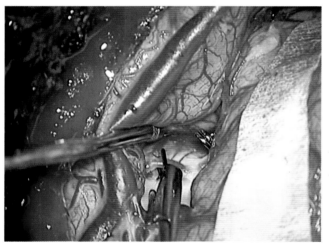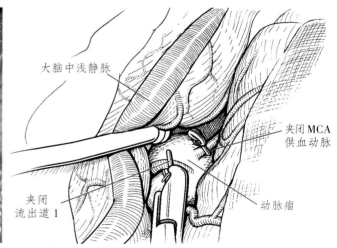

图 4.7h　夹闭 MCA 供血分支和远端 MCA 流出道分支。

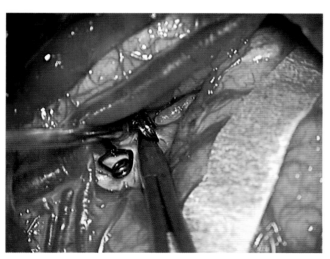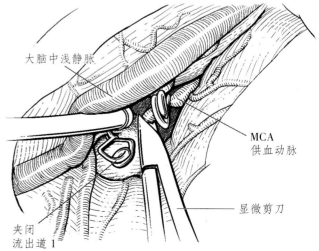

图 4.7i　切断 MCA 供血分支及远端 MCA 流出道分支。

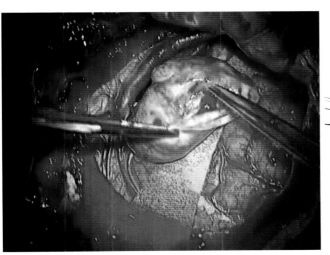
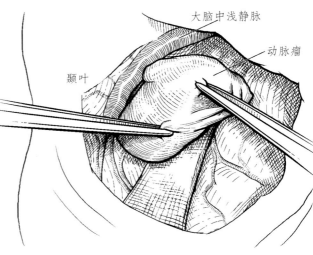

图 4.7j　切断夹闭后的分支后,切除动脉瘤。

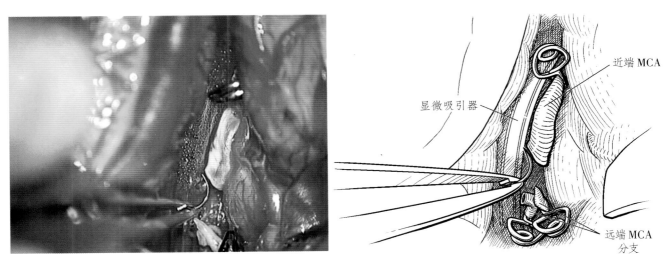

图 4.7k　近端 MCA 断端和两条远端 MCA 分支断端准备做"8"字吻合。(译者注:"8"字吻合是指用两根血管断端并行与一根血管断端行端一端吻合的技术。从侧面观察时,其吻合由左下开始至右下,再从中间越至左上,再行走至右上,走行如数字"8",故为"8"字吻合。)

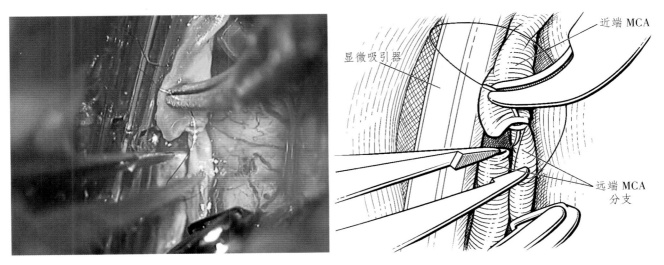

图 4.7l　用连续缝合法将第一条远端 MCA 分支吻合至近端 MCA 上。

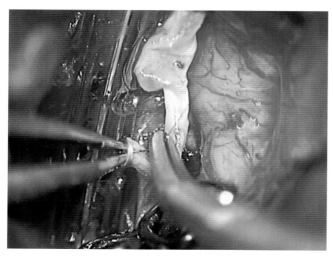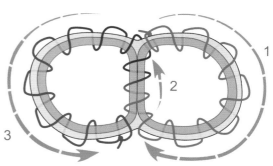

图 4.7m 第一条远端 MCA 分支在和近端 MCA 吻合了 3/4 后，开始对第二条远端分支连续缝合以连接两条血管中间血管壁。连续"8"字示意图显示了缝合顺序。

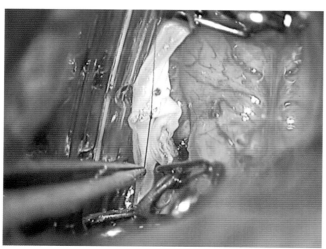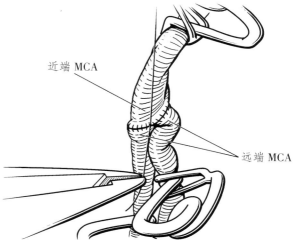

图 4.7n 继续围绕第二个远端分支进行连续缝合，完成"8"字吻合。

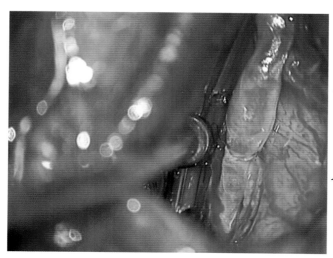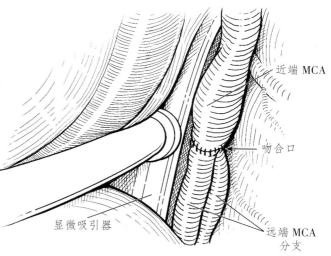

图 4.7o 完成"8"字吻合的 MCA 近端和两个远端分支的吻合。移除临时动脉瘤夹，检查桥血管是否通畅。

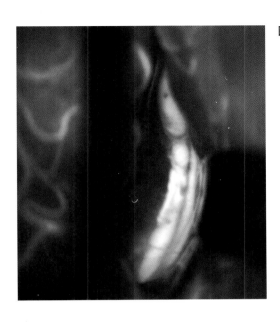

图 4.7p 术中 ICG 血管造影证实两条通道均通畅。

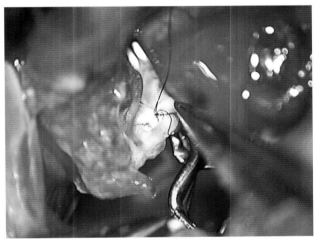

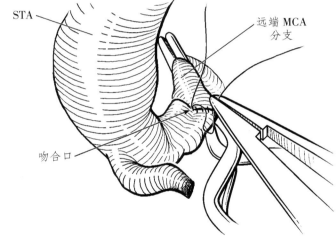

图 4.7q 行 STA-MCA 远端搭桥以重建 MCA 动脉瘤远端第三支残余血管血运。

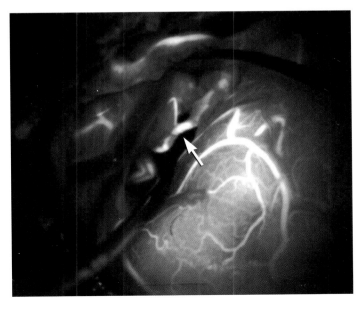

图 4.7r 术中 ICG 血管造影证实 STA-MCA 搭桥血管通畅(箭头所示)。

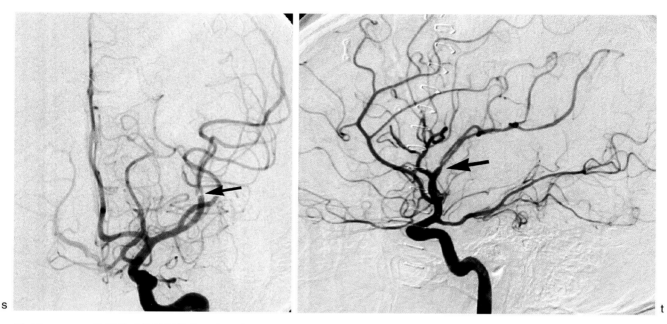

图 4.7s,t ICA 造影前后位及侧位像证实近端 MCA 分支与远端 MCA 两分支搭桥血管（箭头所示）通畅。

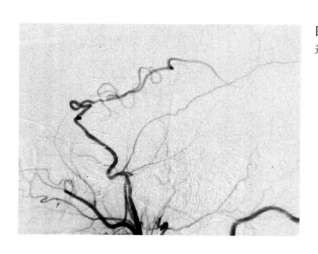

图 4.7u ECA 造影侧位像证实 STA-MCA 第三支残余分支搭桥血管通畅。

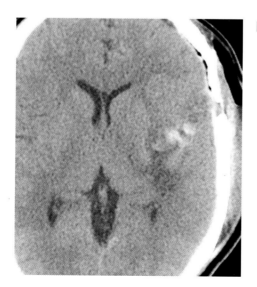

图 4.7v 术后 CT 显示无缺血区域。患者恢复良好。

（牛晓旺 赵元立 译）

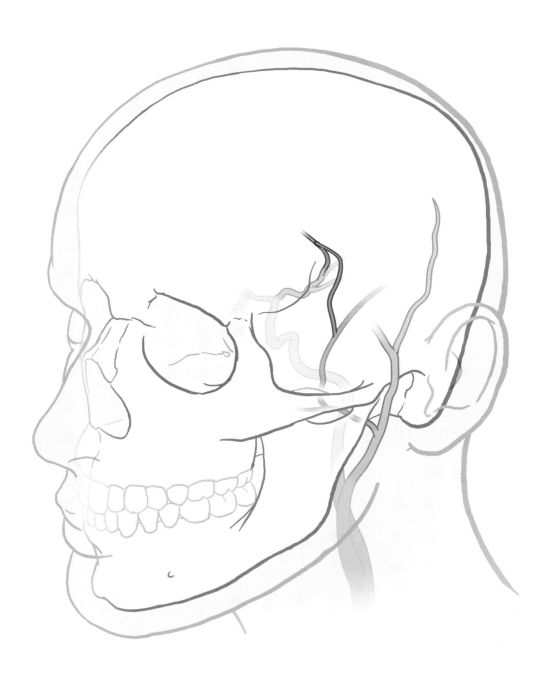

外科解剖及技巧

MMA 是一条小血管,但在正常情况下血流量相对较大。如果 STA 不适合或者需要第二条血管搭桥至 MCA 供血区域,这时可能会考虑将 MMA 作为供血血管。在特定的病理条件下,如某些肿瘤存在时,MMA 会出现扩张,这使它更适合被用于搭桥手术。

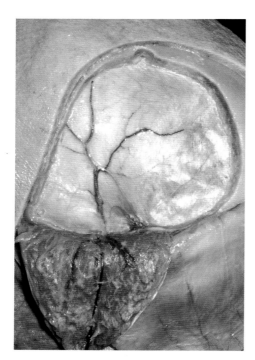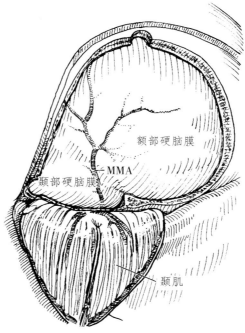

图 5.0a 在此解剖标本上,可以在额颞开颅时看到 MMA。(Photograph used with permission from *Journal of Neurosurgery*.)

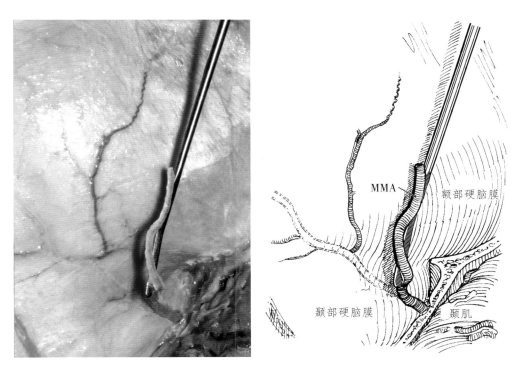

图 5.0b　将 MMA 的主干游离出来。（Photograph used with permission from *Journal of Neurosurgery.*）

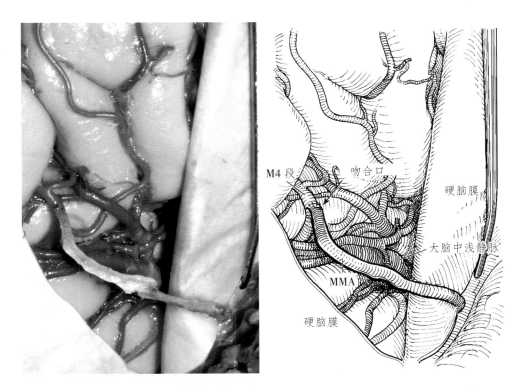

图 5.0c　MMA 和 MCA 的皮层分支相吻合。（Photograph used with permission from *Journal of Neurosurgery.*）

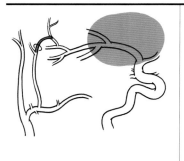 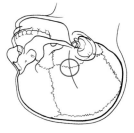

病例 5-1 镰旁脑膜瘤伴 MCA 闭塞及 ACA-MCA 侧支代偿形成 MMA-MCA 搭桥

诊断: 左侧镰旁脑膜瘤伴 MCA 闭塞及 ACA-MCA 侧支代偿形成

术式: MMA-MCA 搭桥

入路: 右颞入路

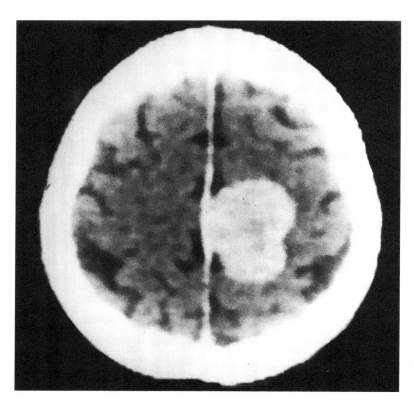

图 5.1a 轴位 CT 显示与右侧镰旁脑膜瘤影像相一致的高密度病变。（Photograph used with permission from *Journal of Neurosurgery*.）

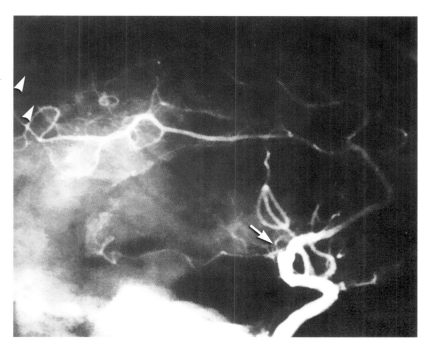

图 5.1b　右侧 ICA 造影显示迂曲血管（三角箭头所示）以及与此无关联的 MCA 闭塞（箭头所示）。（Photograph used with permission from *Journal of Neurosurgery.*）

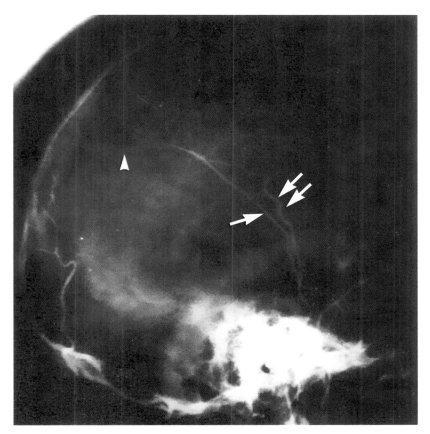

图 5.1c　右侧 ECA 造影显示 STA（双箭头所示）和扩张的 MMA（箭头所示）。MMA 远端分支（三角箭头所示）向肿瘤供血。（Photograph used with permission from *Journal of Neurosurgery.*）

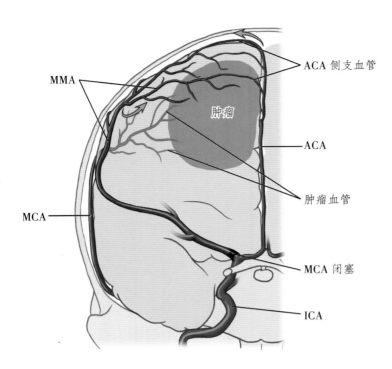

图 5.1d　整体观显示了肿瘤的血供，它由扩张的 MMA 和它的分支以及 MCA 远端血管供血。由于 MCA 起始部闭塞，远端 MCA 由 ACA 侧支血管逆向供血(箭头所示)。

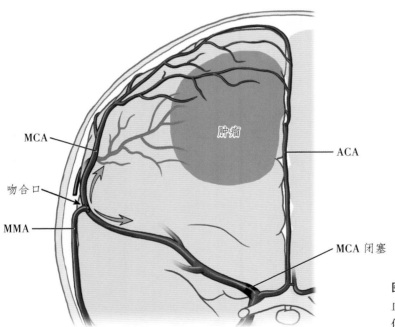

图 5.1e　MMA-MCA 搭桥使向肿瘤供血的 MMA 血流转向 MCA 近端及远端(箭头所示)供血区域供血。

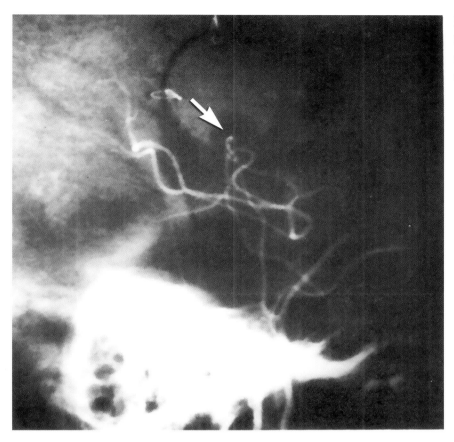

图 5.1f　术后 2 周,右侧 ECA 造影显示
MMA-MCA 吻合口通畅。(Photograph
used with permission from *Journal of Neu-
rosurgery.*)

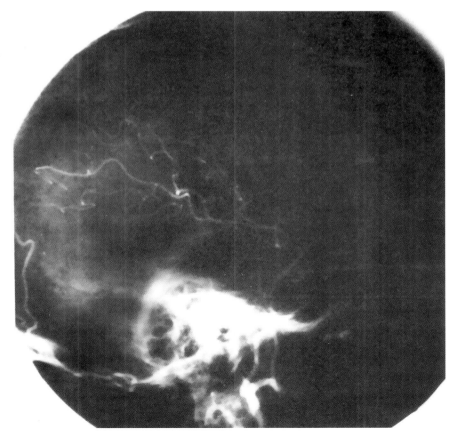

图 5.1g　脑血管造影晚期显示经桥血
管至 MCA 供血区域供血良好。
MMA-MCA 搭桥使后期的肿瘤切除更
加容易。(Photograph used with permis-
sion from *Journal of Neurosurgery.*)

（牛晓旺　徐斌 译）

第 6 章　帽状(Bonnet)搭桥

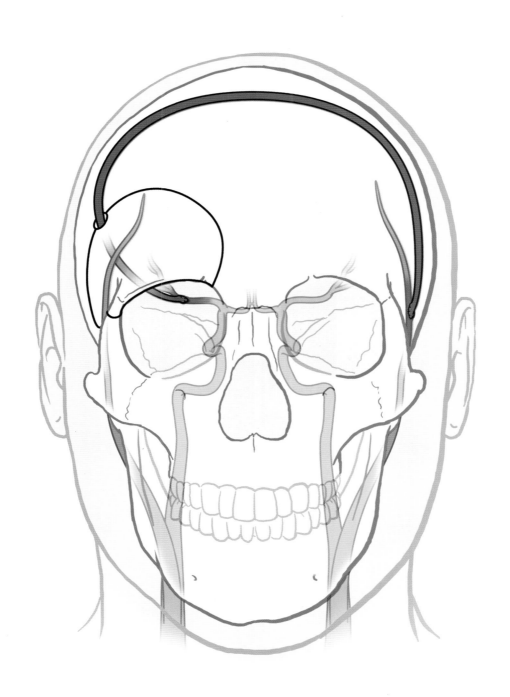

外科解剖及技巧

　　Bonnet 搭桥是长桥血管搭桥，桥血管越过颅顶到达对侧 MCA。 Bonnet 搭桥主要用于治疗因缺乏同侧供血动脉需行 EC-IC 搭桥的患者，其典型指征是同侧颈部病变需要行 ECA 和 ICA 切除。

　　Bonnet 搭桥的供血血管往往起自 STA 分叉部，偶尔会选择颈部的 ECA 作为供血血管。植入的桥血管采用桡动脉或者隐静脉。Bonnet 搭桥与 STA-MCA 搭桥及 ICA-MCA 搭桥的不同之处仅在于前者的桥血管需要跨越头顶到达 MCA。

　　患者取头正中仰卧位固定于手术台上。将头部置于头部固定装置内，固定钉低且靠后，如此则有利于做冠状切口，并且患者头部可以从一侧到另一侧来回转动，这样更方便头两侧操作。

　　受血侧行额颞开颅暴露外侧裂及 MCA。在额骨上，从供血血管侧到受血血管侧打磨出一条和桥血管同等宽度的凹槽以保护桥血管免受外力压迫。先行 MCA 端吻合，然后将桥血管放进骨性凹槽，再将桥血管近端和 STA 分叉处吻合，尽量使切口与桥血管直径完美匹配。

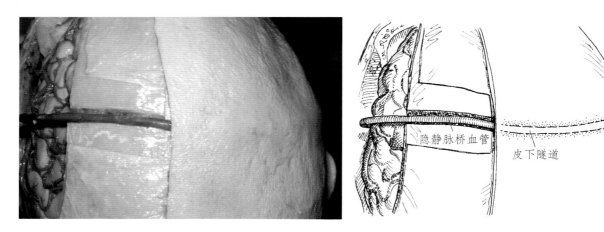

图 6.0a　这个标本显示了桥血管的走行通道，通道跨头，双侧位于骨性凹槽内（虚线）。（Photograph used with permission from *Journal of Neurosurgery.*）

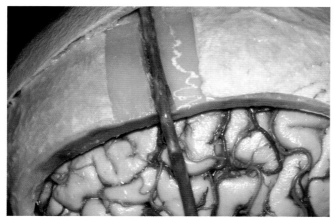
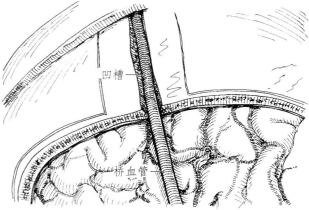

图 6.0b　侧面观显示在凹槽内的桥血管。（Photograph used with permission from *Journal of Neurosurgery.*）

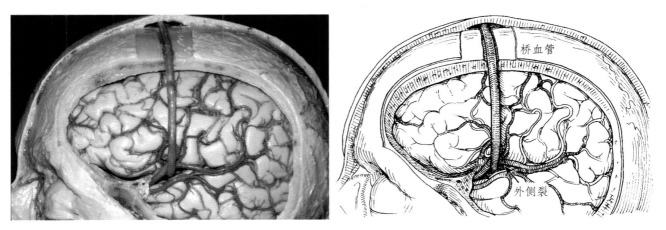

图 6.0c　桥血管进入外侧裂。(Photograph used with permission from *Journal of Neurosurgery.*)

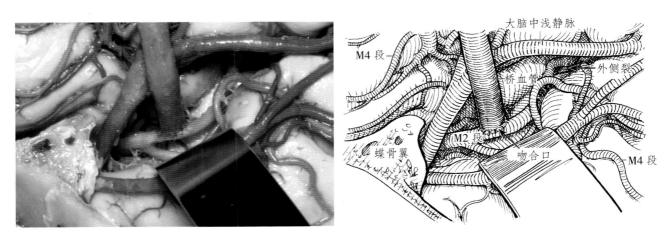

图 6.0d　高倍图像显示桥血管吻合至 M2 段。(Photograph used with permission from *Journal of Neurosurgery.*)

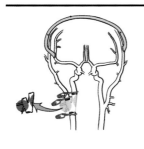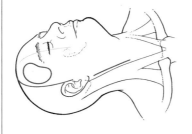

病例 6-1　颈动脉分叉处复杂霉菌性假性动脉瘤 Bonnet 搭桥

诊断：右侧颈动脉分叉处复杂霉菌性假性动脉瘤

术式：Bonnet 搭桥

入路：右侧颈前联合右侧翼点入路

▶ 视 频

　　口咽癌患者，曾行根治性颈部淋巴结清扫，但反复感染，形成了慢性口底瘘。在经历右侧大脑半球反复 TIA 发作后转至神经外科就诊。

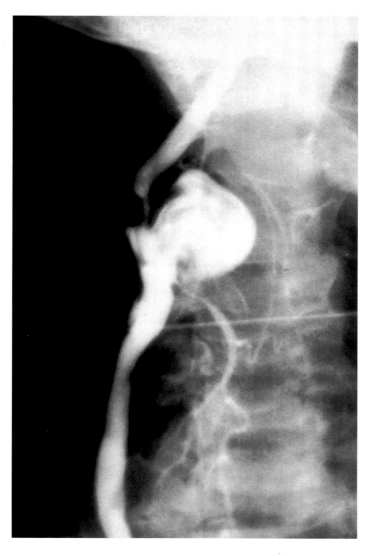

图 6.1a　未减影的右侧 CCA 造影显示 ICA 分叉处复杂的霉菌性假性动脉瘤，ICA 重度狭窄。

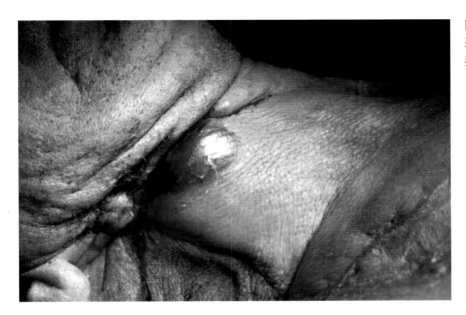

图 6.1b　患者广泛的术后疤痕以及右颈部由辐射诱发的改变,使其不适宜行搭桥术。

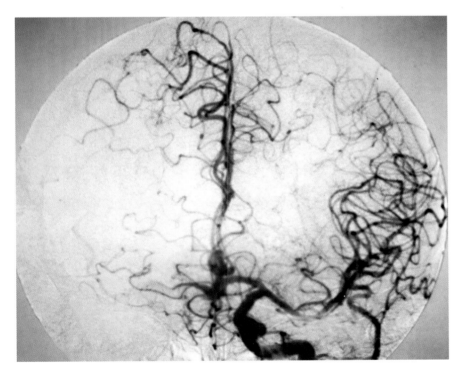

图 6.1c　左侧 CCA 造影前后位像显示右侧 ACA 通过 ACoA 显影，但右侧 MCA 通过软脑膜侧支循环浅淡染色。

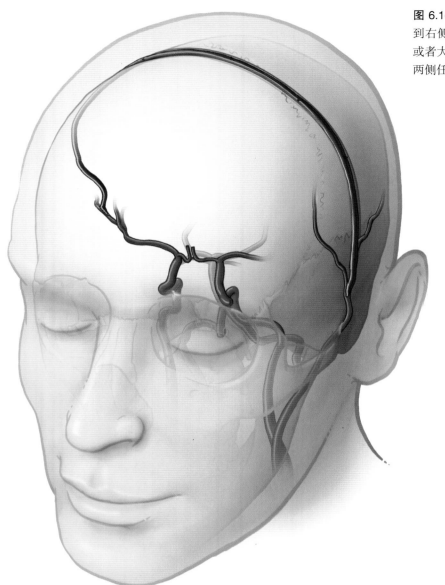

图 6.1d 图例显示了一个从左侧 STA 分支到右侧 MCA 的 Bonnet 搭桥。可选择桡动脉或者大隐静脉作为桥血管。桥血管可和中线两侧任意两适宜血管相吻合。

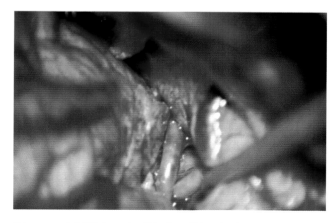

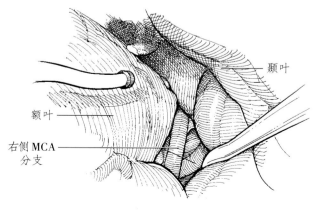

图 6.1e 右侧翼点入路开颅，分开外侧裂，暴露临近 MCA 的一条分支血管作为受血血管。

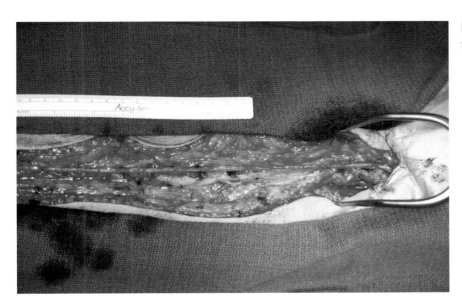

图 6.1f　暴露右侧大腿从膝部至与股深动脉连接处的大隐静脉。

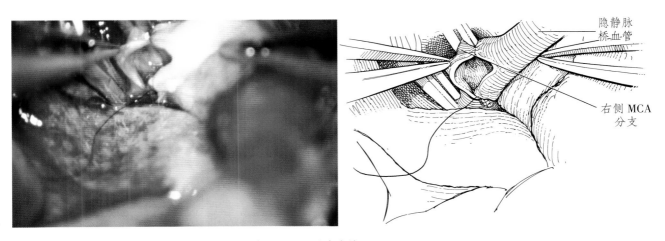

图 6.1g　将静脉桥血管缝合到 MCA 分支上,吻合口后壁已缝合完毕。

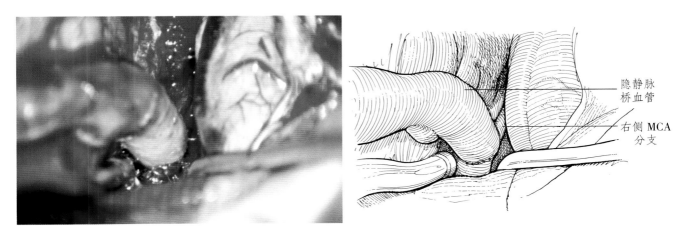

图 6.1h　已经完成桥血管的远端搭桥,其内血液逆流。检查吻合口是否出血。

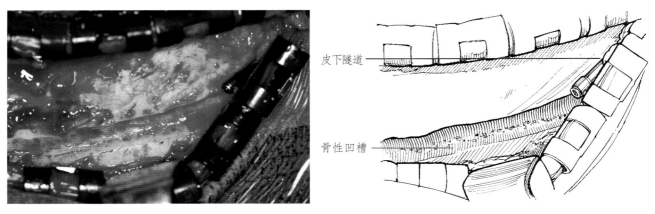

图 6.1i　自左侧颞弓向上至右侧骨窗的顶部做直线头皮切口。由左侧经头顶至右侧将桥血管容纳于颅骨浅槽内,使其不被头皮压迫。

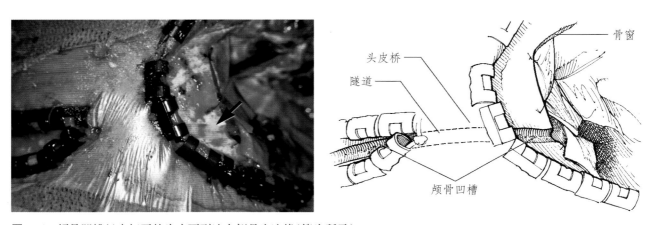

图 6.1j　颅骨凹槽经未切开的头皮下到达右侧骨窗边缘(箭头所示)。

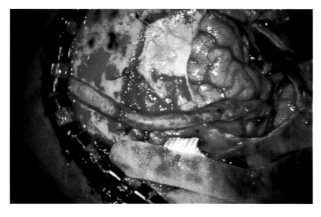

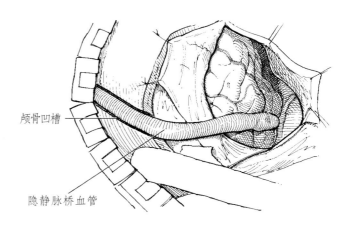

图 6.1k　将隐静脉桥血管置于跨过中线的颅骨凹槽内。

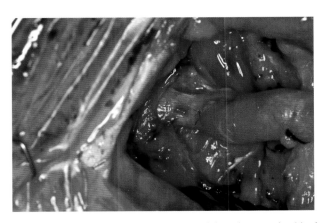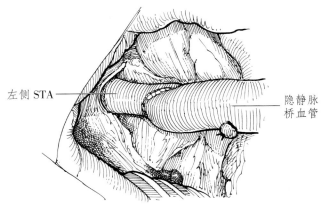

左侧 STA

隐静脉
桥血管

图 6.1l　恰在颧弓根下将桥血管的近端与左侧 STA 主干相吻合。

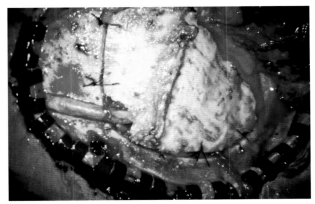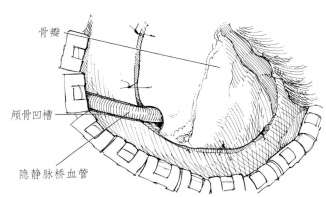

骨瓣

颅骨凹槽

隐静脉桥血管

图 6.1m　回置并固定骨瓣。关颅期间确保静脉桥血管在走行通道中没有扭结。

图 6.1n 脑血管造影侧位像显示近端吻合口。

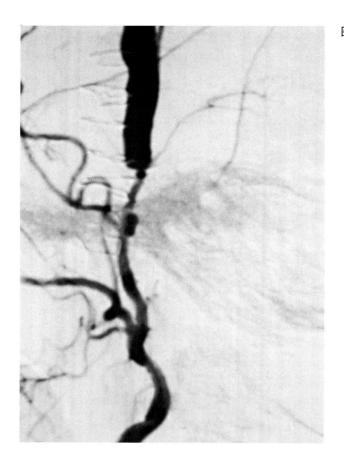

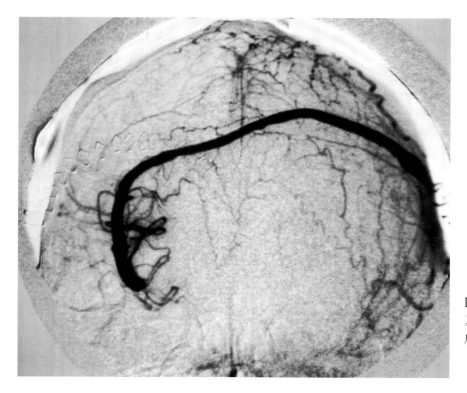

图 6.1o 左侧 ECA 造影显示桥血管及 MCA 分支充盈良好。在搭桥手术后，可以比较容易地闭塞右侧颈动脉。

（牛晓旺 姜金利 译）

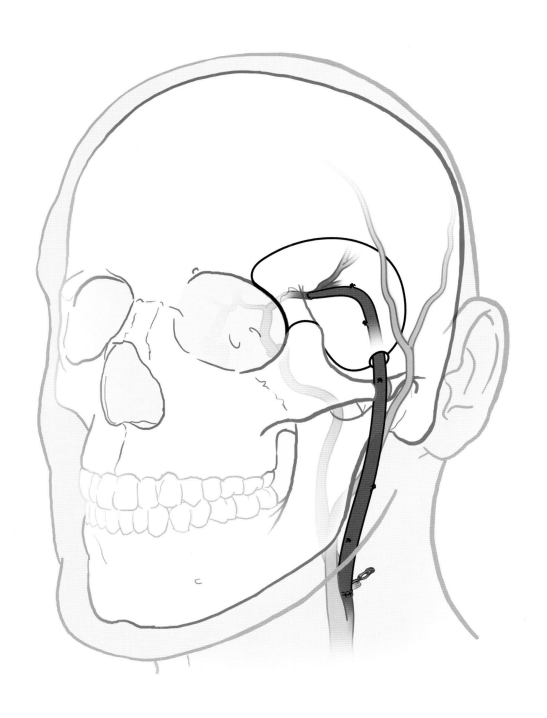

外科解剖及技巧

　　高流量颈段颈动脉–MCA 搭桥能够完全替代 ICA 供血。桥血管血流可以从 ECA、ICA、CCA 的侧壁引出，或者如果这些血管被牺牲用来搭桥的话，也可从这些血管的残端直接引出。桥血管从颅外颈部皮下经耳前至暴露受体血管的骨窗。桡动脉和隐静脉均可用作桥血管，都能够满足从 ICA 至 MCA 的长度要求。然而，桡动脉在血管管径上更加匹配且不像静脉那样易于扭结。随着时间的推移，我们越来越多地选择桡动脉作为桥血管。

　　通过颈部横向切口可以到达颈动脉分叉部。横切口可以充分暴露 CCA、ECA 和 ICA，而且从美观上讲较直切口更好。

　　将桥血管从手臂或者腿部取出。于外侧裂内暴露 M2 段血管，首先实施与 M2 段吻合，因为此时桥血管没有被固定，吻合更容易。

　　将一条小胸腔引流管从颈部皮下潜行至颅骨切开处。纵向切开引流管，将桥血管置入管腔内紧跟才可。

　　然后轻柔地将导管内的桥血管传递至颈部切口。在搭桥完成前，需要用纯肝素盐水冲洗桥血管及吻合口以清除管腔内的血液及空气。

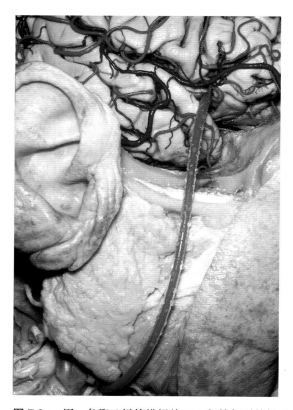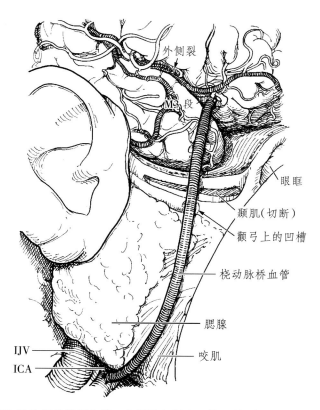

图 7.0a　用一条聚乙烯管模拟从 ICA 起始部到外侧裂内 M3 段的桡动脉桥血管。在颧弓上刻出凹槽以利于桥血管平直通过。

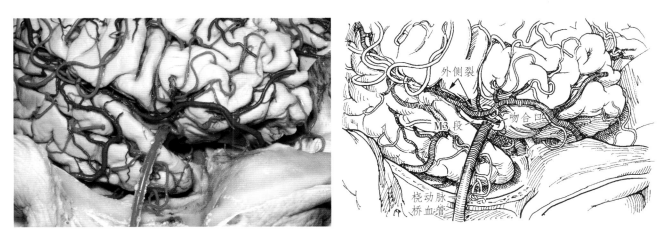

图 7.0b　远端吻合是将桥血管与外侧裂内的 M3 段血管相吻合。用桡动脉作为桥血管时可能必须和 M2 段吻合，以达到尺寸上相匹配。

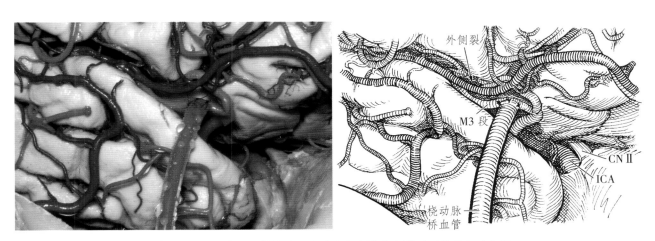

图 7.0c　吻合口特写。在活体，标准的吻合口是使该处血流冲击方向沿着血管而不是垂直于血管。

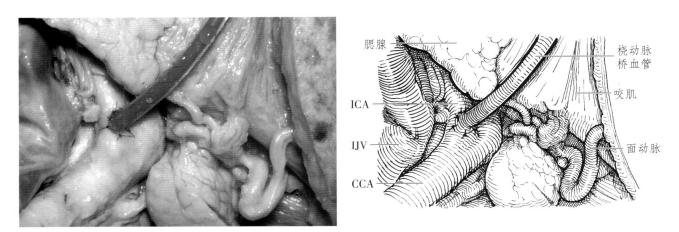

图 7.0d　近端吻合是将桥血管端 – 侧吻合至 ICA 颈段，后者起始部恰位于颈动脉分叉上方。

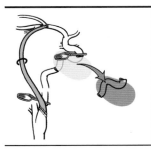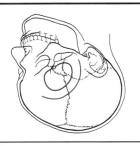

病例 7-1　海绵窦恶性肿瘤静脉桥血管颈段 ICA-MCA 搭桥

诊断:右侧海绵窦恶性肿瘤

术式:静脉桥血管颈段 ICA-MCA 搭桥

入路:右侧翼点入路

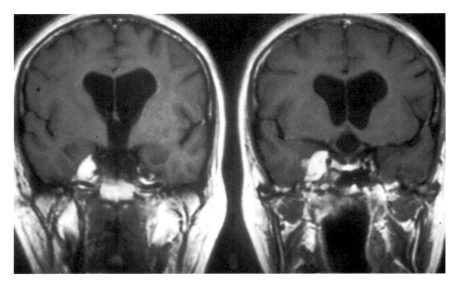

图 7.1a　冠状位 T1W1 显示右侧海绵窦恶性肿瘤。

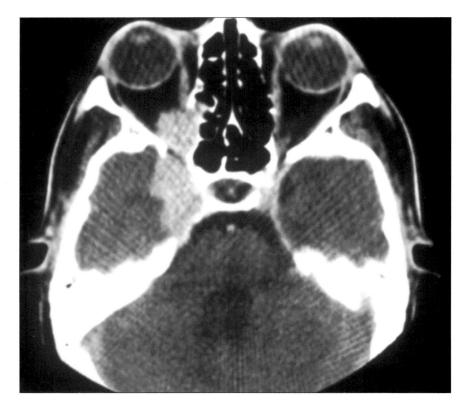

图 7.1b　轴位增强 CT 显示增强肿物从右侧海绵窦延伸至眶内。

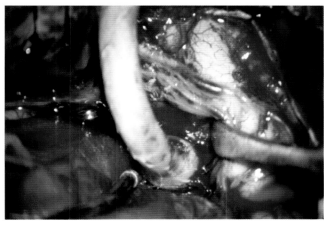

图 7.1c　将一条静脉桥血管吻合至 M1–M2 移行处。

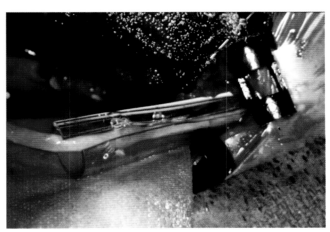

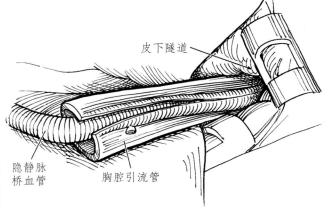

图 7.1d　一条裂开的胸腔引流管被用于将桥血管传递至颈部。

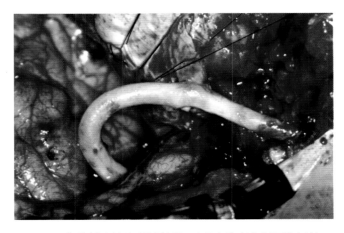

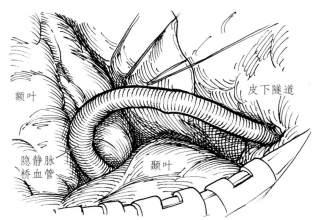

图 7.1e　静脉桥血管必须足够长，可以自然弯曲但不能扭结。

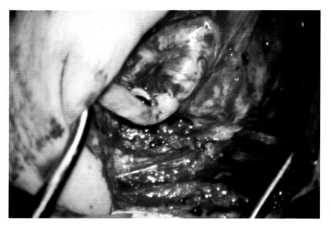

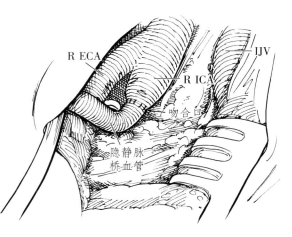

图 7.1f 完成了近端的端 – 端吻合，即 ICA 残端与桥血管吻合。

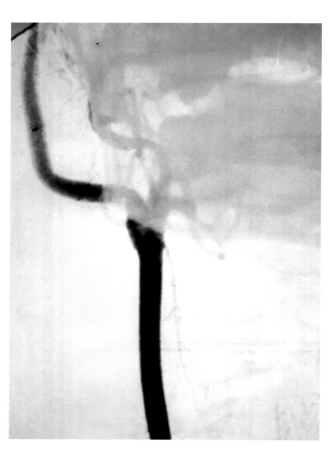

图 7.1g CCA 造影前后位像显示颈动脉分叉及静脉桥血管走行。

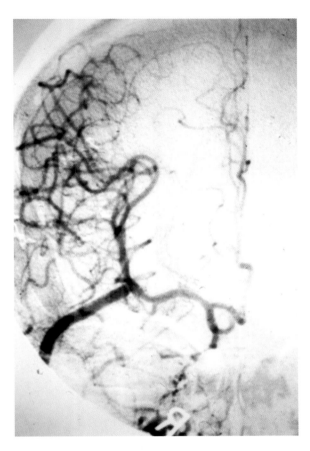

图 7.1h　同一血管造影的颅内部分显示了桥血管吻合至 M1–M2 移行处，血流通过桥血管向 ICA 及 ACA 灌注。

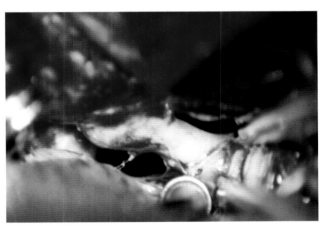

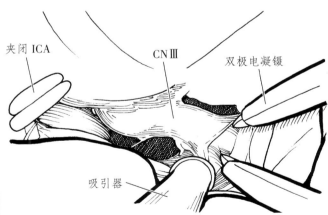

图 7.1i　在被剪断前，暴露 CN Ⅲ。

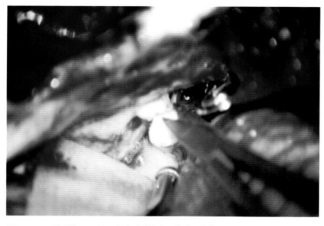

图 7.1j 剪断 CN Ⅱ,准备整块切除海绵窦。

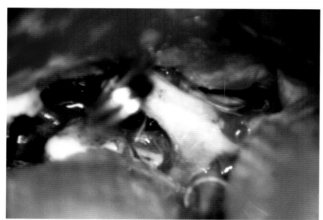
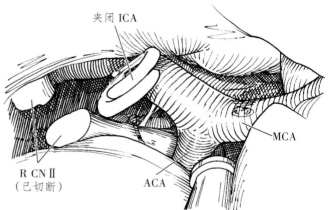

图 7.1k 准备牺牲 ICA。

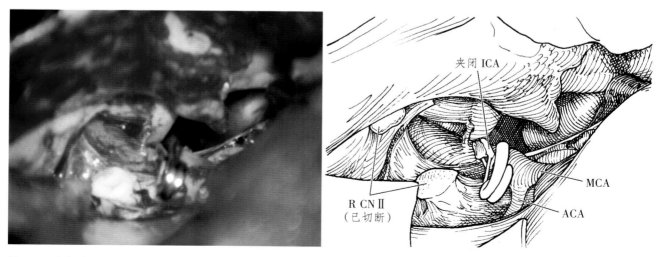

图 7.1l 在切除眼眶及海绵窦肿瘤后,准备在术腔内放置带血管的游离皮瓣。

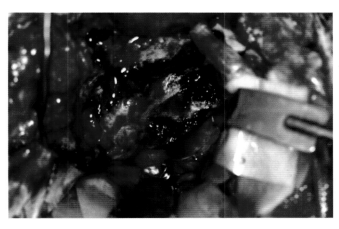
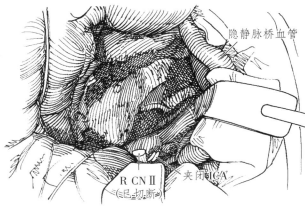

图 7.1m　剜出眶内容物及切除海绵窦后,局部遗留一个大的腔隙。

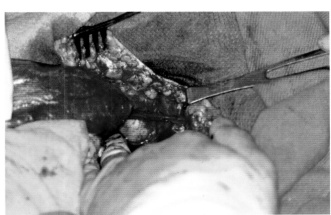
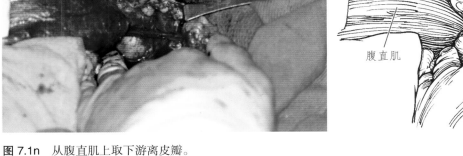
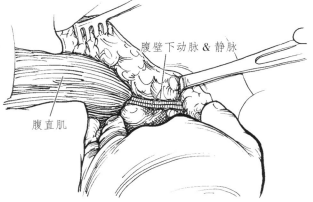

图 7.1n　从腹直肌上取下游离皮瓣。

图 7.1o　修剪游离皮瓣使之适合腔隙,将动脉和静脉与 STA 及静脉相吻合。

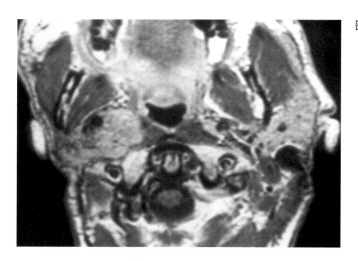

图 7.1p 术后 CT 显示移植皮瓣组织内血管形成。

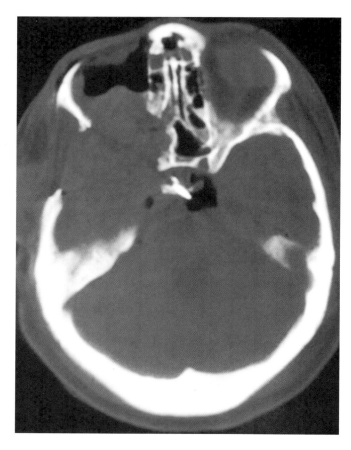

图 7.1q 术后 CT 显示颅骨缺如面积、海绵窦及眼眶缺损，以及 ICA 远端动脉瘤夹。

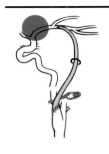
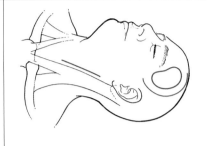

病例 7-2　ICA 分叉处复发巨大动脉瘤隐静脉桥血管颈段 ICA-MCA 端 – 端吻合搭桥伴血流反转

诊断: 左侧 ICA 分叉处复发巨大动脉瘤

术式: 隐静脉桥血管左颈段 ICA-MCA 端 – 端吻合搭桥伴血流反转

入路: 左侧颈前及左侧翼点入路

女,48 岁,急性起病。11 年前,因颅内动脉瘤行开颅手术。

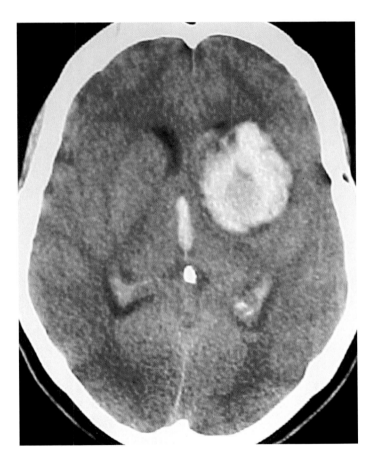

图 7.2a　轴位 CT 平扫显示左额脑实质内出血,出血量较大且破入双侧脑室及三脑室。

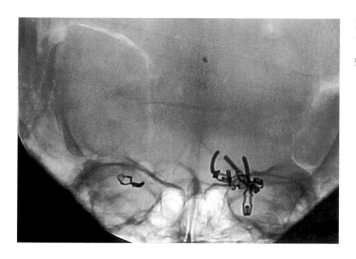

图 7.2b 患者术前造影开始时的颅底非减影前后位像显示了早期双侧开颅的证据。右侧一个动脉瘤夹，左侧多个动脉瘤夹。

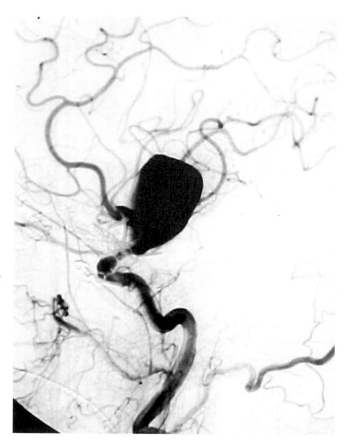

图 7.2c 左侧 ICA 造影侧位像显示 ICA 分叉处复发巨大动脉瘤。

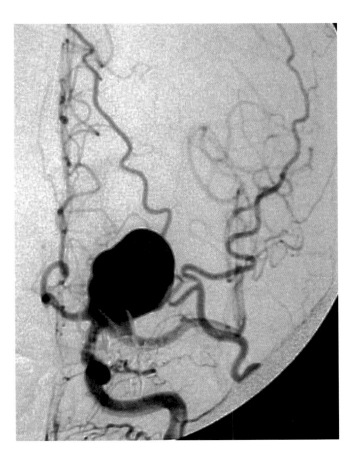

图 7.2d   脑血管造影前后位像显示动脉瘤为宽颈动脉瘤。

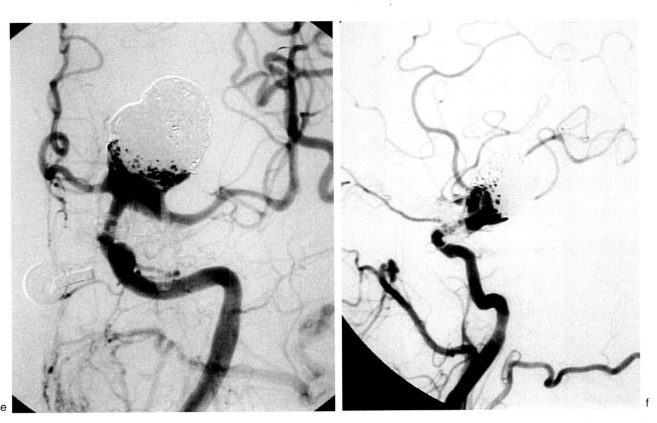

e

f

图 7.2e,f   术后脑血管造影显示动脉瘤内置入了弹簧圈,目的是将再出血的风险降到最低。此次出血分级差,经数周恢复后曾尝试支架血管重建但未成功。因为颅内有多枚动脉瘤夹,直接手术操作风险高,所以计划实施 ICA–MCA 搭桥手术。

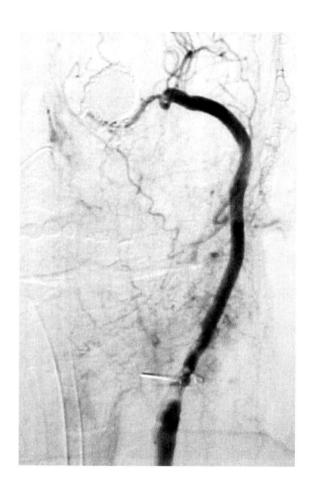

图 7.2g 在 ICA– M2 搭桥术后，脑血管造影显示动脉瘤完全消失。血流方向的改变使动脉瘤颈的血流充盈消失。

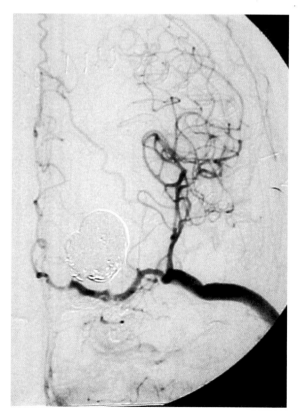

图 7.2h 脑血管造影晚期通过隐静脉桥血管供血的 MCA 和 ACA 显影。

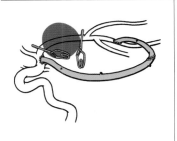 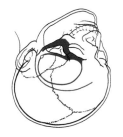

病例 7-3　MCA 巨大动脉瘤准分子激光辅助下非阻塞血管吻合术（ELANA）隐静脉桥血管 ICA–M2 搭桥

诊断：左侧 MCA 巨大动脉瘤

术式：准分子激光辅助下非阻塞血管吻合术（ELANA）* 隐静脉桥血管 ICA–M2 搭桥

入路：左侧眶颧弓入路

▶ 视频

* 译者注：ELANA (Excimer Laser-Assisted Nonocclusive Anastomosis) 译为准分子激光辅助下非阻塞血管吻合术，该技术主要用于大口径血管搭桥，其优点为无需临时阻断血管。

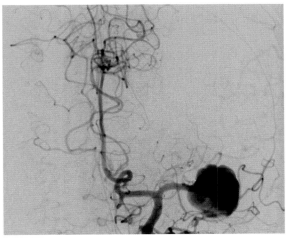 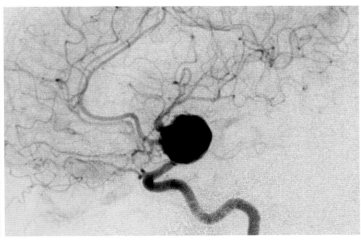

a　　　　　　　　　　　　　　　　　　　　　　　　　　　　　　　　　　　　b

图 7.3a，b　术前血管造影前后位及侧位像显示导致了缺血性栓塞事件的左侧 MCA 巨大动脉瘤。（Courtesy of Albert van der Zwan，MD.）

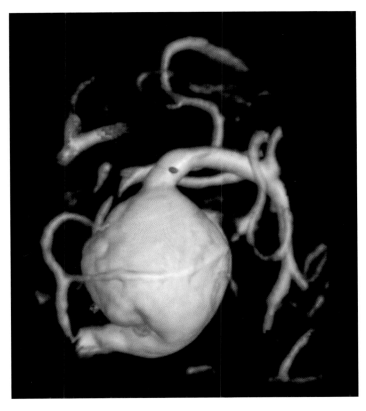

图 7.3c　术前血管造影三维重建图像显示左侧 MCA 巨大动脉瘤。（Courtesy of Albert van der Zwan，MD.）

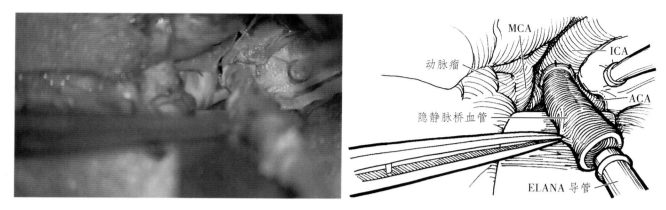

图 7.3d　搭桥的近侧部分是将一段隐静脉桥血管缝合至 ICA 床突上段。于隐静脉桥血管内导入 ELANA 导管,用该导管在 ICA 血管壁上打孔。(Photograph courtesy of Albert van der Zwan, MD.)

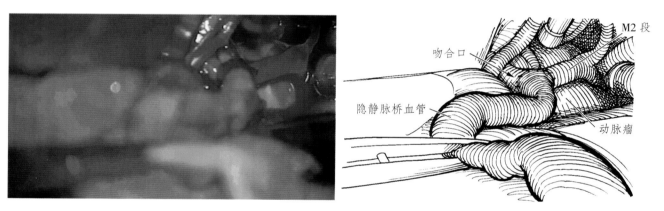

图 7.3e　重复之前的步骤形成搭桥的远侧部分,即将另一段隐静脉桥血管缝合至远端 MCA 分支血管上。缝合两段隐静脉,完成搭桥。(Photograph courtesy of Albert van der Zwan, MD.)

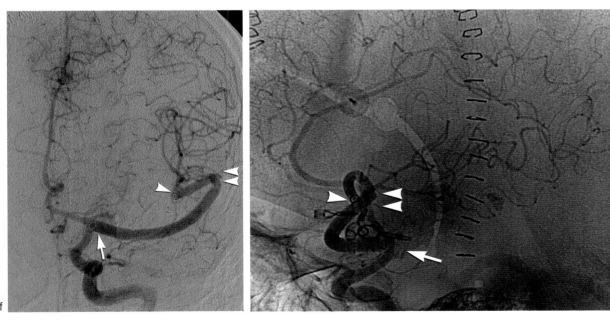

f

g

图 7.3f,g 术后脑血管造影前后位及侧位像显示近侧(箭头所示)和远侧(三角箭头所示)ELANA 吻合,以及两段隐静脉桥血管的 ICA–M2 端 – 端吻合搭桥(双三角箭头所示)。(Courtesy of Albert van der Zwan,MD.)

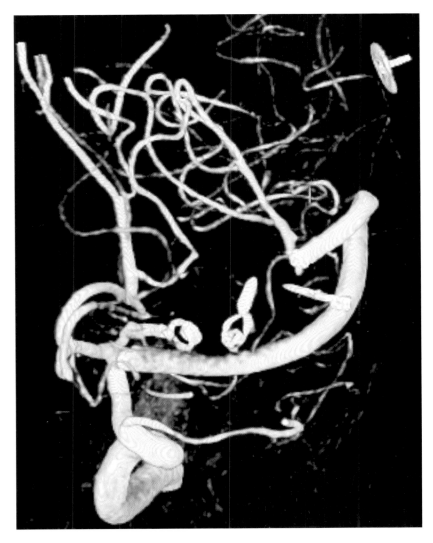

图 7.3h 术后 CTA 显示 ELANA 法 ICA–M2 搭桥以及孤立动脉瘤的动脉瘤夹。(Courtesy of Albert van der Zwan,MD.)

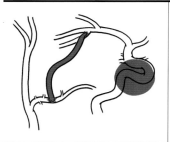 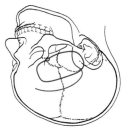

病例 7-4   ICA 海绵窦段巨大动脉瘤 Abdulrauf IMA-MCA 搭桥

诊断: ICA 海绵窦段巨大动脉瘤

术式: Abdulrauf IMA-MCA 搭桥

入路: 向颞下扩大的右侧翼点入路

▶ **视 频**

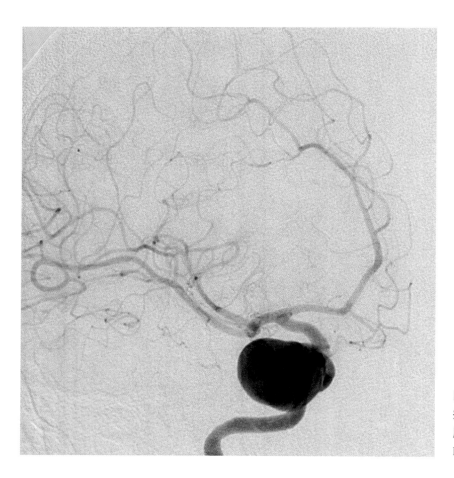

图 7.4a   女,57 岁,右侧进展性 CN Ⅵ麻痹。右侧 ICA 造影显示海绵窦段巨大动脉瘤。(Courtesy of Saleem I. Abdulrauf, MD, FACS.)

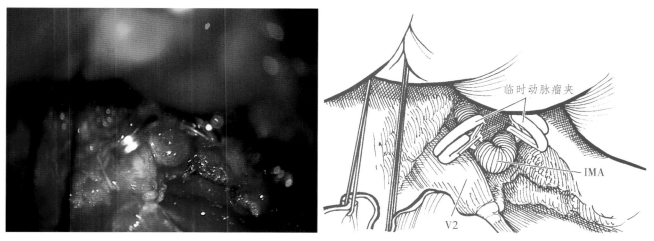

图 7.4b　术中右侧颞下窝见临时动脉瘤夹置于毗邻 V2 的 IMA 前襻上。（Photograph courtesy of Saleem I. Abdulrauf, MD，FACS.）

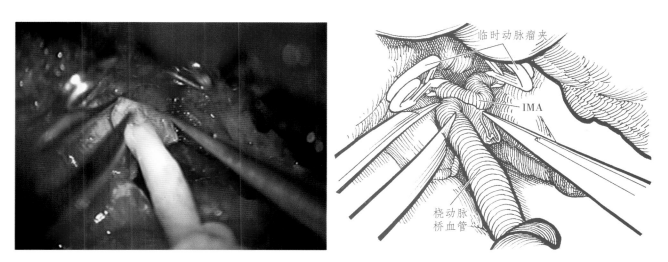

图 7.4c　将桡动脉桥血管近端与 IMA 吻合。（Photograph courtesy of Saleem I. Abdulrauf, MD，FACS.）

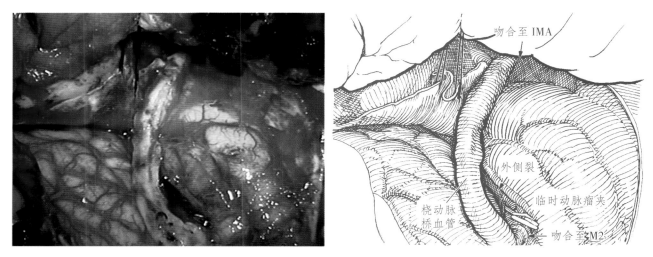

图 7.4d　可见位于 IMA–M2 之间的插入桡动脉桥血管。（Photograph courtesy of Saleem I. Abdulrauf, MD，FACS.）

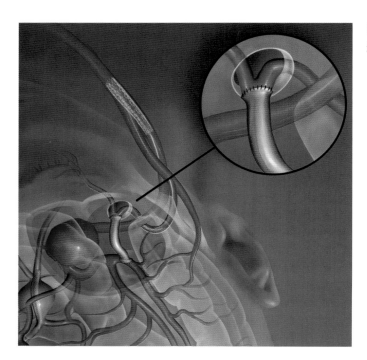

图 7.4e　Abdulrauf 搭桥的艺术绘图。桡动脉桥血管与 IMA 采取侧 – 端吻合,而与 M2 段采用的是端 – 侧吻合的方法。

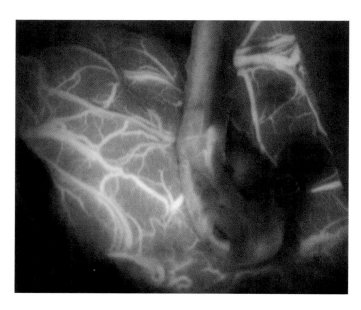

图 7.4f　术中 ICG 血管造影证实桡动脉桥血管血流通畅。(Courtesy of Saleem I. Abdulrauf, MD, FACS.)

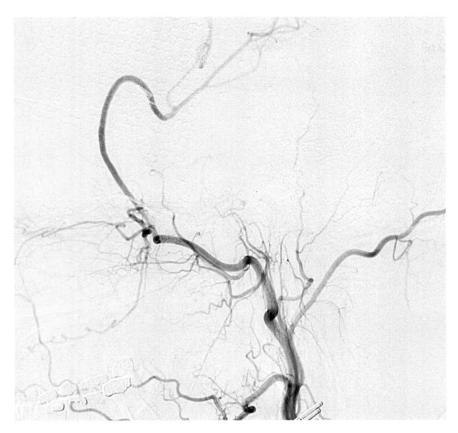

图 7.4g 术中脑血管造影显示搭桥血管由 IMA–M2 段的中间桡动脉桥血管组成。(Courtesy of Saleem I. Abdulrauf, MD，FACS.)

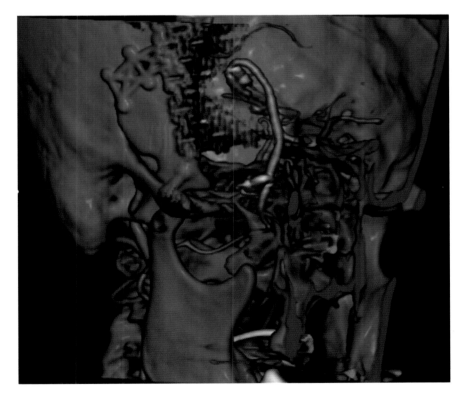

图 7.4h 术后 CTA 显示 IMA–M2 间的桡动脉桥血管血流通畅。(Courtesy of Saleem I. Abdulrauf, MD，FACS.)

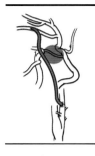
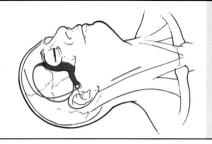

病例 7-5　PCoA 巨大动脉瘤桡动脉桥血管 ECA-MCA 搭桥

诊断: 弹簧圈栓塞后右侧 PCoA 巨大动脉瘤

术式: 桡动脉桥血管右侧 ECA-MCA 搭桥

入路: 右侧眶颧弓入路联合颈前入路

▶ 视 频

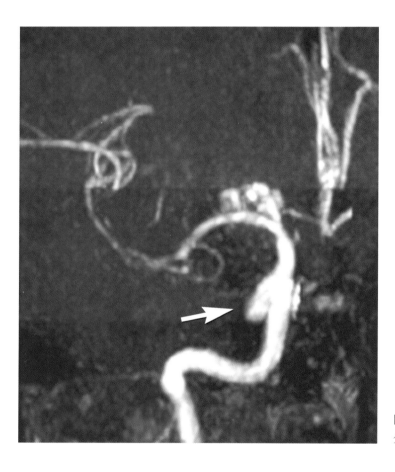

图 7.5a　MRA 前后位像显示右侧 PCoA 一复杂的部分血栓性动脉瘤(箭头所示)。

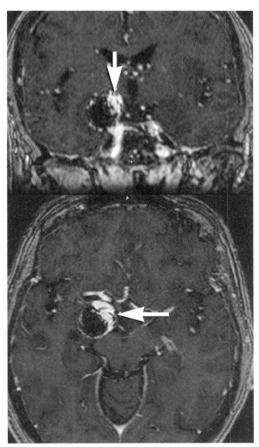

图 7.5b　冠状位及轴位 MRI 显示动脉瘤的大小（箭头所示）。（Axial image used with permission from *Journal of Neurosurgery*.）

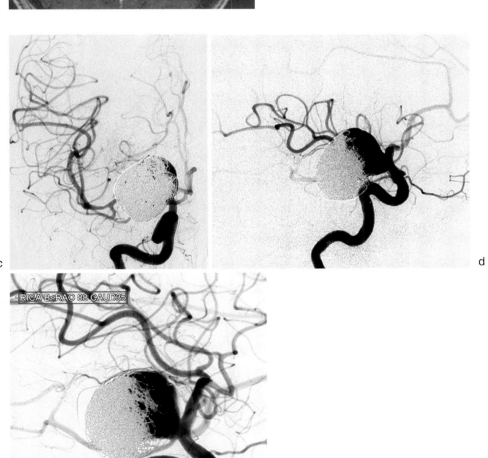

c

d

e

RICA B<RAO 88 CAUD35

图 7.5c-e　脑血管造影前后位(c)和侧位(d,e)像显示部分栓塞的 PCoA 动脉瘤，其增大导致了 CN Ⅲ 麻痹。（Fig.7.5e used with permission from *Journal of Neurosurgery*.）

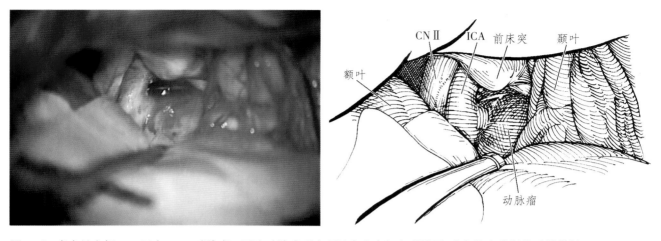

图 7.5f 术中见右侧 ICA 巨大 PCoA 动脉瘤。因为动脉瘤系宽颈且存在支架和弹簧圈,准备给患者行桡动脉搭桥。

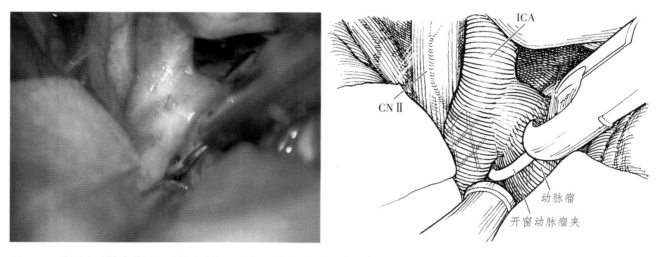

图 7.5g 将开窗动脉瘤夹置于动脉瘤颈部以夹闭远端瘤颈,然后放置直形动脉瘤夹夹闭开窗部分。

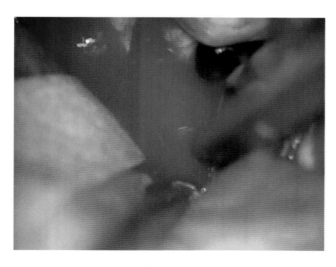

图 7.5h 动脉瘤瘤颈破裂。

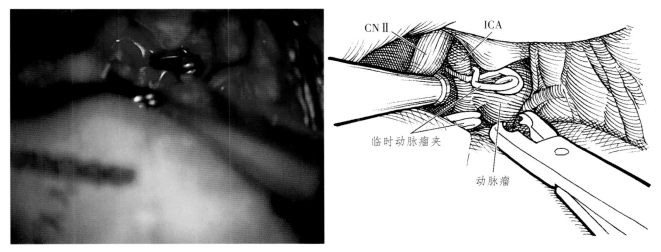

图 7.5i 在 ICA 远端及近端放置临时动脉瘤夹以控制出血。

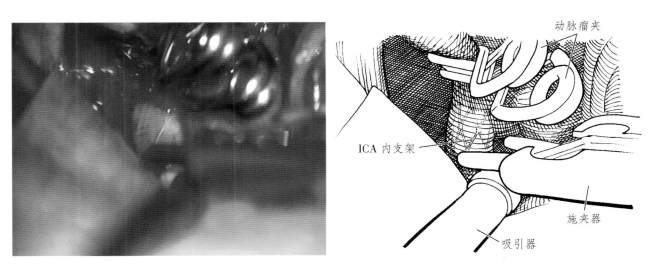

图 7.5j 用多枚动脉瘤夹处理 ICA 以封闭动脉瘤颈。术中可见血管内支架。

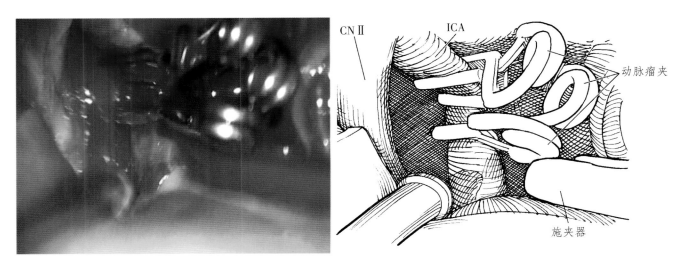

图 7.5k 在 ICA 放置多枚动脉瘤夹后，出血被控制，术中必须保留 MMA。

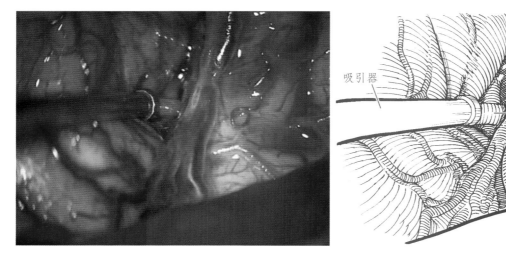

图 7.5l　游离右侧 M2 分支以备搭桥。

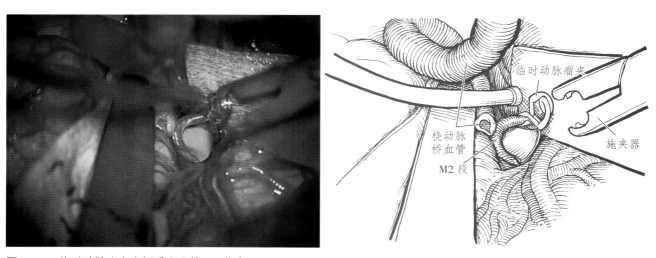

图 7.5m　临时动脉瘤夹夹闭受血血管 M2 分支。

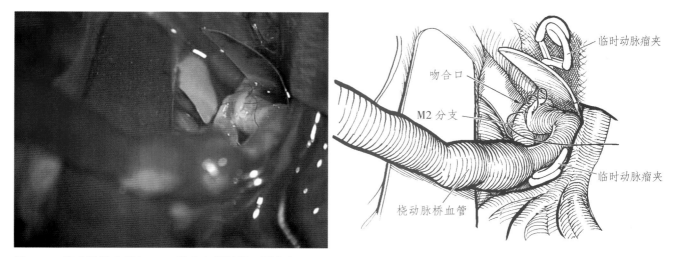

图 7.5n　桡动脉桥血管与 MCA 受血血管行端 – 侧吻合。

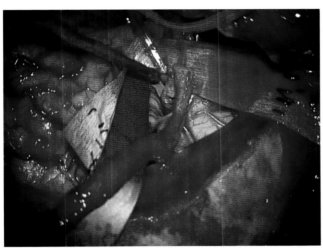
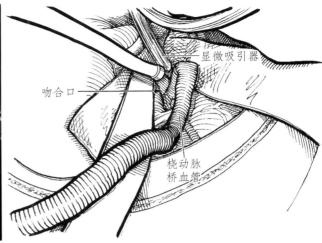

图 7.5o　完成吻合。

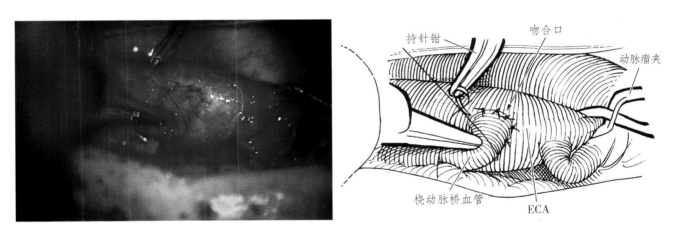

图 7.5p　将桡动脉桥血管经皮下隧道从颈部切口穿出，与 ECA 行端 – 侧吻合。

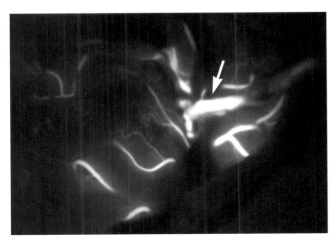

图 7.5q　术中 ICG 血管造影显示吻合口通畅(箭头所示)。

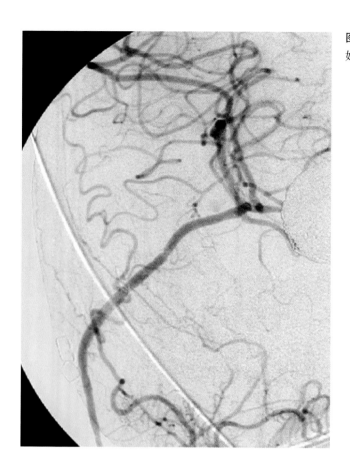

图 7.5r　术中脑血管造影证实桡动脉桥血管显影良好。手术伊始即给予患者巴比妥类药物以使 EEG 爆发抑制。

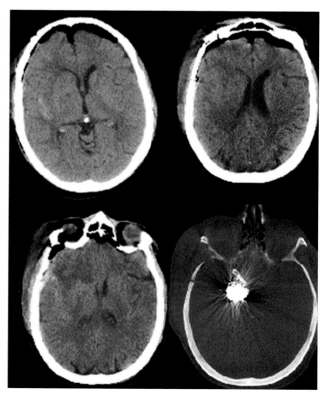

图 7.5s　术后头颅 CT 未见梗死灶。

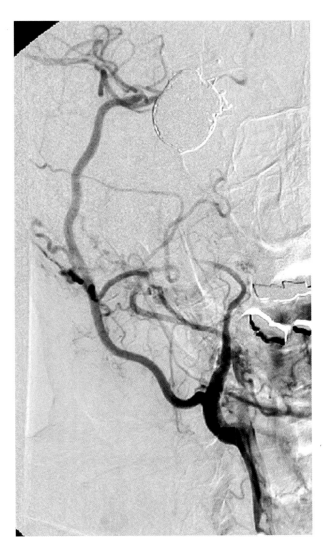

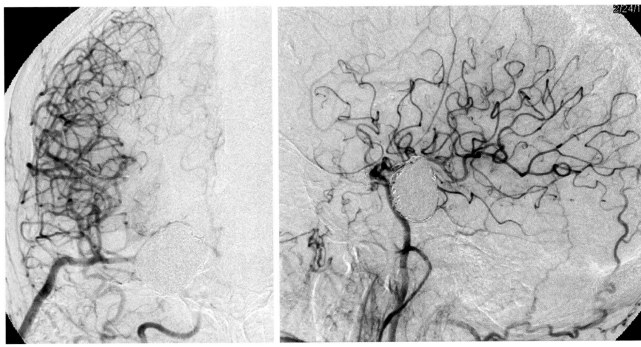

u   v

图 7.5u, v 脑血管造影前后位和侧位像显示桡动脉桥血管。术后患者无神经功能缺失。

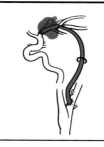 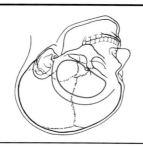

病例 7-6　MCA 复杂动脉瘤桡动脉桥血管 ECA- MCA 搭桥

诊断: MCA 复发复杂动脉瘤

术式: 桡动脉桥血管 ECA-MCA 搭桥伴后期 MCA 近端自发闭塞

入路: 左侧额颞入路

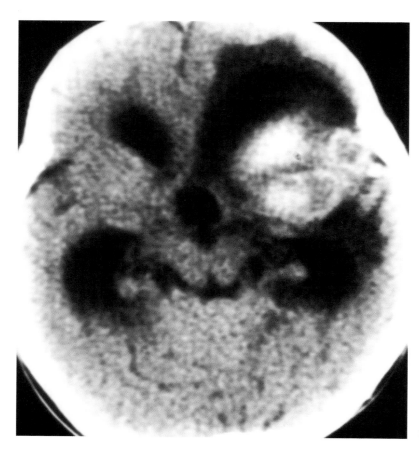

图 7.6a　男,7 月龄。轴位 MRI 显示左侧 MCA 动脉瘤出血。经治疗后患者恢复良好。

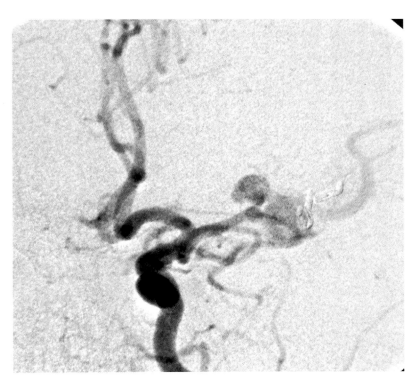

图 7.6b　12 年后患者因头痛再次入院。脑血管造影前后位像显示动脉瘤夹影以及 M2–M3 段分叶状夹层动脉瘤。

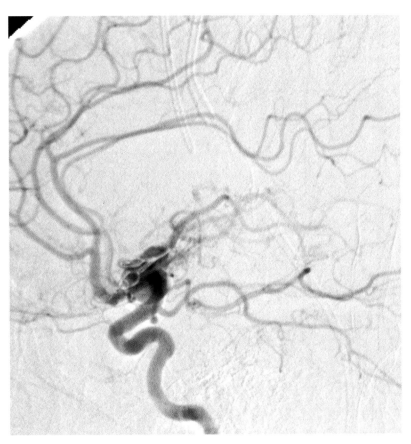

图 7.6c　脑血管造影侧位像显示复杂动脉瘤，MCA 部分分支灌注差。

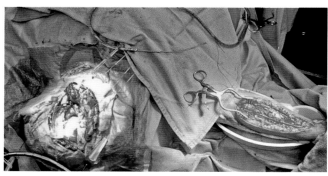

图 7.6d 术中骨窗、颈部切口以及暴露的桡动脉整体观。

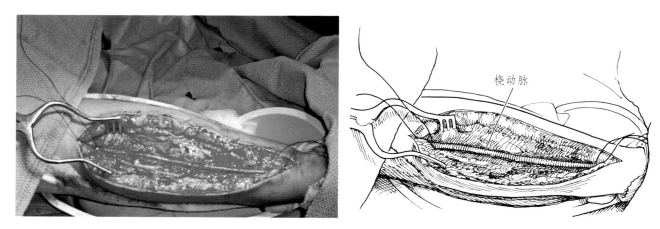

图 7.6e 局部放大像显示暴露的桡动脉。尽管可以采用内镜技术获取桡动脉,但是我们认为开放式手术对供血血管的损伤最小。

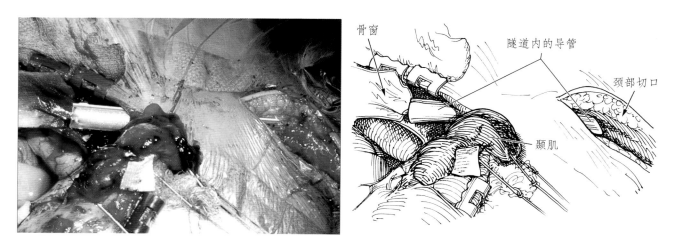

图 7.6f 导管经皮下隧道从颈部切口潜行至头部切口。桡动脉桥血管穿过导管腔。

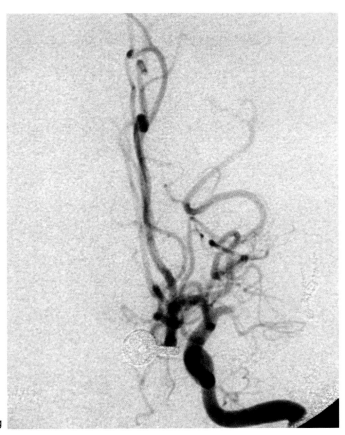

g

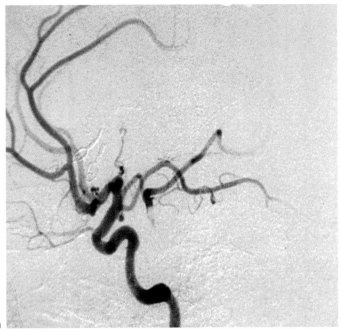

h

图 7.6g,h 左侧 ICA 造影前后位及侧位像显示 MCA 供应动脉瘤的血流消失。

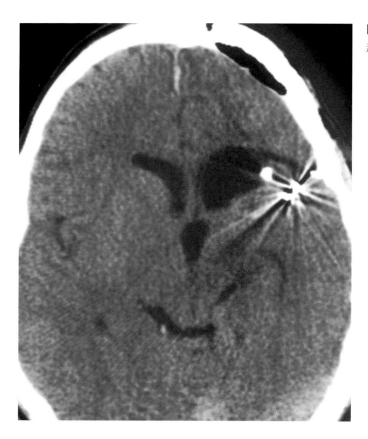

图 7.6i 术后轴位 CT 显示既往幼儿时期出血表现，未见新发损害。

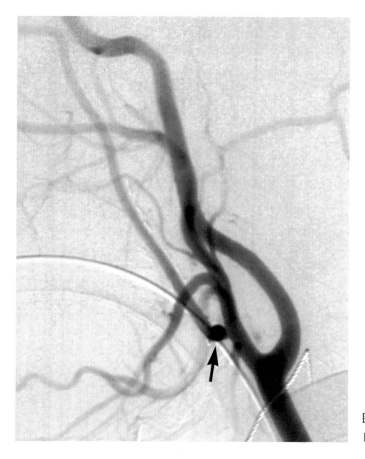

图 7.6j 术后左侧 CCA 造影侧位像显示桡动脉桥血管起自 ECA（箭头所示）。

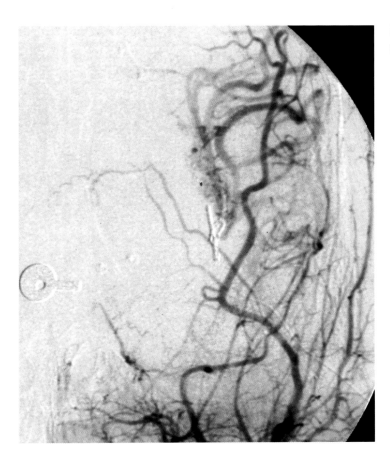

图 7.6k　脑血管造影前后位像显示 MCA 供血区域经桥血管供血显影良好。

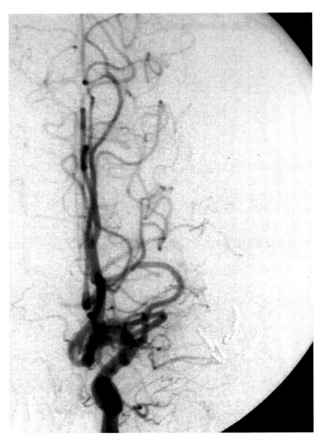

图 7.6l　左侧 ICA 造影前斜位像显示发出动脉瘤的 MCA 闭塞，这种自发的闭塞现象再次强调了改变动脉瘤内血流方向的重要性。

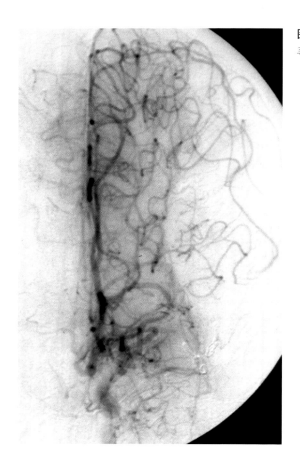

图 7.6m   ICA 造影晚期显示既往未显影的 MCA 供血区域的侧枝寻韩。

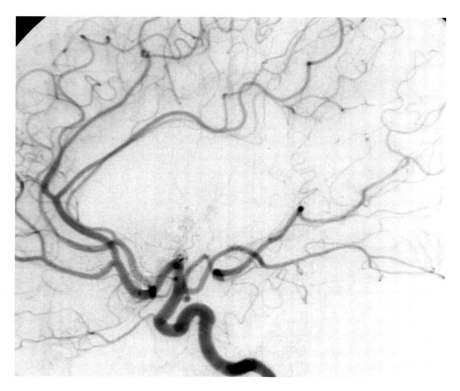

图 7.6n   ICA 造影侧位像显示 MCA 供血区域未显影。

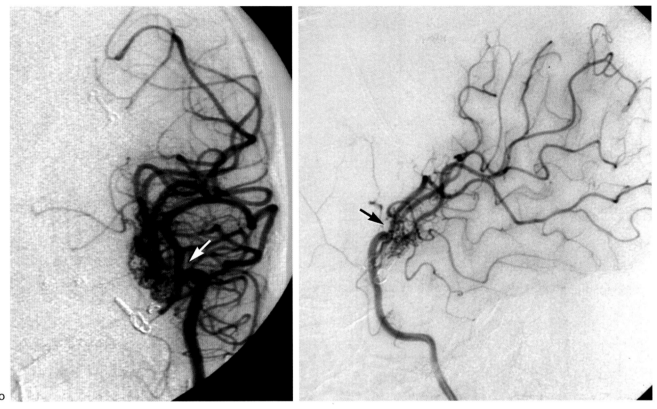

图 7.6o,p 术后 3 个月脑血管造影前斜位和侧位像显示吻合口通畅(箭头所示),证实通过搭桥血管供血的 MCA 供血区域显影良好。

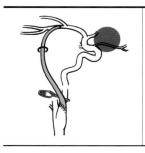
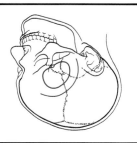

病例 7-7　眼动脉巨大动脉瘤隐静脉桥血管颈段 ICA-MCA 搭桥

诊断：右侧眼动脉巨大动脉瘤

术式：隐静脉桥血管颈段 ICA-MCA 搭桥

入路：右侧翼点入路

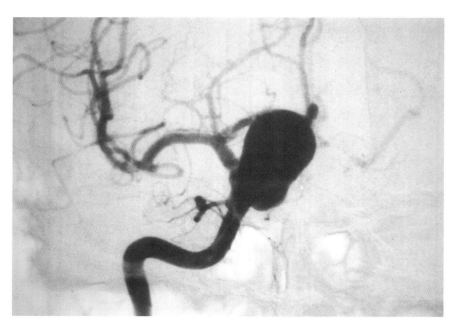

图 7.7a　脑血管造影前后位像显示眼动脉巨大血栓性动脉瘤伴钙化。患者不耐受球囊试验性闭塞（BTO）试验。

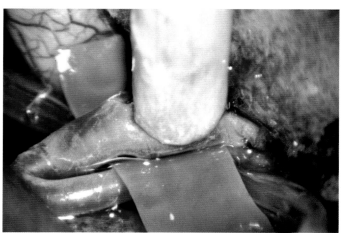

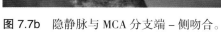

图 7.7b　隐静脉与 MCA 分支端–侧吻合。

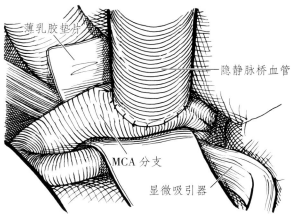

薄乳胶垫片

隐静脉桥血管

MCA 分支

显微吸引器

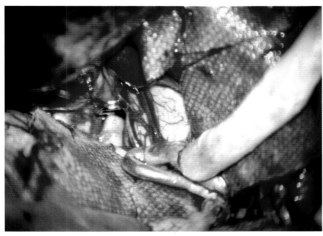

图 7.7c 逆向血流充盈静脉桥血管。

夹闭 ICA

隐静脉
桥血管

MCA 分支

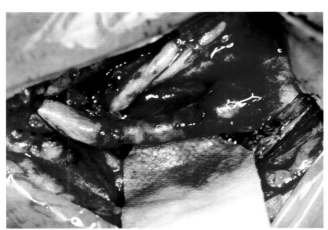

图 7.7d 静脉桥血管在颈部与 ICA 残端吻合。

隐静脉桥血管

右侧 ICA
残端

吻合口

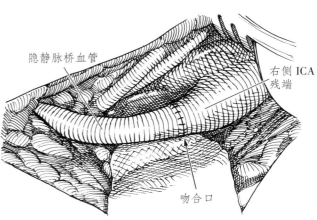

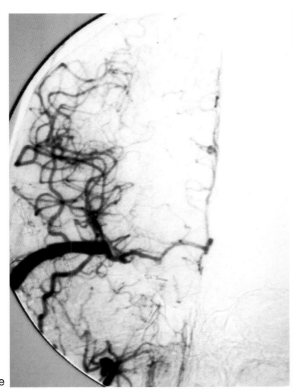

e

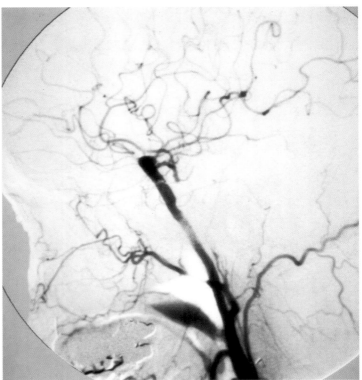

f

图 7.7e,f 右侧脑血管造影前后位、侧位像证实通过隐静脉桥血管,同侧 MCA 及 ACA 供血区域显影良好。

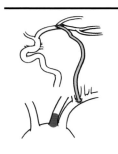
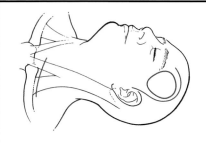

病例 7-8　CCA 闭塞隐静脉桥血管锁骨下动脉 –MCA 搭桥

诊断: 左侧 CCA 闭塞

术式: 隐静脉桥血管左侧锁骨下动脉 –MCA 搭桥

入路: 左侧翼点入路联合左侧锁骨上横切口入路

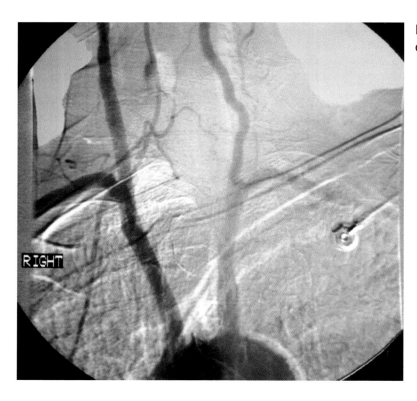

图 7.8a　主动脉弓造影左前斜位像显示左侧 CCA 在起始处闭塞。

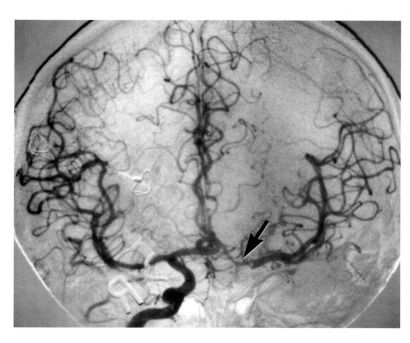

图 7.8b　右侧 CCA 造影前后位像显示通过 ACoA,左侧 MCA 供血区域显影良好。承载着右向左代偿血流的左侧 A1 段(箭头所示),与右侧 A1 段相比,非常纤细。

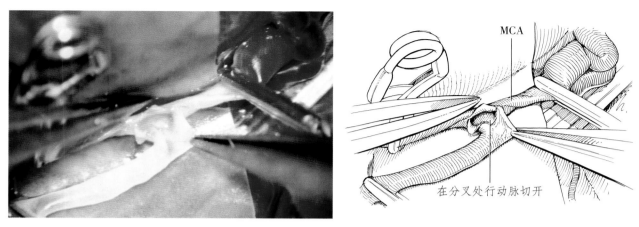

图 7.8c　左侧翼点入路广泛打开侧裂,用临时动脉瘤夹孤立 M2 段血管。在分叉处切开动脉,形成较大的远端吻合口,以便与隐静脉桥血管进行吻合。

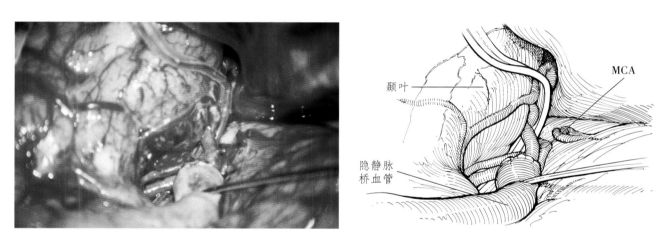

图 7.8d　将隐静脉桥血管远侧断端吻合至 M2 分叉,移除临时动脉瘤夹以观察止血情况。

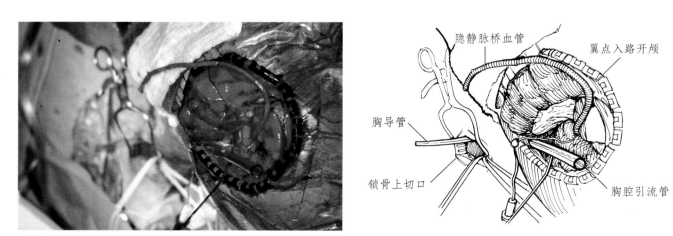

图 7.8e　图示骨窗和用来游离锁骨下动脉的锁骨上切口,已与 MCA 吻合的隐静脉桥血管悬垂于术野内。

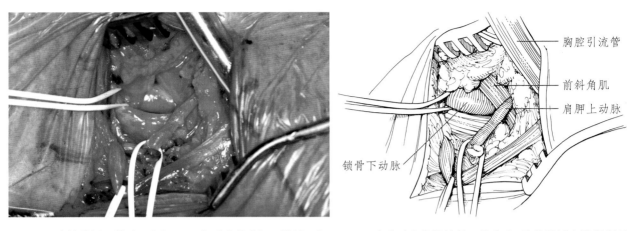

胸腔引流管
前斜角肌
肩胛上动脉
锁骨下动脉

图 7.8f 隐静脉桥血管从开颅切口经皮下隧道潜行至锁骨上切口。28F 胸腔引流管沿锁骨上缘穿出,隐静脉桥血管顺利通过灌水的胸腔引流管。撤走胸腔引流管前不完全的充盈隐静脉桥血管。

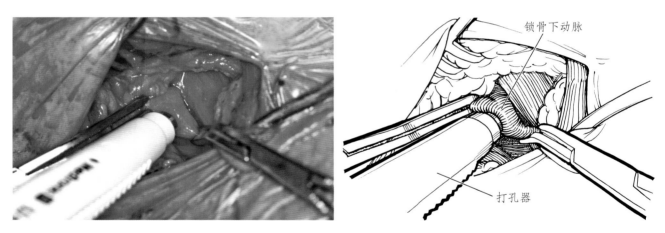

锁骨下动脉
打孔器

图 7.8g 血管钳之间是一段被孤立的锁骨下动脉,用主动脉打孔器于其上打孔作为同隐静脉桥血管吻合的近心端部位。

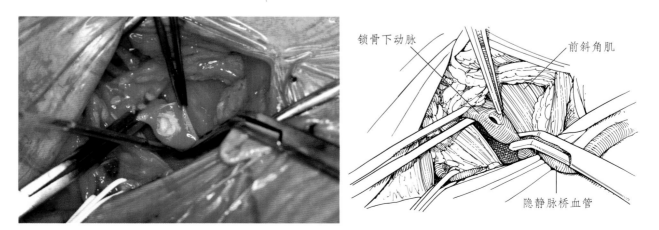

锁骨下动脉
前斜角肌
隐静脉桥血管

图 7.8h 吻合前检查动脉切口平滑情况,用 6-0 Prolene 缝线(Ethicon, Somerville, NJ.)缝合吻合口。

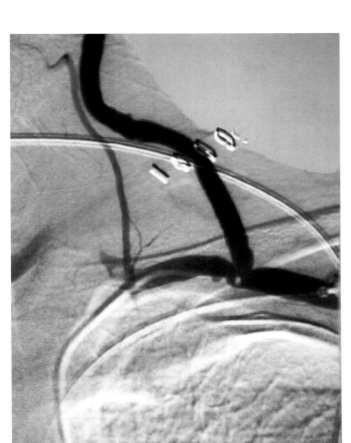

图 7.8i 术后第一天左侧锁骨下动脉造影证实近心端吻合口通畅良好。

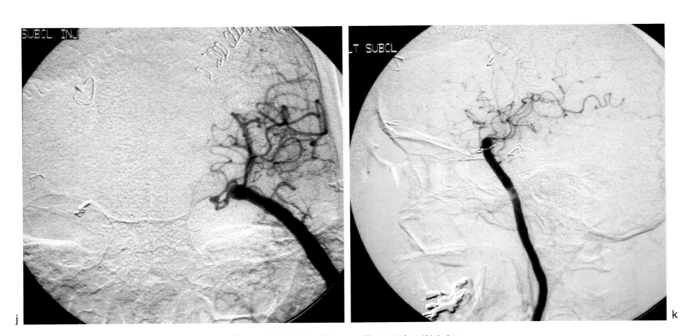

图 7.8j,k 该造影的前后位和侧位像显示通过隐静脉桥血管 MCA 供血区域显影良好。

(牛晓旺 毛更生 译)

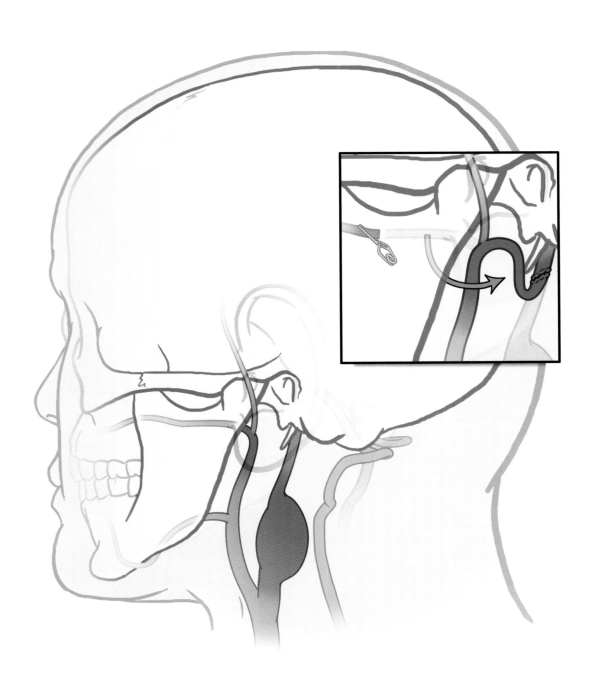

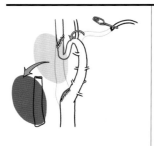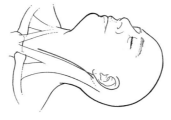

病例 8-1　颈段 ICA 假性动脉瘤 IMA-ICA 搭桥

诊断: 左侧颈段 ICA 假性动脉瘤

术式: IMA-ICA 搭桥

入路: 左侧颈前入路

▶ **视频**

女, 70 岁, 肾功能不全。5 年前曾行左侧颈动脉内膜剥脱术。现出现吞咽困难和左颈搏动性肿物。

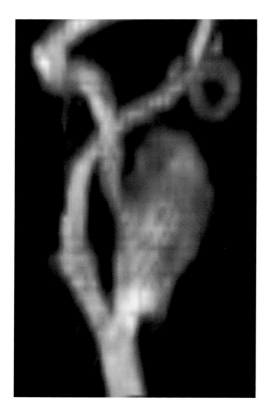

图 8.1a　MRA 显示颈段 ICA 巨大假性动脉瘤。

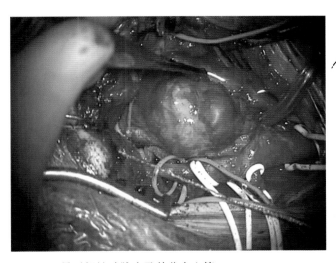

图 8.1b　暴露假性动脉瘤及其分支血管。

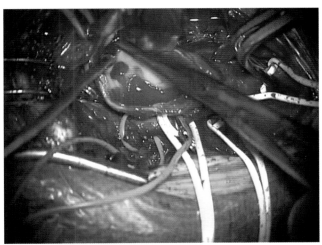
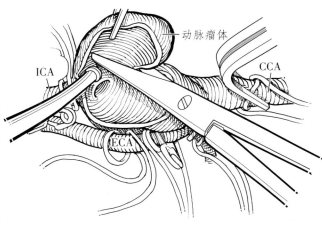

图 8.1c　切除动脉瘤体,动脉瘤壁内可见先前修补的补片。

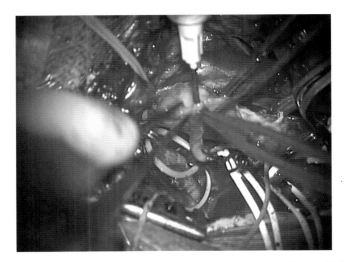
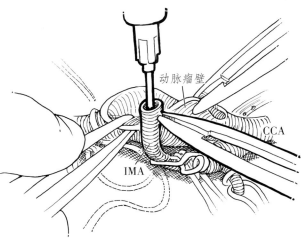

图 8.1d　在 IMA 最高的位置,即其管径变细前将其切断。血管管腔内用肝素盐水冲洗。

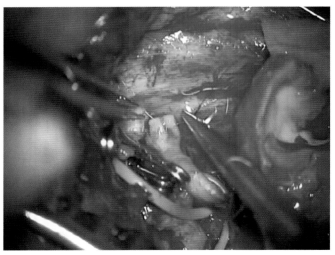

图 8.1e 将 IMA 缝合至 ICA 残端。

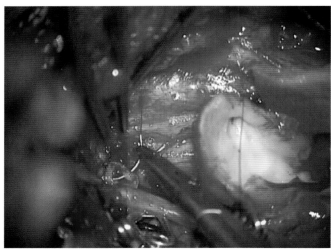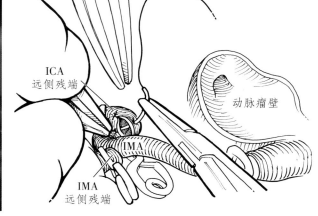

图 8.1f 在吻合口周边间隙内,间断缝合吻合口。

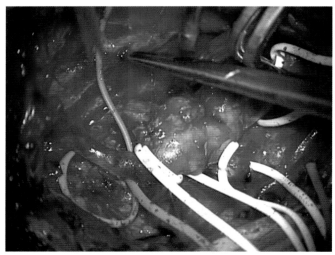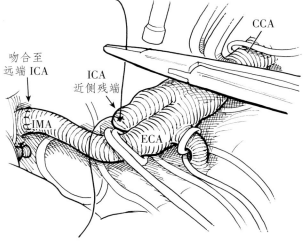

图 8.1g 在颈动脉球处缝合 ICA 残端。

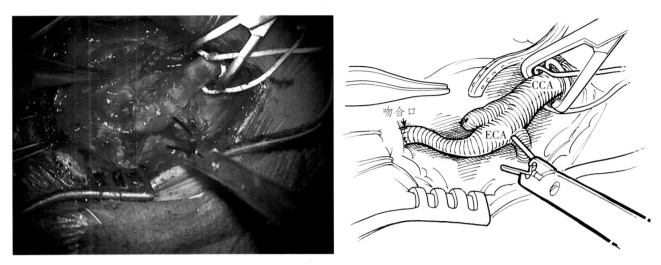

图 8.1h　移除全部的动脉瘤夹,止血满意。ICA 搏动良好,多普勒超声证实血流通畅。

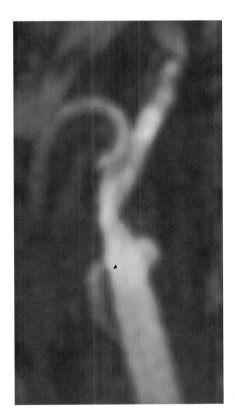

图 8.1i　术后 MRA 显示 IMA 向 ICA 供血。

(杜世伟　刘磊 译)

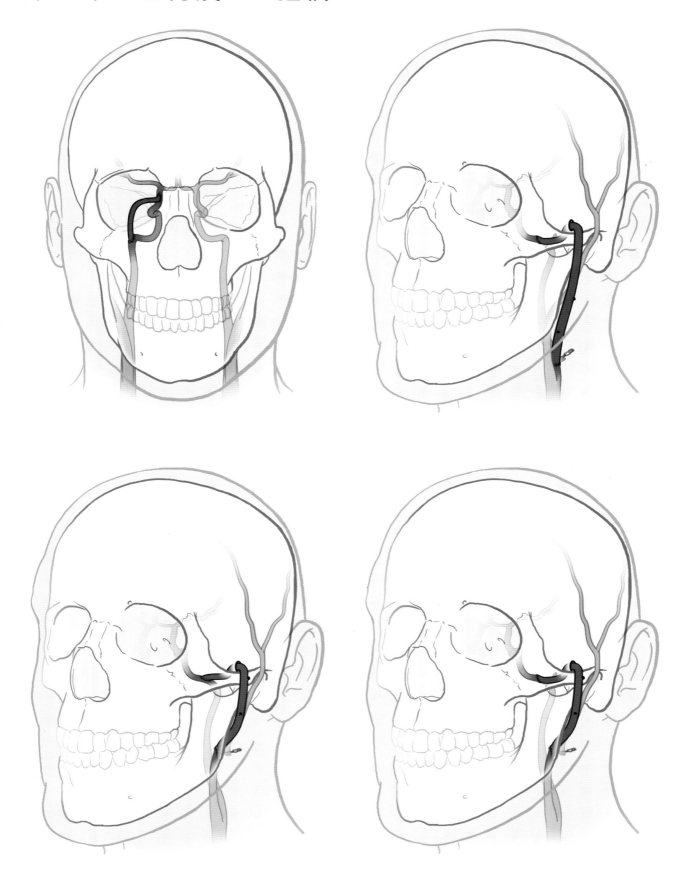

外科解剖及技巧

　　岩骨段 ICA 可以作为供血或受血血管。有两种方法能够暴露该段 ICA。最常用的方法是通过抬高中颅窝底的硬膜进入 Glasscock 三角来暴露。位于卵圆孔后内侧的岩骨段 ICA 表面可能覆有或未覆有一薄层骨质游离缘,可以通过磨除 ICA 后弯后内侧骨质暴露之。在暴露该段 ICA 期间,为了防止损伤 CN Ⅶ,必须格外注意避免牵拉发自膝状神经节的 GSPN,后者可通过被切断或小心游离后随硬膜一同抬起。第二种方法是经硬膜内途径,这种方法可在经影像引导或多普勒超声定位穿过硬膜的 ICA 后,直接切开 ICA 上方的硬膜,接下来的暴露方法与硬膜外途径相同。

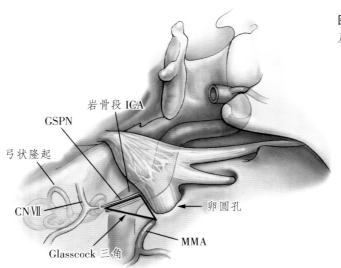

图 9.0a　解剖图显示 Glasscock 三角,ICA 与卵圆孔、MMA 以及弓状隆起之间的关系。

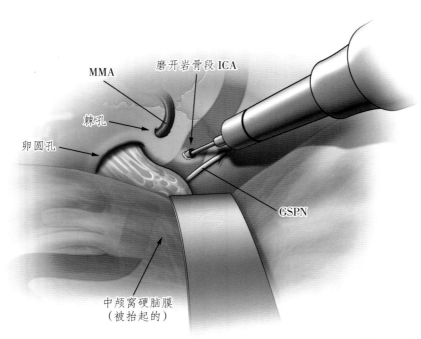

图 9.0b　手术图示暴露中颅窝底以利磨开颈动脉管。

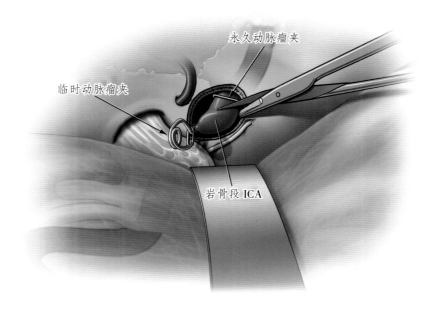

图 9.0c　用临时动脉瘤夹夹闭 ICA 于进入海绵窦处，在其邻近处用永久动脉瘤夹夹闭 ICA，即将剪开 ICA。

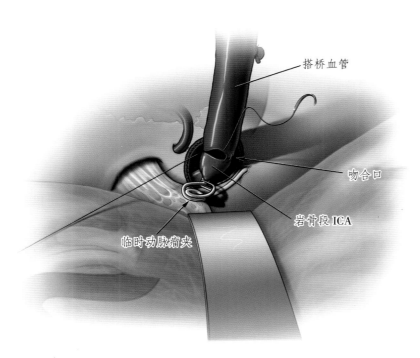

图 9.0d　桥血管与远端 ICA 吻合。

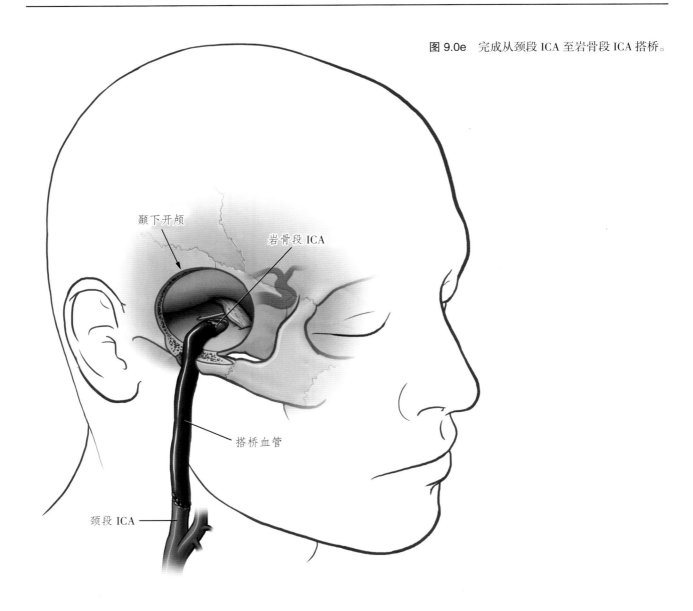

图 9.0e　完成从颈段 ICA 至岩骨段 ICA 搭桥。

颞下开颅

岩骨段 ICA

搭桥血管

颈段 ICA

岩骨段 ICA– 床突上段 ICA 搭桥的相关解剖

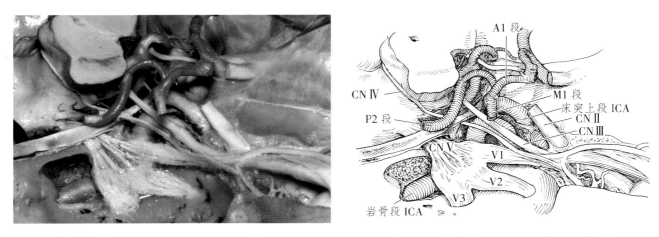

A1 段

CN Ⅳ

M1 段

床突上段 ICA

P2 段

CN Ⅱ

CN Ⅲ

CN Ⅴ

V1

V2

V3

岩骨段 ICA

图 9.0f　解剖图显示去除硬脑膜后的中颅窝底以及为暴露颈动脉管而被磨开的岩骨。在三叉神经下方可见岩骨段 ICA 进入海绵窦。（Photograph used with permission from *Journal of Neurosurgery*.）

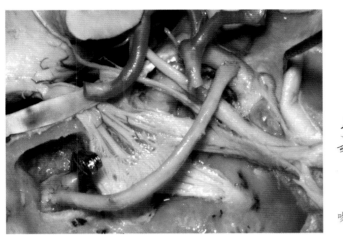

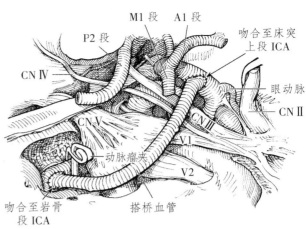

图 9.0g 已完成桡动脉桥血管搭桥,该搭桥在岩骨段 ICA-PCoA 近侧蛛网膜下腔内 ICA 之间。(Photograph used with permission from *Journal of Neurosurgery.*)

颈段 ICA- 岩骨段 ICA 搭桥的相关解剖

　　颈段 ICA- 岩骨段 ICA 搭桥是用一小段搭桥血管处理颈段 ICA 或颅底病变。在颈部暴露颈动脉,ICA、ECA 甚至 CCA 都可以作为供血血管,而桡动脉桥血管或隐静脉桥血管用常规方法即可获取。

　　用前述方法行中颅窝开颅暴露岩骨段 ICA。值得再次强调的是,为避免损伤 CN Ⅶ,不要牵拉 GSPN。搭桥血管首先吻合至岩骨段 ICA,然后经皮下隧道潜行至颈部切口行近端吻合。

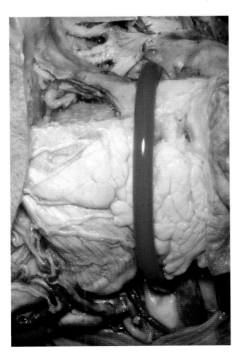

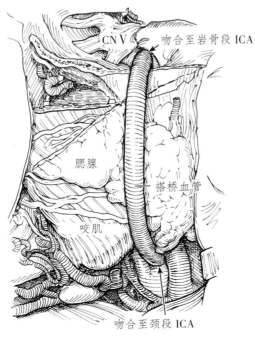

图 9.0h 解剖图显示颈段 ICA 至中颅窝岩骨段 ICA 搭桥。

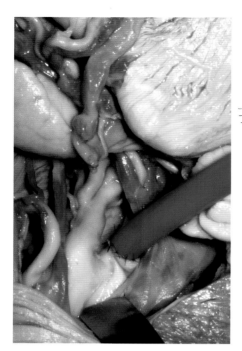

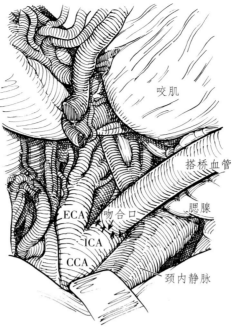

图 9.0i 局部放大像显示 ICA 与搭桥血管吻合。

图中标注：咬肌、搭桥血管、腮腺、ECA、吻合口、ICA、CCA、颈内静脉

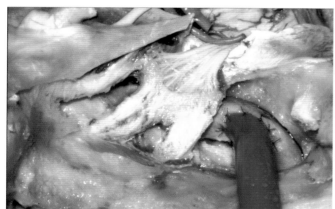

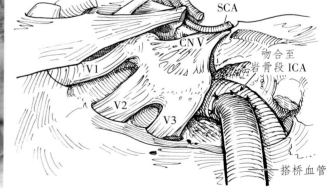

图中标注：幕（被切开）、SCA、CN V、吻合至岩骨段 ICA、V1、V2、V3、搭桥血管

图 9.0j 桥血管与岩骨段 ICA 间的远端吻合。

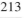

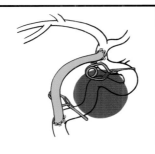
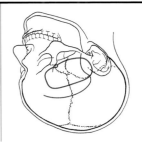

病例 9-1 双侧海绵窦段 ICA 动脉瘤岩骨段 ICA- 床突上段 ICA 搭桥

诊断:双侧海绵窦段 ICA 动脉瘤

术式:右侧岩骨段 ICA- 床突上段 ICA 搭桥

入路:向颞下扩大的右侧翼点入路

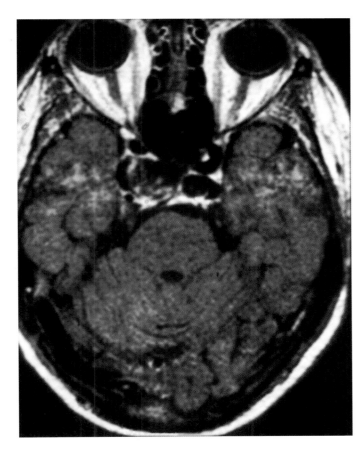

图 9.1a 患者临床表现为复视,进展性眼肌麻痹。轴位 MRI 显示(ICA)双侧海绵窦段动脉瘤流空影。

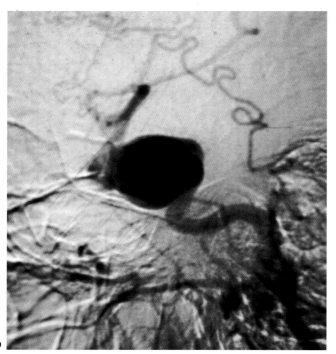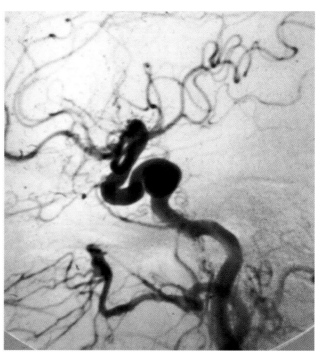

图 9.1b,c 右侧和左侧 CCA 造影显示右侧 ICA 海绵窦段巨大动脉瘤,左侧 ICA 海绵窦段较对侧小。

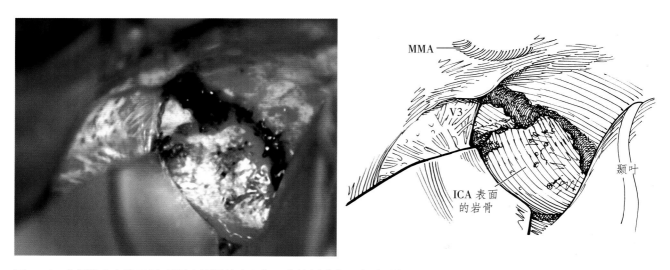

图 9.1d 右侧翼点入路开颅,尽量向颞侧扩大以期经直接硬膜内入路到颞窝。从 MMA 内后方,沿着 V3(CN V 分支)后外侧缘切开颞底的硬膜。用微型多普勒超声探头可明确 MMA 起始部位,因为其在硬膜外暴露过程中难以看清。硬膜内暴露的优点在于可以使岩浅大小神经免于损伤。

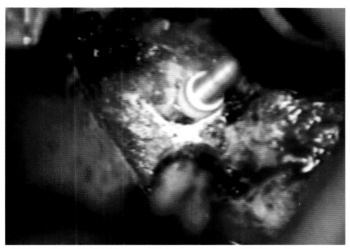
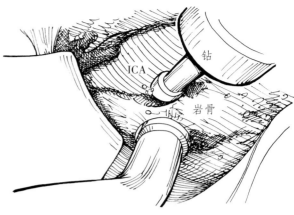

图 9.1e 用金刚磨钻磨除 Glasscock 三角骨质直至见到岩骨段 ICA。

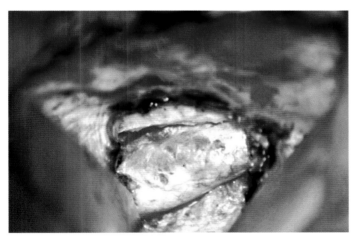
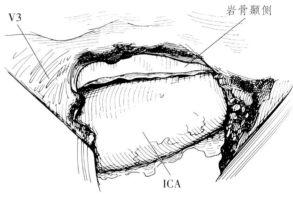

图 9.1f 磨除岩骨，暴露岩骨段 ICA。岩骨磨除范围包括咽鼓管外侧和耳蜗后侧，违背此原则可导致听力丧失。向内侧广泛磨除岩骨可以提供更好的 ICA 暴露视野。如果术中开放气房，手术结束时需要用肌肉、脂肪以及纤维胶封闭。

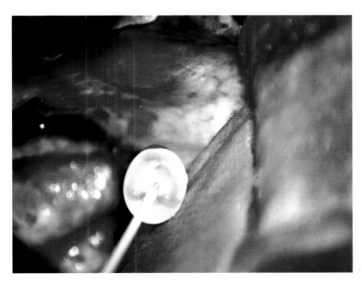
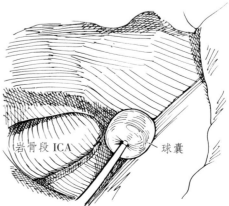

图 9.1g 可插入 2F Forgarty 球囊导管至颈动脉管以便从近端控制 ICA。

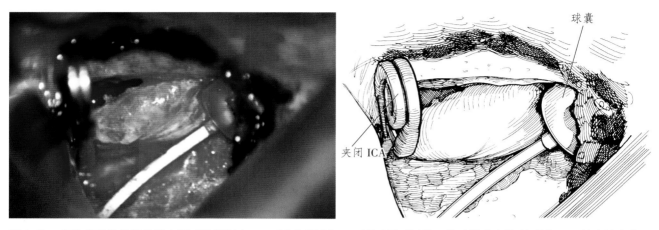

图 9.1h　充盈球囊使其部分嵌入颈动脉管闭塞 ICA。用球囊闭塞 ICA 则不需要用第 2 枚动脉瘤夹控制近端 ICA，给实施吻合以更大的操作空间。另一枚永久动脉瘤夹夹闭暴露的 ICA 远端。

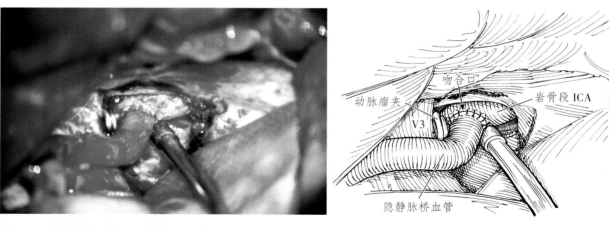

图 9.1i　隐静脉桥血管与岩骨段 ICA 吻合。

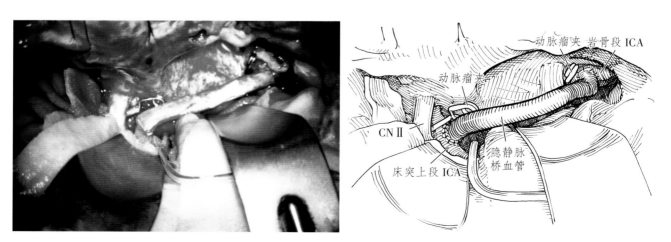

图 9.1j　磨除前床突，隐静脉桥血管远端与床突上段 ICA 吻合。另一动脉瘤夹置于眼动脉近端，孤立海绵窦段动脉瘤。

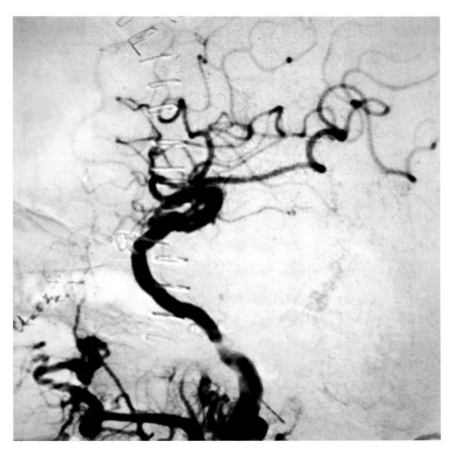

图 9.1k　术后右侧 ICA 造影证实动脉瘤消失,隐静脉桥血管通畅。

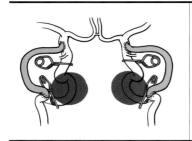
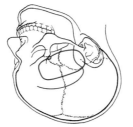

病例 9-2 双侧外伤性 ICA 海绵窦瘘伴动脉瘤隐静脉桥血管双侧岩骨段 ICA- 床突上段 ICA 搭桥

诊断：双侧外伤性 ICA 海绵窦瘘伴动脉瘤

术式：隐静脉桥血管双侧岩骨段 ICA- 床突上段 ICA 搭桥

入路：向颞下扩大的双侧翼点入路

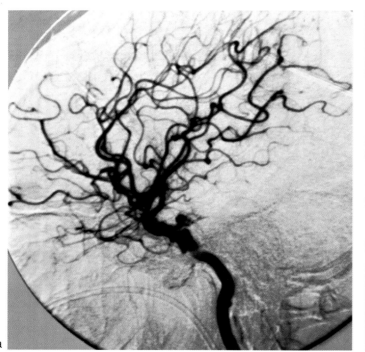
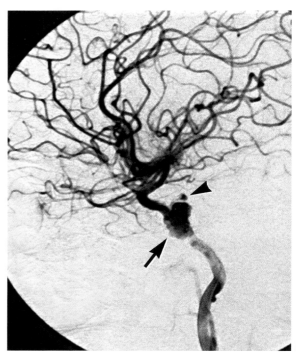

a

b

图 9.2a,b 右侧 ICA 造影显示 ICA 海绵窦段动脉瘤（箭头所示）伴海绵窦瘘（三角箭头所示）。血管内治疗后动脉瘤仍显影。

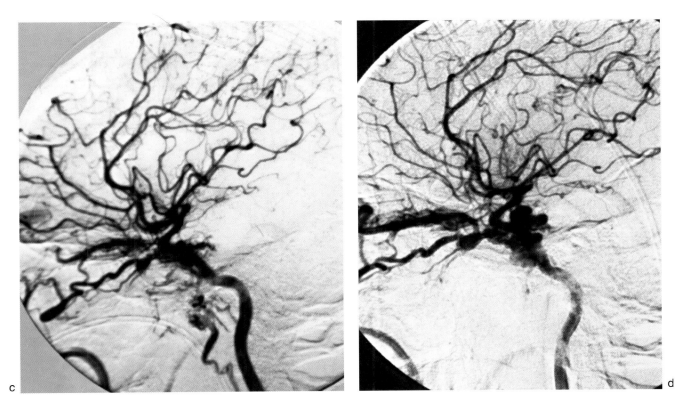

c

d

图 9.2c,d 左侧 ICA 造影显示该侧海绵窦瘘伴动脉瘤,后者在血管内栓塞治疗后仍不断增大。

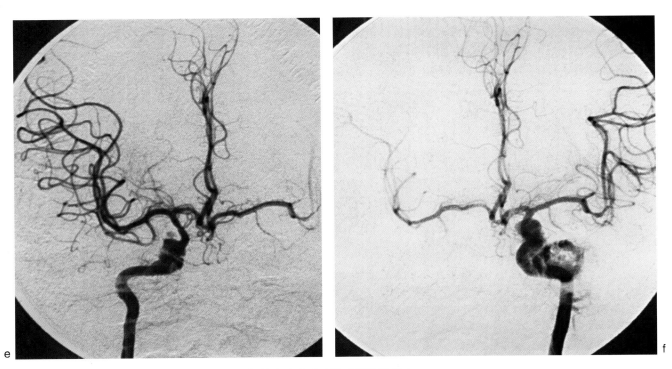

e

f

图 9.2e,f 右、左侧 ICA 造影前后位像显示反复栓塞治疗后动脉瘤仍继续增大。

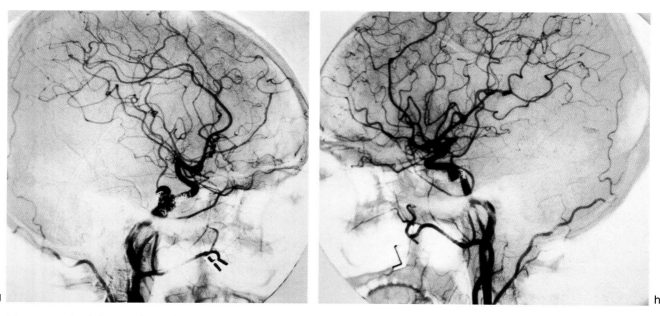

g   h

图 9.2g,h   左、右侧 ICA 造影证实导致颅内缺血症状发生的双侧 ICA 重度狭窄。

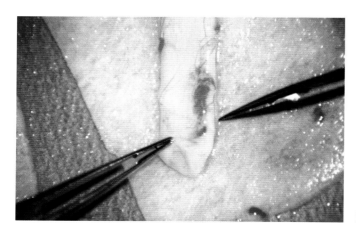

图 9.2i   准备用于岩骨段 ICA– 床突上段 ICA 搭桥手术的隐静脉桥血管。

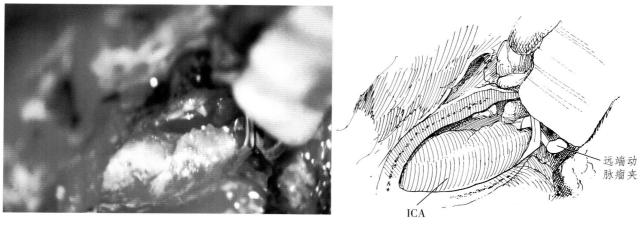

远端动
脉瘤夹

ICA

图 9.2j   暴露左侧岩骨段 ICA，在 ICA 进入海绵窦处放置永久动脉瘤夹。

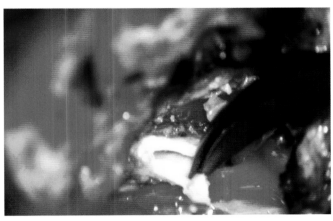

图 9.2k　切断 ICA,准备与隐静脉桥血管进行端 – 端吻合。

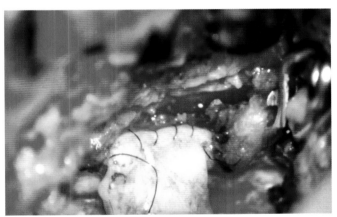
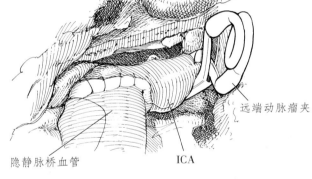

图 9.2l　隐静脉桥血管与岩骨段 ICA 吻合。

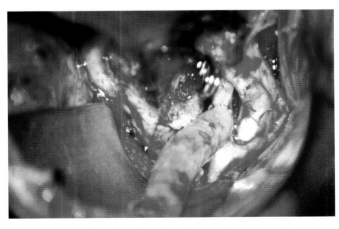
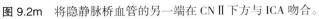
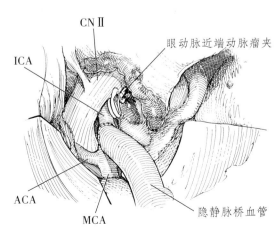

图 9.2m　将隐静脉桥血管的另一端在 CN Ⅱ 下方与 ICA 吻合。

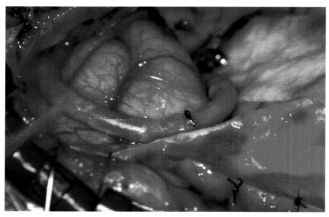

图 9.2n　岩骨段 ICA 至床突上段 ICA 间的隐静脉桥血管。

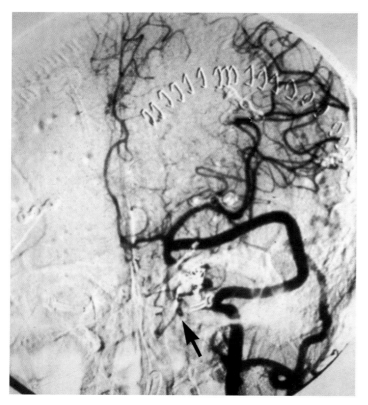

图 9.2o　完成左侧搭桥术后造影显示 ICA 供血区域血运良好，桥血管通畅。注意返至眼动脉的血流（箭头所示）。

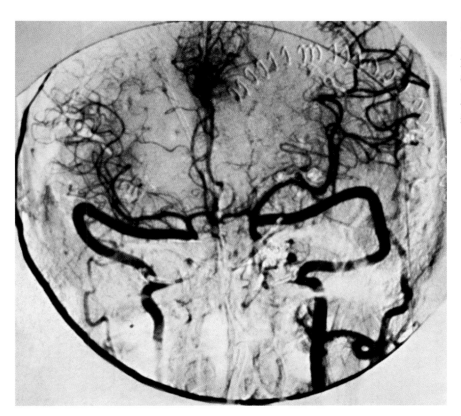

图 9.2p　第一次搭桥即左侧搭桥术后1 周,患者行隐静脉桥血管右侧岩骨段ICA– 床突上段 ICA 搭桥术。术后脑血管造影证实幕上血流由双侧 ICA 隐静脉桥血管供应,患者术后无缺血事件发生。

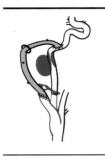
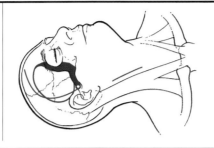

病例 9-3　双侧 ICA 外伤性夹层隐静脉桥血管颈段 ICA-岩骨段 ICA 搭桥

诊断: 双侧 ICA 外伤性夹层伴假性动脉瘤形成

术式: 隐静脉桥血管颈段 ICA-岩骨段 ICA 搭桥

入路: 右侧颈前入路联合眶颧弓入路

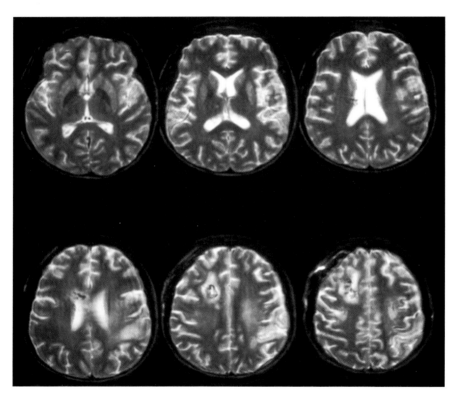

图 9.3a　女,17 岁,车祸,MRI 显示双侧半球缺血灶,考虑由双侧颈动脉外伤性夹层导致。尽管采用了抗凝治疗,患者仍间断出现缺血症状,反复造影发现与夹层相关的进展性动脉狭窄。

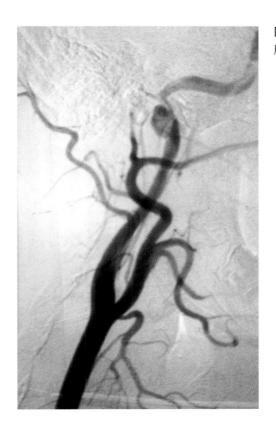

图 9.3b　右侧 CCA 造影侧位像证实 ICA 重度狭窄,该狭窄位于 ICA 假性动脉瘤以远。

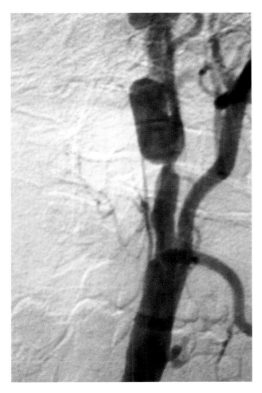

图 9.3c　左侧 CCA 造影侧位像证实 ICA 夹层伴假性动脉瘤形成。

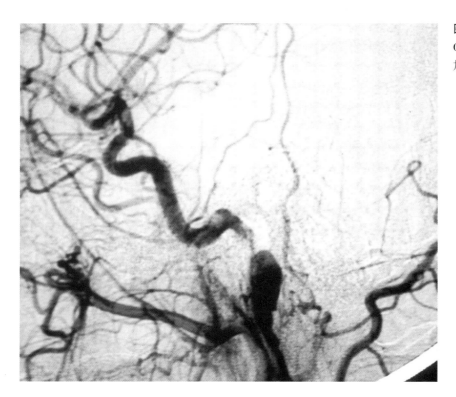

图 9.3d 再一次缺血发作后，行左侧 CCA 造影证实假性动脉瘤远端 ICA 狭窄加重。

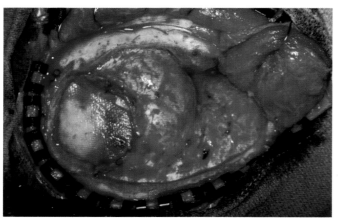

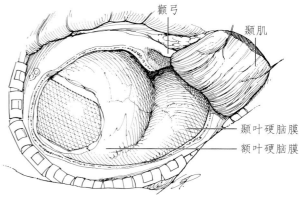

颞弓

颞肌

颞叶硬脑膜

额叶硬脑膜

图 9.3e 行眶颧弓开颅。

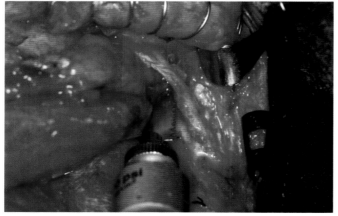

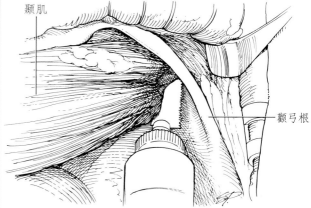

颞肌

颧弓根

图 9.3f 切断颧弓根。

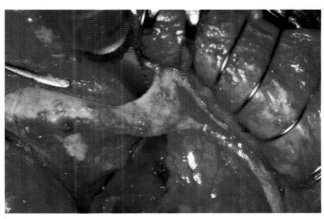

图 9.3g　牵拉眶内容物,拟行眶颧骨截骨。

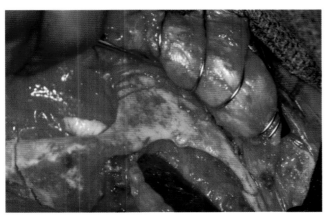

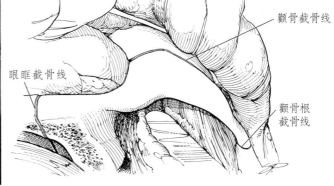

图 9.3h　图示截骨线。

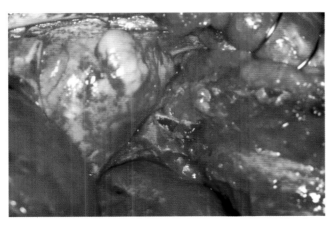

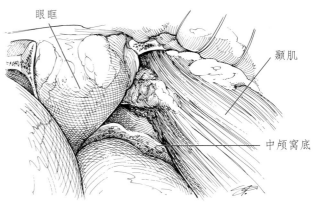

图 9.3i　卸除眶颧骨,暴露眶内容物。这种处理方式便于向前下方牵拉颞肌,最大程度暴露中颅窝底。

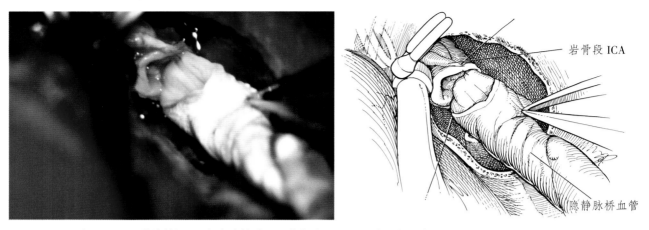

图 9.3j 孤立岩骨段 ICA 并将其切开,完成隐静脉桥血管与该切口后壁端 – 侧吻合。

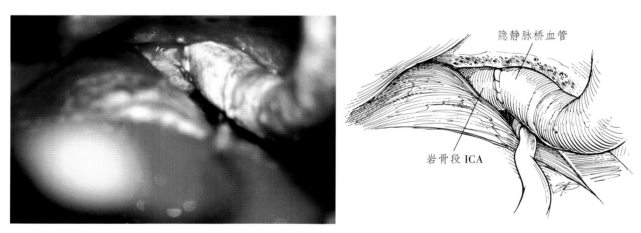

图 9.3k 完成吻合,检查止血情况。

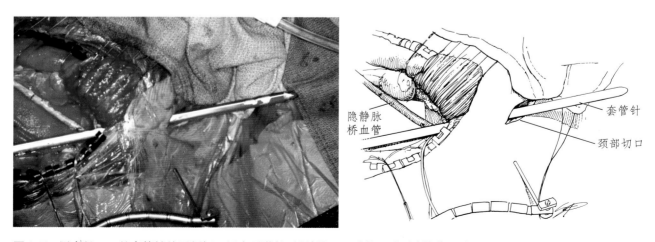

图 9.3l 用直径 28F 的套管针从开颅切口经皮下潜行至颈部切口,后者显露颈动脉分叉处。

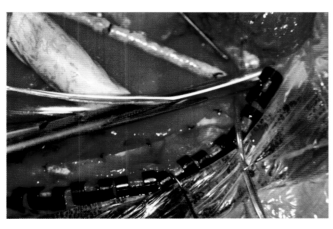
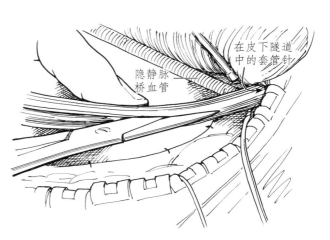

图 9.3m　撤出套管针金属针芯后，纵向剪开远端套管。

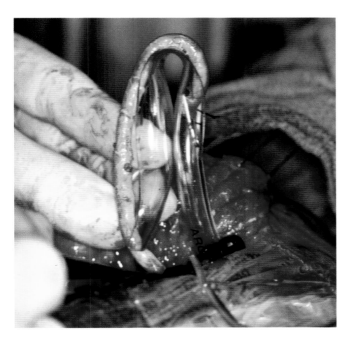
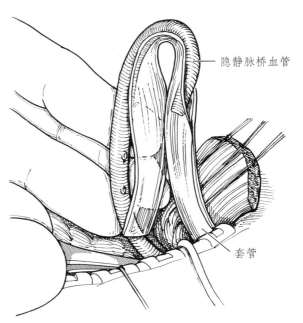

图 9.3n　将隐静脉桥血管置入剪开端的套管内。

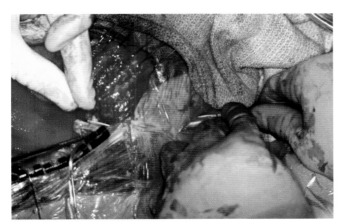
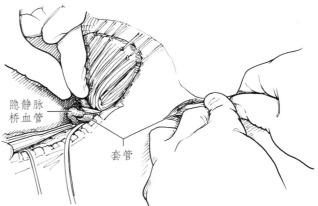

图 9.3o　为防止牵拉吻合口，手术医师用血管镊固定隐静脉桥血管，之后经皮下隧道拉出套管。

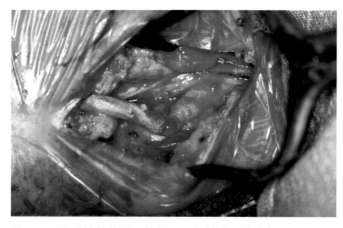

图 9.3p 完成隐静脉桥血管与 ICA 间的端 – 端吻合。

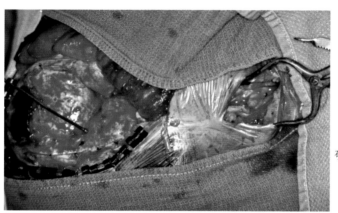
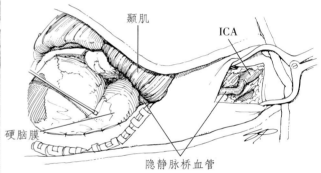

图 9.3q 手术切口见硬膜外隐静脉桥血管以及其与 ICA 间的吻合。

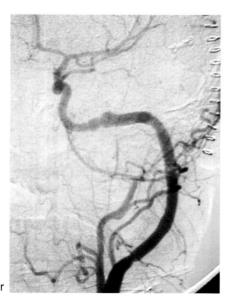
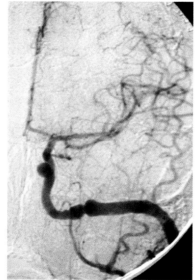

图 9.3r,s CCA 造影前后位像证实隐静脉桥血管通畅。

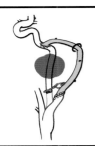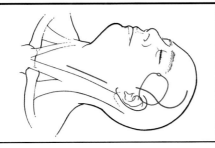

病例 9-4　颈段 ICA 巨大假性动脉瘤隐静脉桥血管颈段 ICA- 岩骨段 ICA 搭桥

诊断: 左侧颈段 ICA 巨大假性动脉瘤

术式: 隐静脉桥血管颈段 ICA- 岩骨段 ICA 搭桥

入路: 左侧颈前入路联合左侧颞下入路

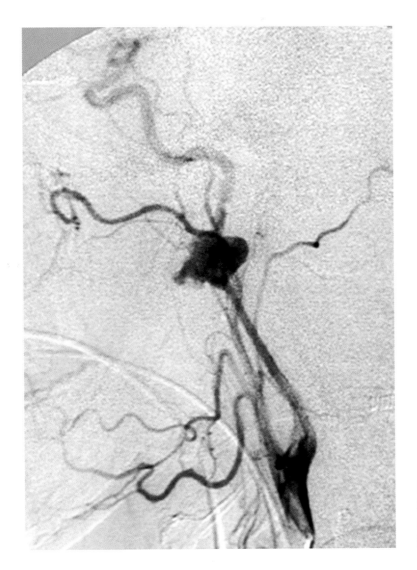

图 9.4a　左侧脑血管造影侧位像显示左侧颈段 ICA 巨大假性动脉瘤。患者发现一刺痛包块后出现剧烈口腔内出血,幸运的是患者插管成功,并被迅速转运至急诊。

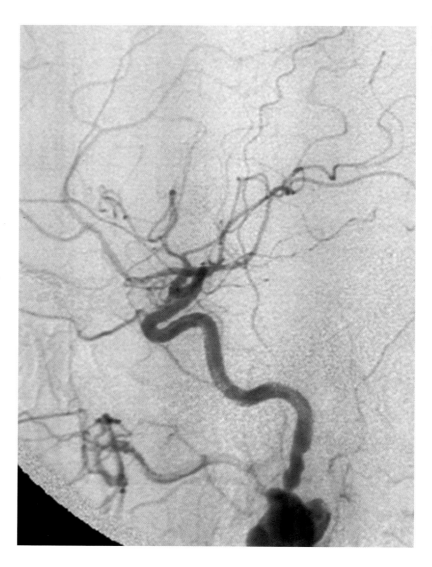

图 9.4b　左侧 CCA 造影显示高颈段 ICA 假性动脉瘤。

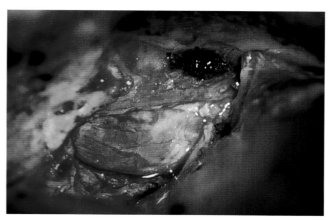

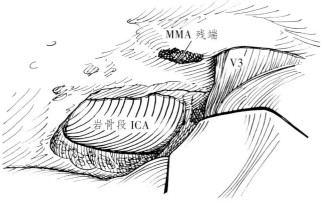

图 9.4c　患者不耐受 ICA 球囊闭塞试验, 于中颅窝暴露 ICA 岩骨段。

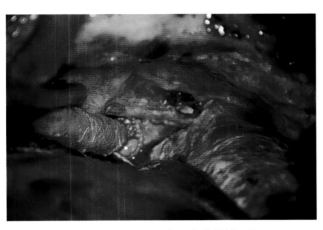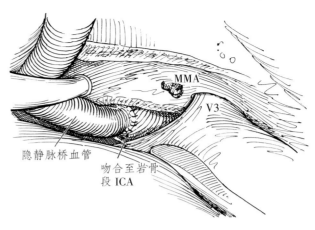

图 9.4d　将远端岩骨段 ICA 吻合至隐静脉桥血管。

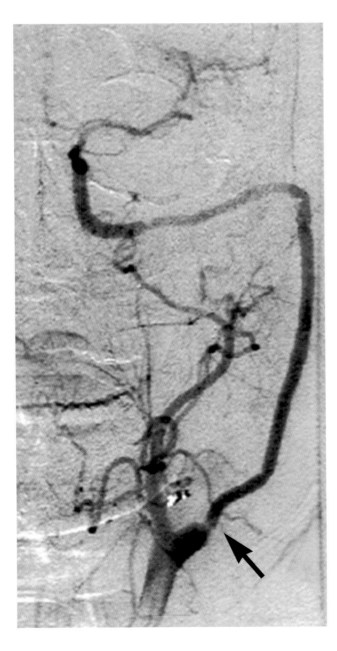

图 9.4e　术后脑血管造影前后位像显示从颈段 ICA（箭头所示）至岩骨段 ICA 的粗大隐静脉桥血管。

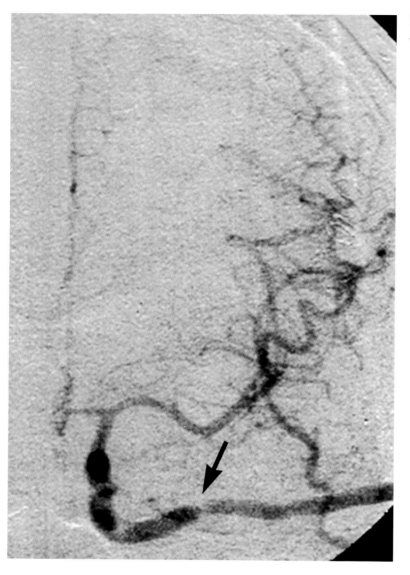

图 9.4f　左侧脑血管造影前后位像显示远端吻合口通畅（箭头所示）。

（杜世伟　王嵘　译）

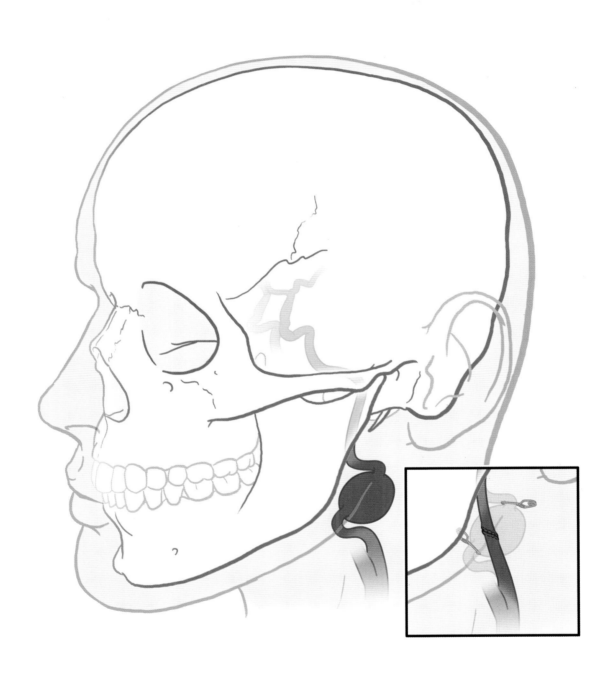

技巧

可以用搭桥技术处理颈段 ICA 病变。然而,不管用何种技术,当可以实现直接血管搭桥时,它应该是维持 ICA 血流的首选方法。

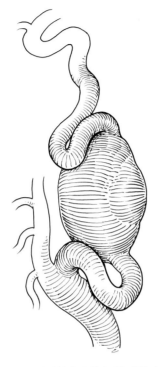

图 10.0a　ICA 冗长为直接切除动脉瘤提供了可能性。

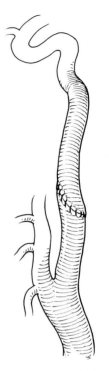

图 10.0b　ICA 直接吻合。

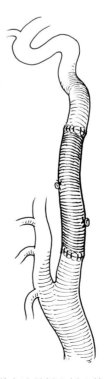

图 10.0c　另一种方法是插入桥血管来维持 ICA 血流。

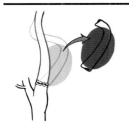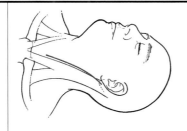

病例 10-1　颈段 ICA 复杂动脉瘤颈段 ICA- 颈段 ICA 原位端 - 端吻合

诊断:左侧颈段 ICA 复杂动脉瘤

术式:颈段 ICA- 颈段 ICA 原位端 - 端吻合

入路:左侧颈前入路

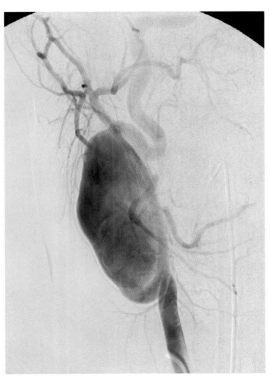

图 10.1a　脑血管造影前后位像显示颈段 ICA 动脉瘤及其远侧的冗长 ICA。

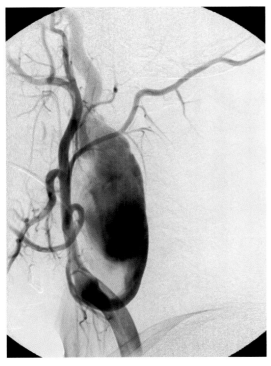

图 10.1b　脑血管造影右前斜位像显示动脉瘤近侧 ICA 冗长。

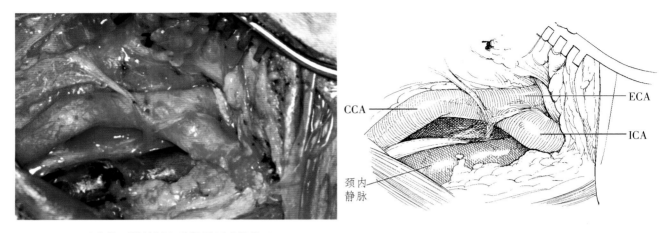

图 10.1c 通过高位颈前外侧入路暴露颈动脉分叉。

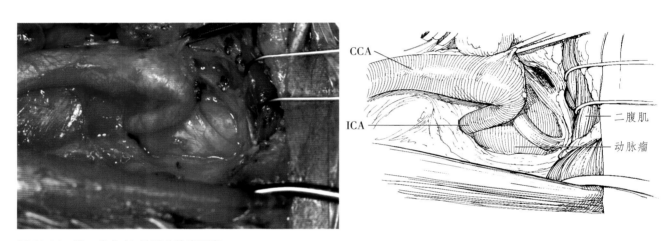

图 10.1d 进一步分离,暴露动脉瘤基底。

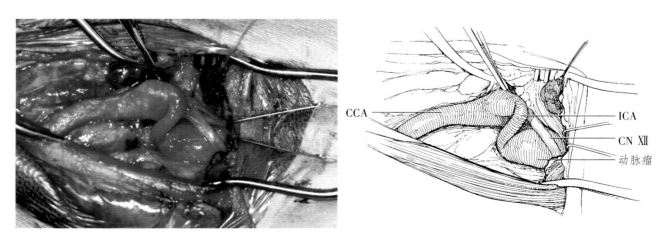

图 10.1e CN Ⅻ从动脉瘤上方穿过。

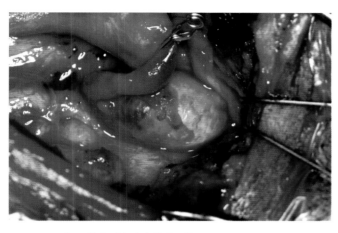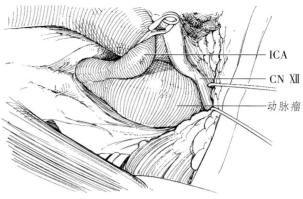

图 10.1f　向上分离, 暴露动脉瘤顶部。

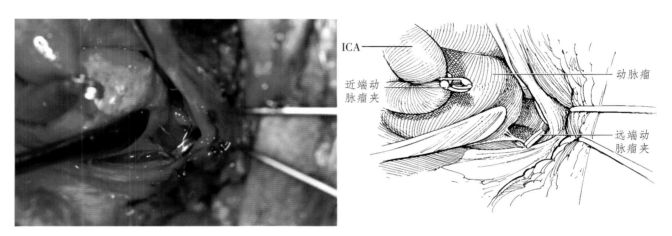

图 10.1g　麻醉时加用巴比妥类药物以爆发抑制, 用临时动脉瘤夹孤立动脉瘤。

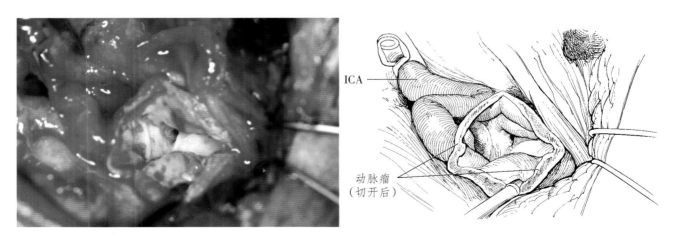

图 10.1h　切开动脉瘤, 观察瘤腔。

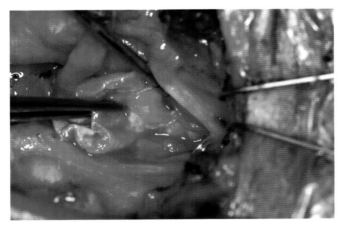

图 10.1i 牵拉动脉瘤体，从动脉瘤远近两端切断 ICA。

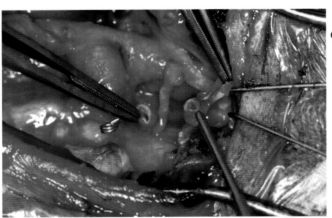

图 10.1j 拉近 ICA 两断端以实施无张力吻合。

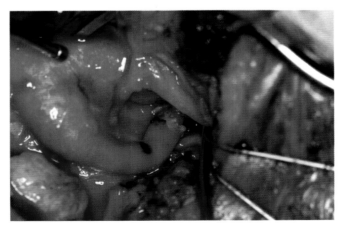

图 10.1k 在两断端间行直接端 – 端吻合。

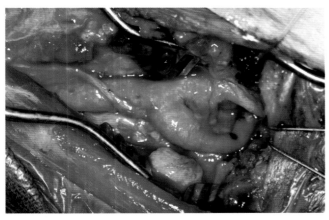
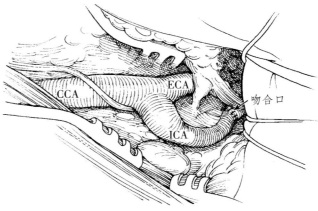

图 10.1l　已完成的 ICA 重建。

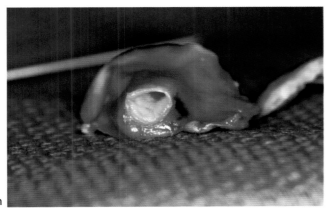

m

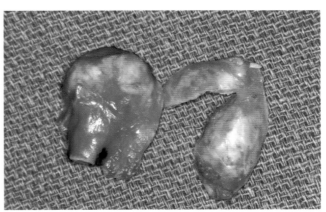

n

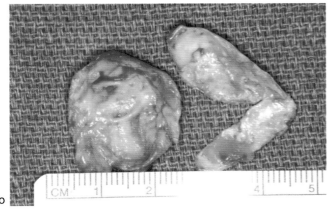

o

图 10.1m-o　离体动脉瘤下面观(m)、外面观(n)及不规则瘤腔内面观(o)显示为什么动脉瘤是栓子的来源。

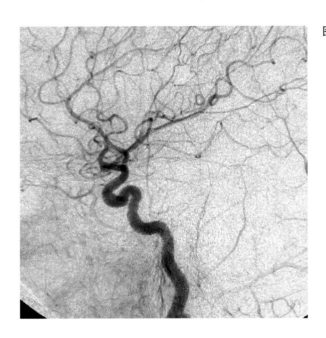

图 10.1p　脑血管造影侧位像显示动脉瘤未显影及 ICA 连续血流。

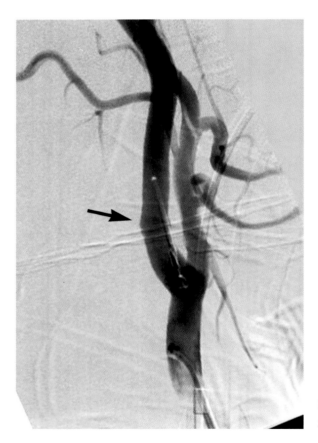

图 10.1q　脑血管造影侧位像显示右侧颈动脉分叉处动脉瘤切除术后的吻合口（箭头所示）。

（杜世伟　曹勇　译）

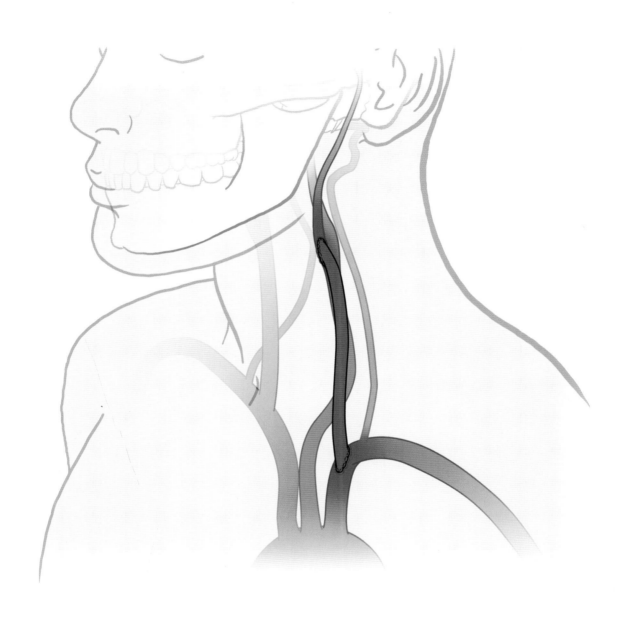

外科解剖及技巧

由锁骨定位的锁骨下动脉是一条大血管,当需要时可以作为供血血管。锁骨上横切口暴露锁骨下动脉,此时至少要切开一部分胸锁乳突肌。如果 CCA 必须显露一定长度或者进行 VA–CCA 转位,可以沿 CCA 延长切口。

在左侧,胸导管的辨认很重要,必须保持其完整性。在辨认出胸导管及其分支并行两端结扎后可以将其切断。确定膈神经及星形神经节的解剖位置,避免对这些结构造成损伤。

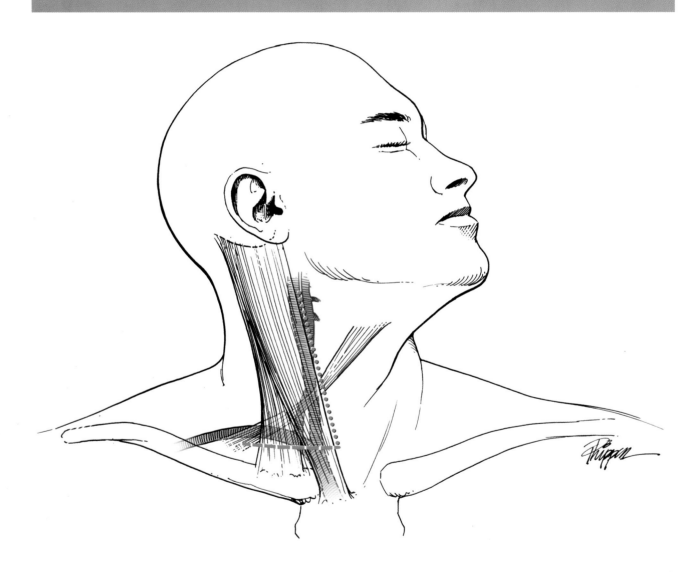

图 11.0a 锁骨上横切口(虚线)及纵向延长切口(点线)。

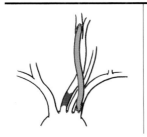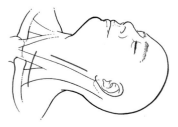

病例 11-1　放疗引起的 CCA 闭塞隐静脉桥血管锁骨下动脉 –CCA 分叉搭桥

诊断: 放疗引起的左侧 CCA 闭塞

术式: 隐静脉桥血管锁骨下动脉 –CCA 分叉搭桥

入路: 颈部左前外侧联合左侧锁骨上横切口入路

男,33 岁,反复发作右手麻刺感,18 年前患霍奇金病并接受左侧颈部放射治疗。

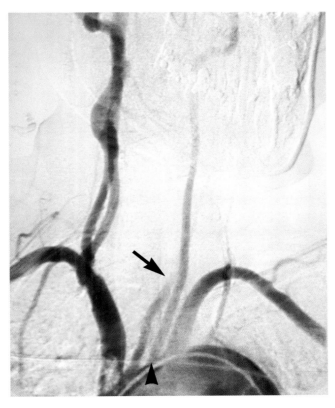

图 11.1a　主动脉弓造影左前斜位像显示左侧 CCA 发出数厘米后闭塞（箭头所示）。左侧 VA 起自主动脉弓（三角箭头所示）,其与锁骨下动脉皆通畅。

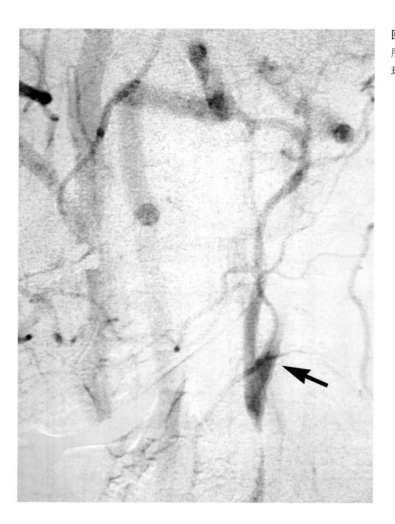

图 11.1b   主动脉弓造影晚期显示颈动脉分叉（箭头所示）重新显影，为来自 ECA 侧支循环，主要是 VA 循环的肌支供血所致。

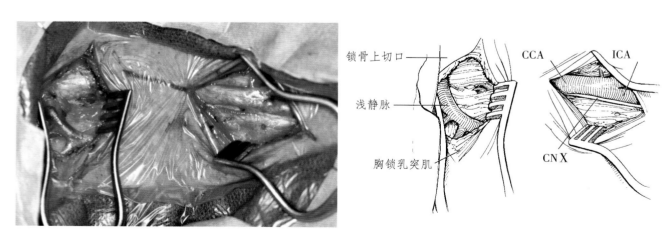

图 11.1c   锁骨上横切口，切开胸锁乳突肌以暴露锁骨下动脉。更高位的颈部颈前切口暴露颈动脉分叉。

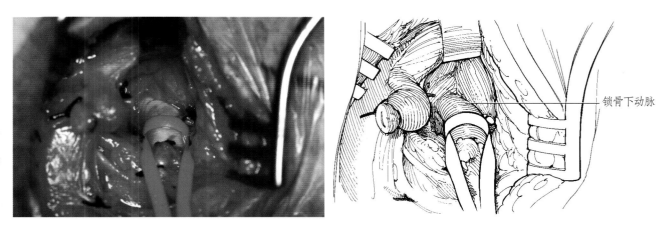

锁骨下动脉

图 11.1d　沿锁骨上横切口继续向深层暴露,可见锁骨下动脉呈弓形位于左侧锁骨下方。

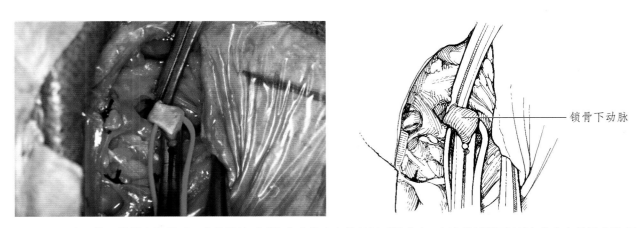

锁骨下动脉

图 11.1e　在两枚血管钳之间暴露一小段锁骨下动脉作为供血血管以行近端吻合。在这种情况下,下方的吻合是最难的,因此要首先进行。

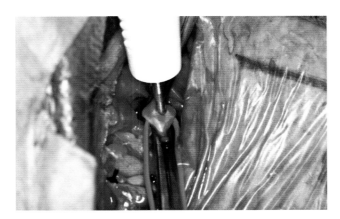

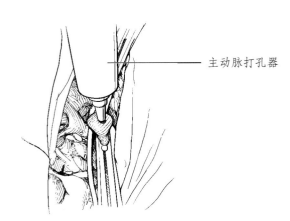

主动脉打孔器

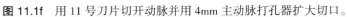

图 11.1f　用 11 号刀片切开动脉并用 4mm 主动脉打孔器扩大切口。

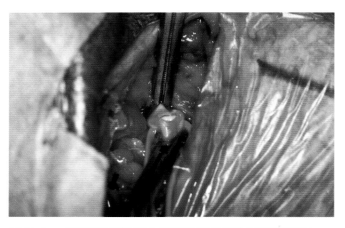

图 11.1g 检查拟行近端吻合的开孔是否有碎片及粥样斑块。

开孔

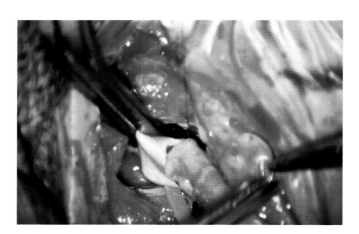

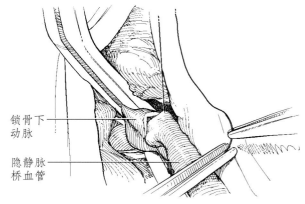

锁骨下动脉

隐静脉桥血管

图 11.1h 用 7-0 Prolene 缝线（Ethicon. Somerville，NJ）将隐静脉粗缝两针至动脉开孔，为吻合做准备。

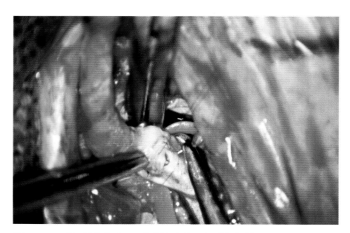

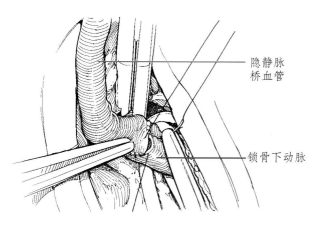

隐静脉桥血管

锁骨下动脉

图 11.1i 将近端吻合口后壁缝合好后再缝合前壁。

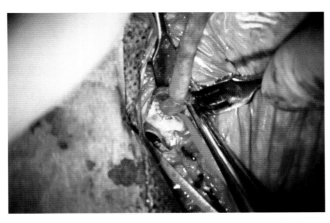
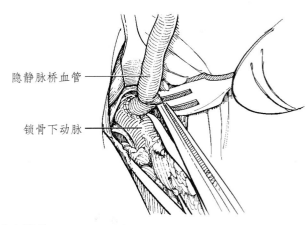

隐静脉桥血管

锁骨下动脉

图 11.1j　移除血管钳使隐静脉桥血管内充盈血流。检查吻合口止血情况。

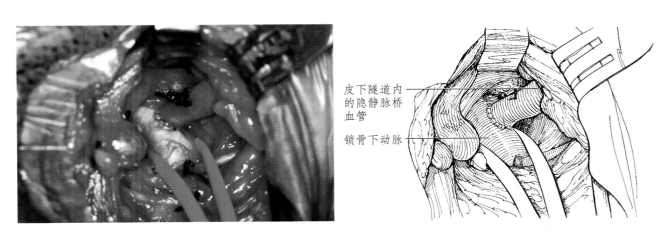

皮下隧道内
的隐静脉桥
血管

锁骨下动脉

图 11.1k　隐静脉桥血管通过皮下隧道到达 CCA 分叉上端切口。桥血管不能被拉伸、扭曲或打结。

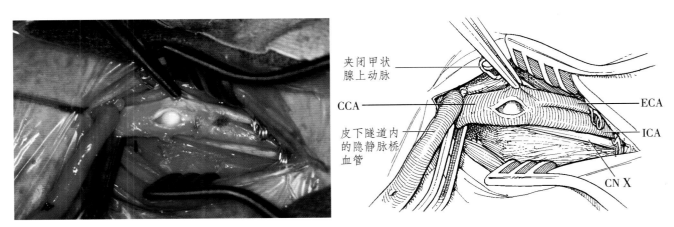

夹闭甲状
腺上动脉

CCA

皮下隧道内
的隐静脉桥
血管

ECA

ICA

CN X

图 11.1l　在 CCA 分叉处做一宽切口并用主动脉打孔器扩大切口。临时动脉瘤夹夹闭甲状腺上动脉、ICA 及 ECA。静脉桥血管从切口的下缘进入颈前切口。

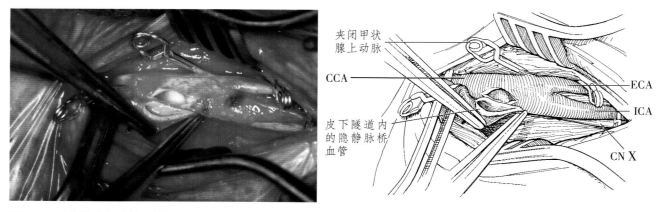

夹闭甲状
腺上动脉
CCA
ECA
ICA
皮下隧道内
的隐静脉桥
血管
CN X

图 11.1m 修剪隐静脉桥血管使其远端成鱼嘴样以最大化吻合口。

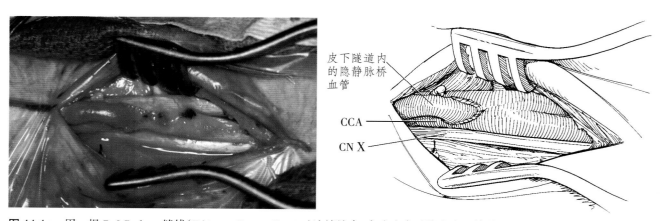

皮下隧道内
的隐静脉桥
血管
CCA
CN X

图 11.1n 用一根 7-0 Prolene 缝线(Ethicon，Somerville，NJ)连续缝合，完成吻合后检查止血情况。

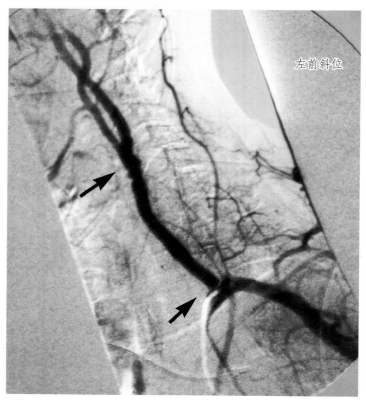

左前斜位

图 11.1o 术后第一天，选择性锁骨下动脉造影左前斜位像显示锁骨下动脉 –CCA 分叉处隐静脉桥血管(箭头所示)通畅，ECA 和 ICA 分支充盈迅速。

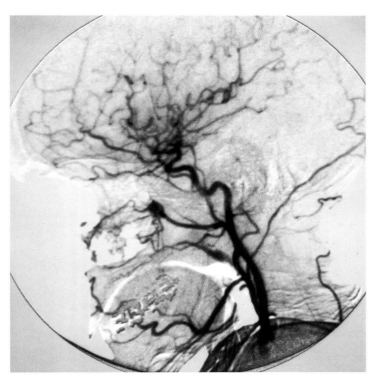

图 11.1p 与之前相同投射角度，左锁骨下动脉造影侧位像显示 ICA 远端分支 ACA 及 MCA 充盈。患者术中无不适，于术后第 4 天出院。

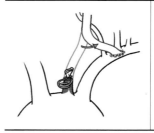 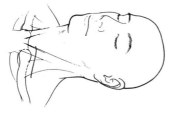

病例 11-2　CCA 起始段重度狭窄 CCA- 锁骨下动脉转位

诊断:左侧 CCA 起始段重度狭窄

术式:CCA- 锁骨下动脉转位

入路:左侧锁骨上横切口入路

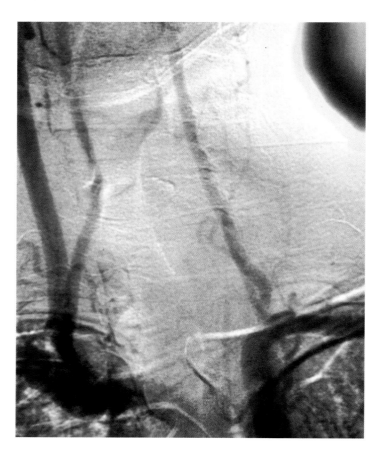

图 11.2a　男,45 岁, 反复发作右侧肢体无力及感觉异常。主动脉弓造影左前斜位像显示左侧 CCA 未显影。

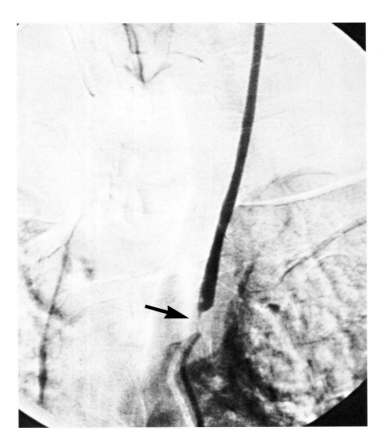

图 11.2b　选择性左侧 CCA 造影显示左侧 CCA 起始段局部重度狭窄（箭头所示）。

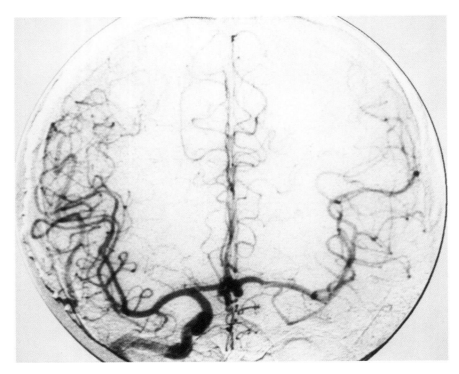

图 11.2c　右侧 CCA造影前后位像显示通过 ACoA 左侧 ACA 及 MCA 充盈。

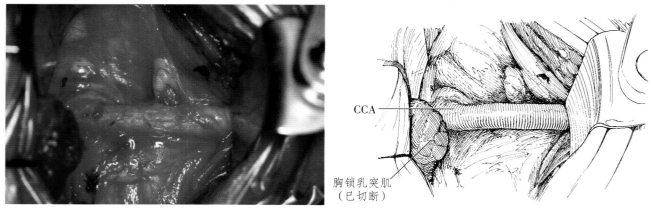

图 11.2d　通过锁骨上横切口切断胸锁乳突肌以暴露 CCA 下部。可用前路颈椎间盘切除术所用自保持牵开器辅助暴露切口。由于进行手术操作的深度变化很大，所以改变刀片长度的能力十分有用。

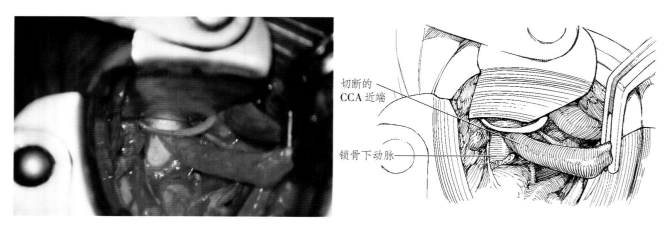

图 11.2e　识别位于 CCA 外侧及深面的左侧锁骨下动脉、VA 及甲状颈干。在尽可能靠近狭窄处游离并切断 CCA 以最大限度地提供更长的转位搭桥血管。切断的近端 CCA 置于要进行吻合的锁骨下动脉上方。如果需要增加长度，则游离并牵拉 CCA 远端。

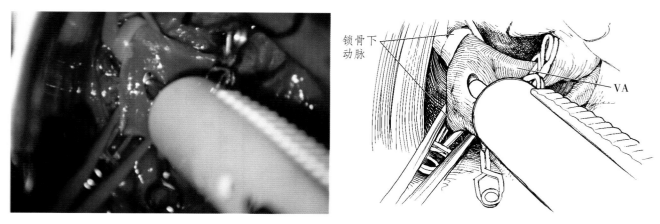

图 11.2f　用血管襟钳抬起锁骨下动脉的一段，以临时动脉瘤夹夹闭其分支，切开该段后用 5mm 主动脉打孔器扩大切口。

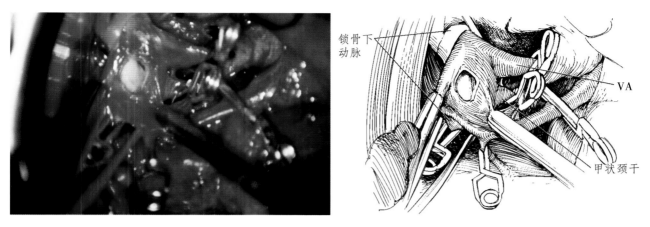

图 11.2g　检查动脉切开部位。注意经主动脉打孔器扩张后的光滑侧缘。

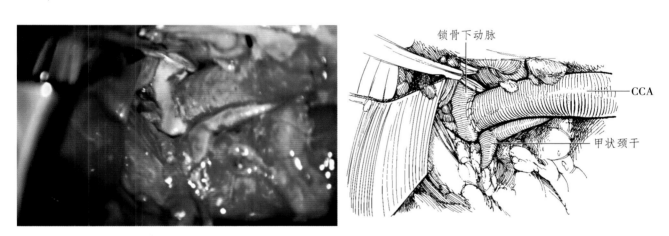

图 11.2h　用一根 6-0 尼龙线连续缝合完成吻合。移除所有临时动脉瘤夹,检查止血情况。

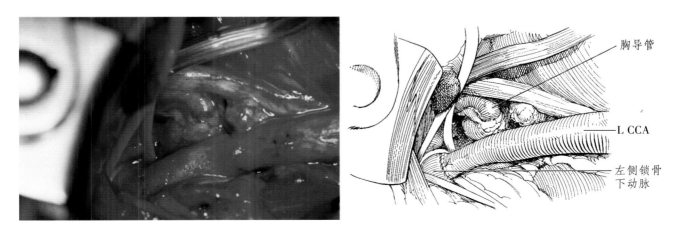

图 11.2i　吻合完成。转位的 CCA 起自锁骨下动脉,并位于胸导管及 CN X 外侧。

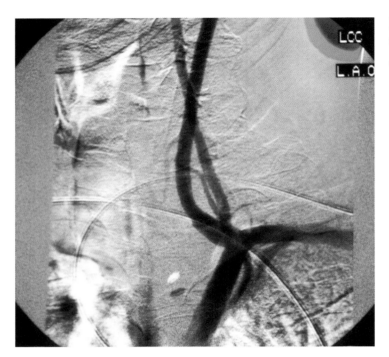

图 11.2j　术后左锁骨下动脉造影前斜位像显示左侧 CCA 顺畅的起自锁骨下动脉。患者术中无不适，于术后 3 周内重新工作。

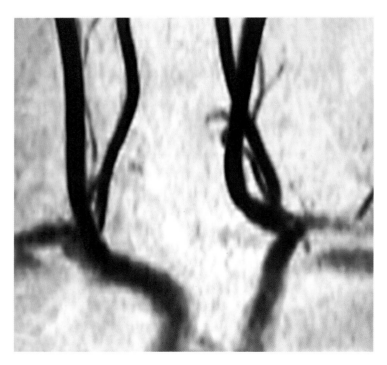

图 11.3k　术后 3 年 MRA 证实该转位血管仍十分通畅，该患者无任何症状。

（聂庆彬　曲乐丰 译）

第 12 章　STA-PCA 及 STA-SCA 搭桥

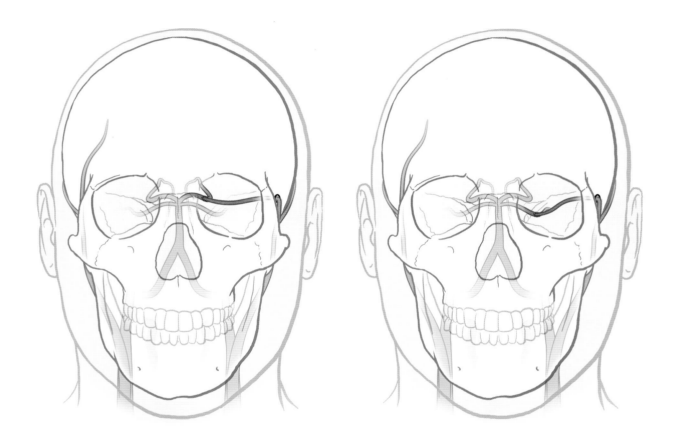

外科解剖及技巧

基底动脉远端供血区域血运重建的受血血管为 SCA 及 PCA。正常解剖下，上述任一血管搭桥都能为基底动脉尖及双侧的 SCA、PCA 提供血流灌注。

用第 2 章中所描述的方法游离 STA。行眶颧弓入路开颅，骨窗要求与中颅窝底平齐。该入路可以将颞肌向前牵拉，为血管吻合创造更大空间。

SCA 位于小脑幕缘处或其下方。切开小脑幕缘通常有利于到达此血管，但是必须注意识别并保护小脑幕缘下的 CN Ⅳ。

游离 10mm 长的一段没有穿支的 SCA，为两端放置临时动脉瘤夹留出空间。在此血管下置一薄乳胶垫片，也可以在薄乳胶垫片下放一小片明胶海绵（Pfizer，New YorK，NY）以抬高该血管利于暴露。STA 必须足够长以便于在吻合时翻转移动，也必须有足够的冗余使自身能无张力地置于中颅窝底来适应正常位置的颞叶。

STA-PCA 搭桥方式与 STA-SCA 搭桥方式类似，只是无须切开小脑幕，颞叶需要更多牵拉。

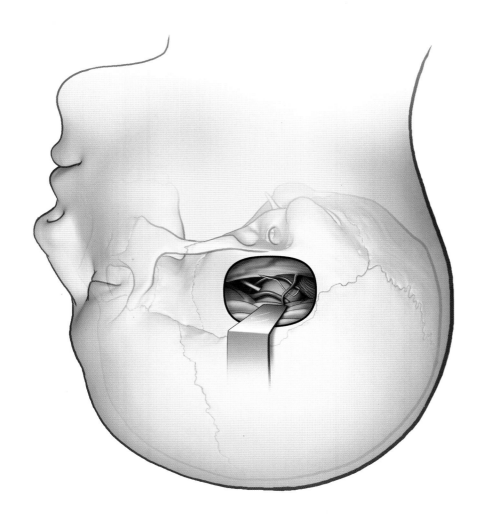

图 12.0a 示意图显示低平暴露以到达 PCA 及 SCA。

STA-PCA 搭桥解剖

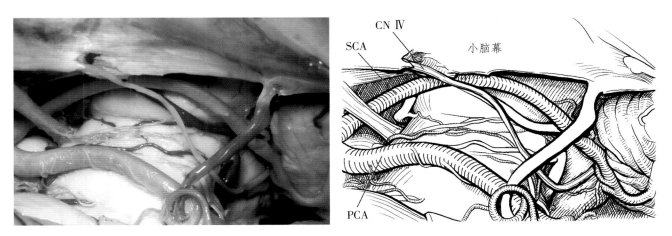

图 12.0b 在小脑幕缘可见 PCA 及 SCA。已暴露 CN Ⅳ。(Photograph used with permission from *Journal of Neurosurgery.*)

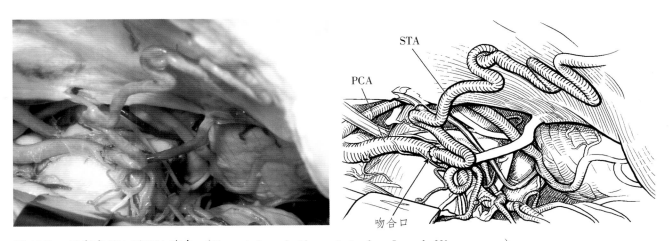

图 12.0c 已完成 STA 至 PCA 吻合。(Photograph used with permission from *Journal of Neurosurgery.*)

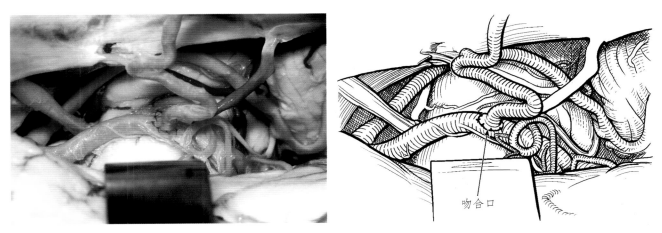

图 12.0d 高倍视野显示 STA-PCA 搭桥。(Photograph used with permission from *Journal of Neurosurgery.*)

STA-SCA 搭桥解剖

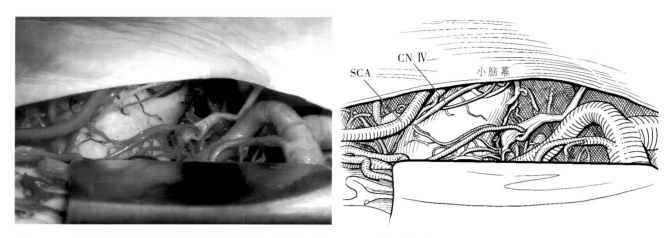

图 12.0e 左侧解剖，可见小脑幕缘以及即将进入小脑幕下方 SCA。CN Ⅳ可见。（Photograph used with permission from *Journal of Neurosurgery.*）

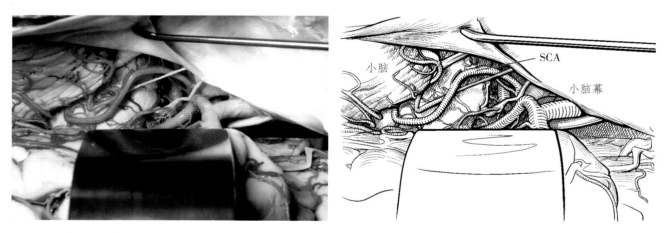

图 12.0f 牵开小脑幕缘，显示环池内 SCA 整个走形。（Photograph used with permission from *Journal of Neurosurgery.*）

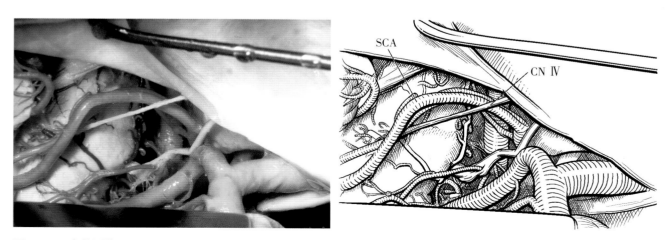

图 12.0g 高倍图像显示 CN Ⅳ 及 SCA。（Photograph used with permission from *Journal of Neurosurgery.*）

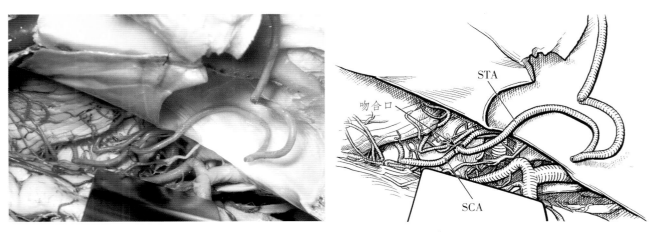

图 12.0h　STA-SCA 之间搭桥已经完成。（Photograph used with permission from *Journal of Neurosurgery.*）

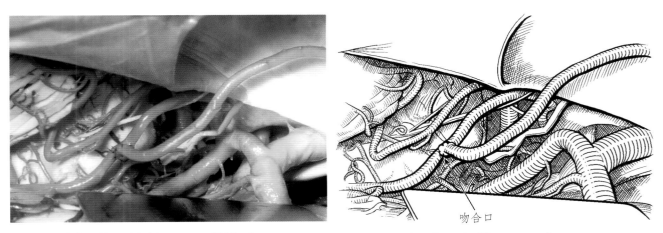

图 12.0i　高倍图像显示左侧 STA-SCA 搭桥。（Photograph used with permission from *Journal of Neurosurgery.*）

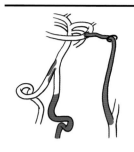
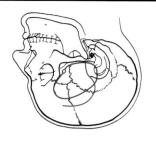

病例 12-1　右侧 VA 完全闭塞合并左侧 VA 重度狭窄伴 PCoA 发育不良 STA-PCA 搭桥

诊断：右侧 VA 完全闭塞合并左侧 VA 重度狭窄伴 PCoA
　　　发育不良

术式：STA-PCA 搭桥

入路：显露低位颞叶的右侧翼点入路

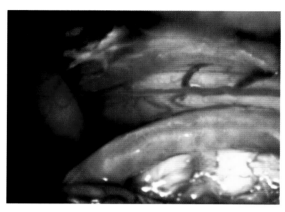
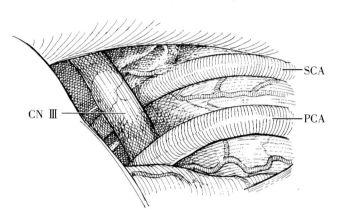

图 12.1a　环池内暴露 PCA 与 SCA。

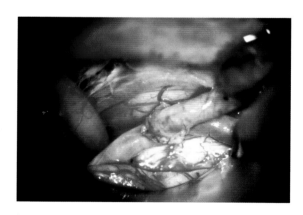
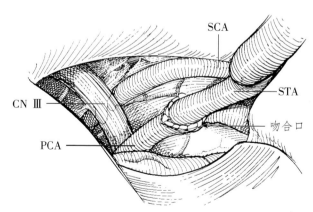

图 12.1b　STA-PCA 搭桥已经完成。

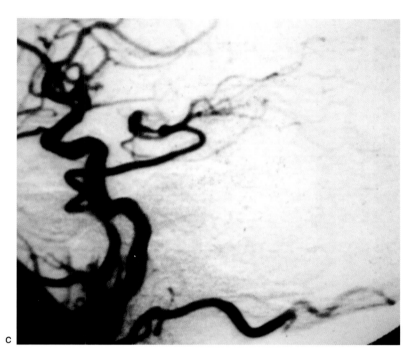

c

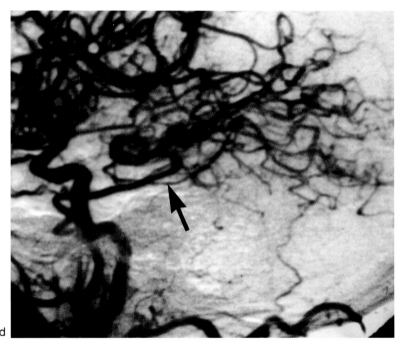

d

图 12.1c,d　术后早期及晚期造影侧位像证实 STA-PCA 搭桥通畅,PCA(箭头所示)及 BA 上部 区域充盈良好。

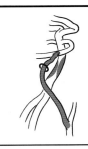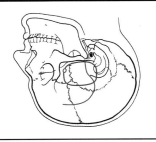

病例 12-2　BA 中段症状性狭窄 STA-SCA 搭桥

诊断: BA 中段症状性狭窄

术式: STA-SCA 搭桥

入路: 右侧颞下入路

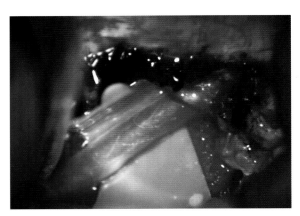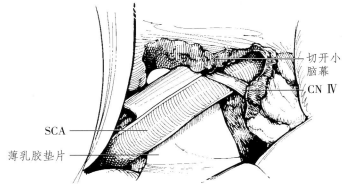

图 12.2a　右侧颞下入路暴露 SCA。切开并电凝小脑幕缘,将一小片薄乳胶垫片置于血管下方使血管更清晰。

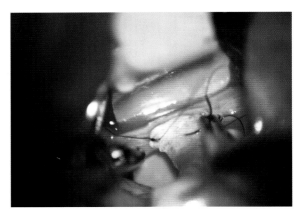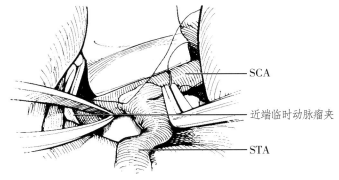

图 12.2b　用两枚临时动脉瘤夹孤立一小段 SCA。在两个位点将 STA 远端缝合至 SCA 为端侧吻合做准备。

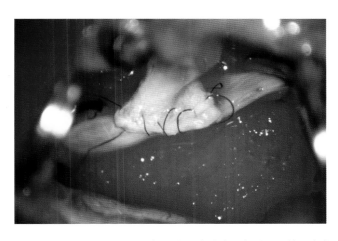
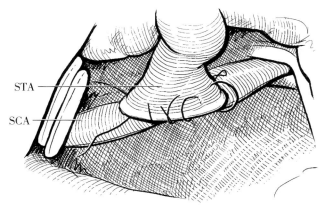

图 12.2c　用一根 10-0 缝线松弛连续缝合一侧壁,以利于术者看清吻合口内部的血管各壁,等缝合完毕后拉紧缝线吻合,确保缝线张力适度,以利于止血。

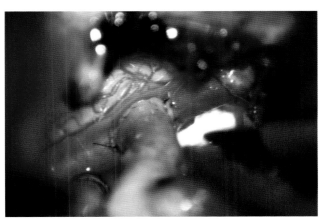
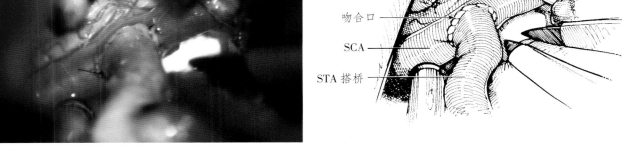

图 12.2d　完成吻合并检查止血情况。

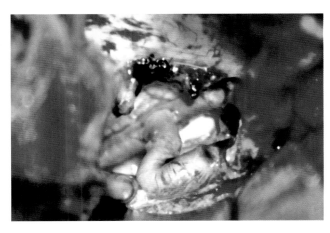
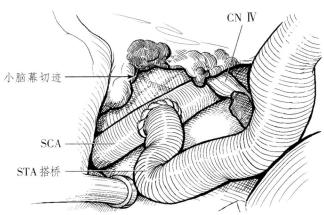

图 12.2e　低倍图像显示搭桥完成。STA 必须足够松弛以便在移除牵开器颞叶恢复其原来位置后桥血管不至被拉伸。

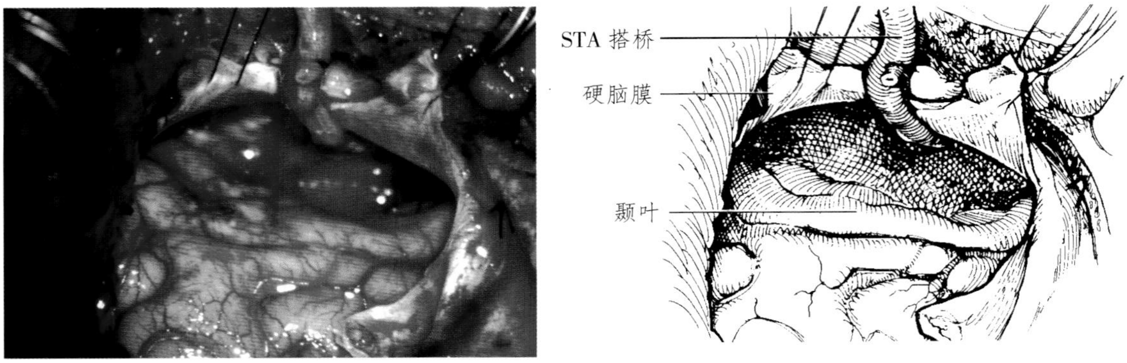

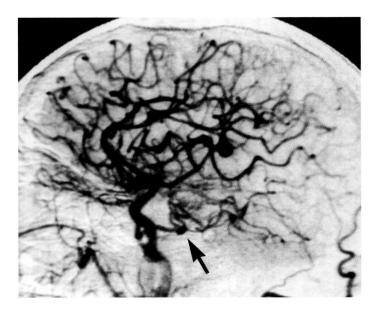

STA 搭桥

硬脑膜

颞叶

图 12.2f 术野显示 STA 行经中颅窝底。为了最大限度地暴露颞下部分同时最小牵拉脑组织,磨除中颅窝侧壁至中颅窝底平面。

图 12.2g 术后右侧 CCA 造影侧位像显示 SCA 及 PCA 通过桥血管(箭头所示)快速充盈。

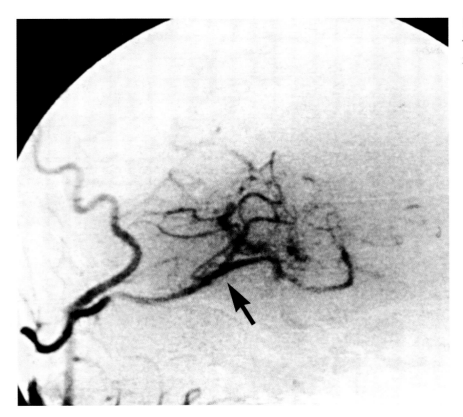

图 12.2h　术后放大的右侧 ECA 选择性造影显示 STA-SCA 搭桥（箭头所示）。

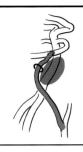
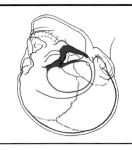

病例 12-3　BA 复杂动脉瘤 STA-SCA 搭桥

诊断：BA 复杂动脉瘤

术式：右侧 STA-SCA 搭桥

入路：右侧眶颞弓入路

▶ **视频**

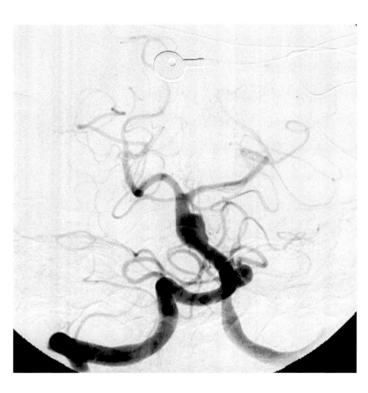

图 12.3a　男，50 岁，头疼。造影显示 BA 夹层动脉瘤。

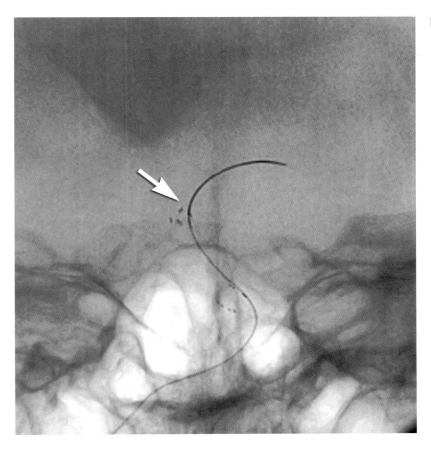

图 12.3b　动脉瘤内置入一支架(箭头所示)。

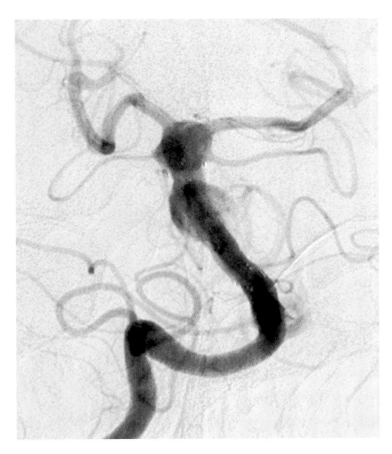

图 12.3c　支架置入后 13 个月,动脉瘤进一步扩大。

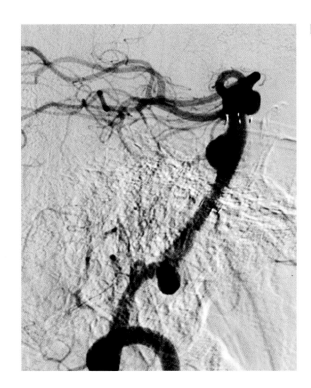

图 12.3d　造影显示被支架覆盖的原动脉瘤以及其远侧增大。

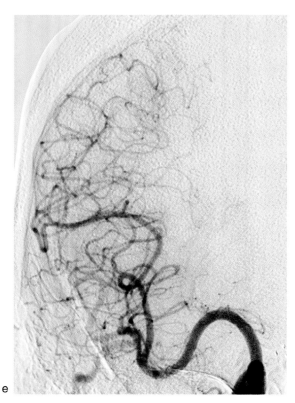

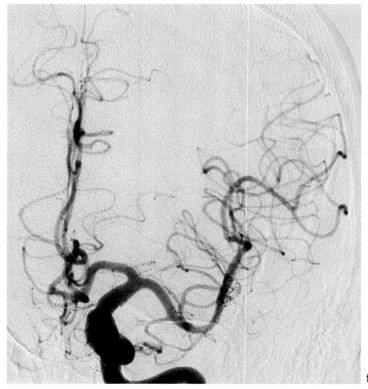

e

f

图 12.3e,f　患者进行了 Alcock 试验,但是没有发现 PCoA。

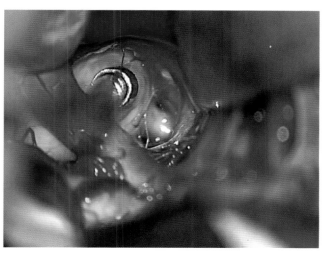
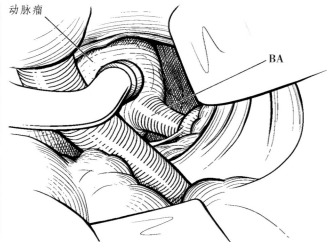

图 12.3g　采用右侧眶颧弓入路,显示 BA 远端动脉瘤。

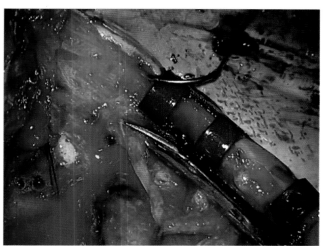
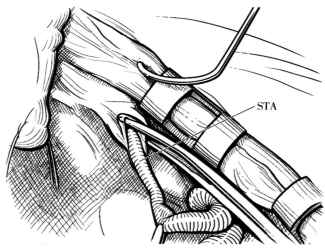

图 12.3h　游离 STA 准备吻合。

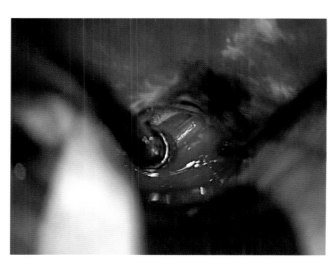
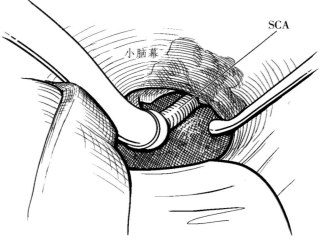

图 12.3i　切开小脑幕,暴露 SCA。

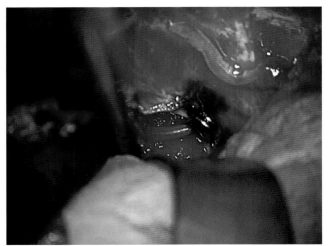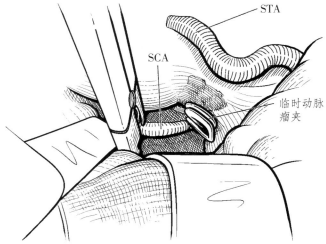

图 12.3j 临时动脉瘤夹夹闭 SCA。

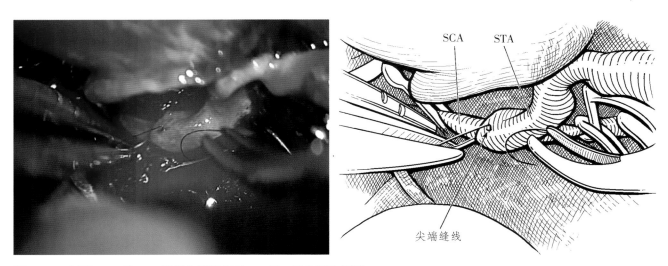

图 12.3k 切开 SCA,将 STA 断端分别缝合至SCA 切口的尖端和根端。

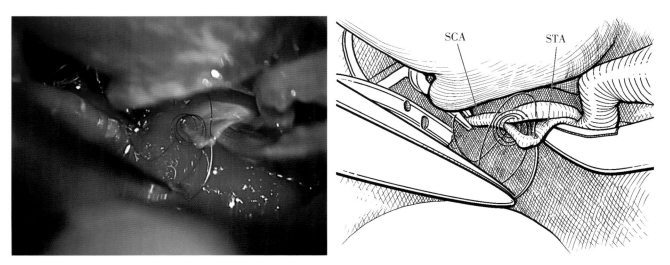

图 12.3l 连续松驰缝合吻合口后壁。

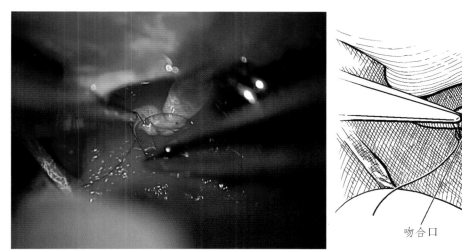

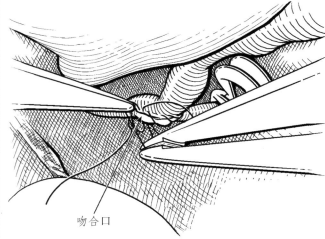

吻合口

图 12.3m 拉紧缝线。

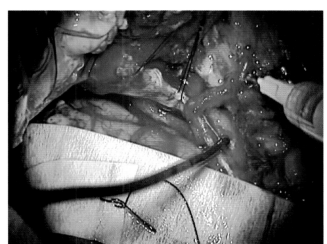

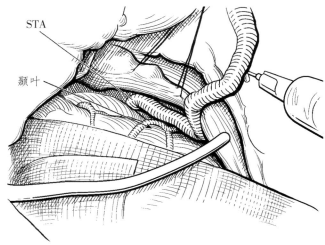

STA

颞叶

图 12.3n 术野显示颞叶下方的 STA 走向吻合点。

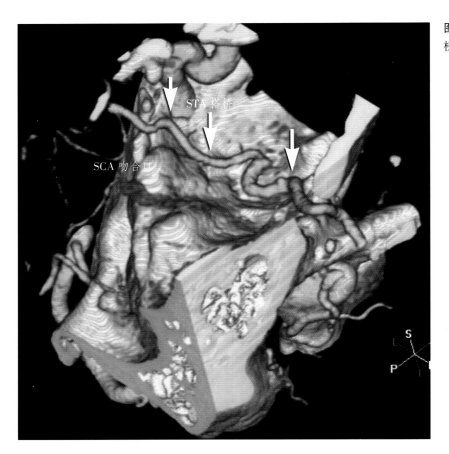

图 12.3o　三维重建图像显示 STA–SCA 搭桥（箭头所示）。

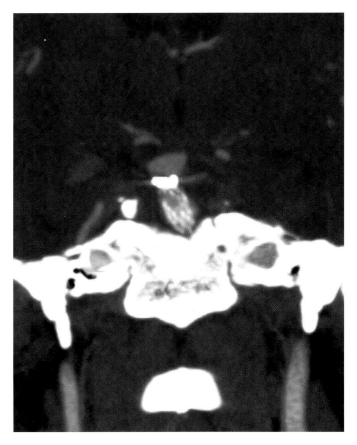

图 12.3p　CTA 显示位于支架上方、SCA 下方的动脉瘤夹。

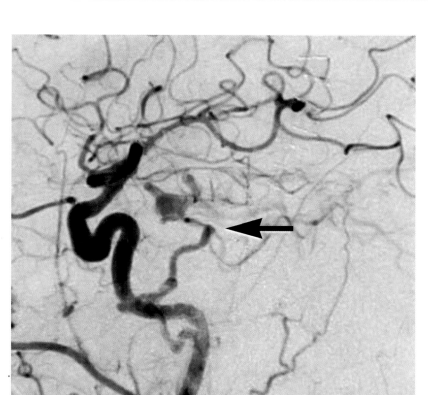

图 12.3q　右侧 CCA 造影侧位像显示 STA-SCA 搭桥（箭头所示）。

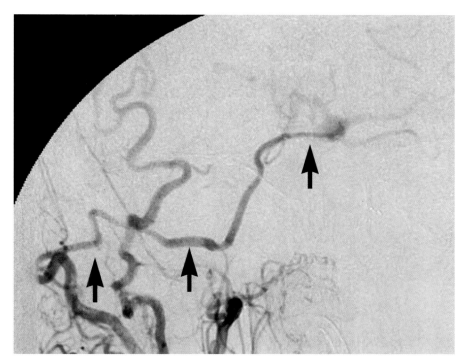

图 12.3r　造影前后位局部放大像显示 STA-SCA 搭桥（箭头所示）。

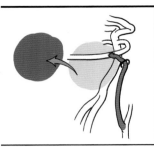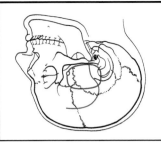

病例 12-4　BA 干巨大蛇形动脉瘤 STA-SCA 搭桥

诊断: BA 干巨大蛇形动脉瘤

术式: STA-SCA 搭桥

入路: 分期右侧颞下、血管内 BA 闭塞联合右侧迷路后入
　　　路动脉瘤缝合术

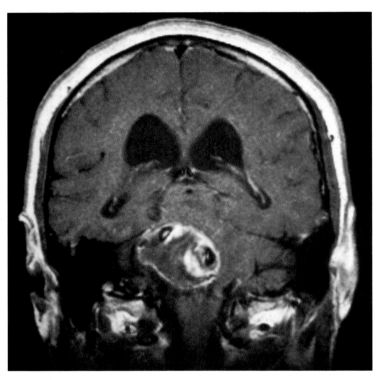

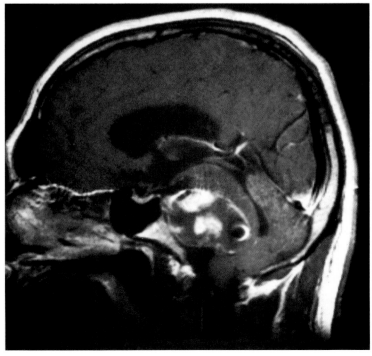

图 12.4a,b　男,45 岁,快速进展性脑干受压症状。
冠状位及矢状位 T1W1 显示 BA 巨大动脉瘤伴有血
管流空影。

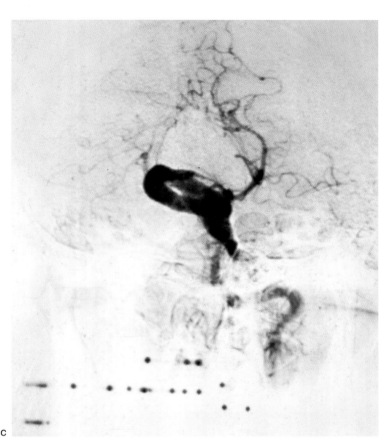

图 12.4c,d　减影前后位及未减影 VA 造影侧位像显示动脉瘤的复杂血流通道,血流最终充盈脑干上方及远侧 PCA 血管。

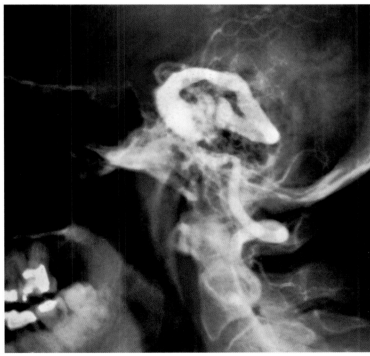

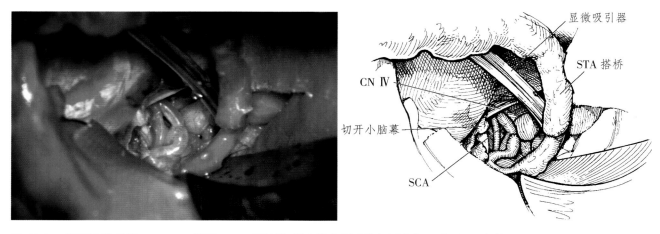

图 12.4e 颞下入路暴露 STA–SCA 搭桥。STA 足够长,桥血管在颞叶恢复原来位置后不至于扭结。

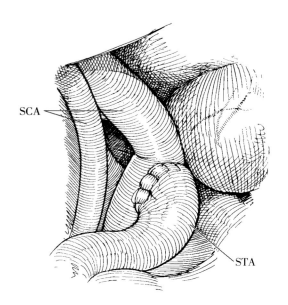

图 12.4f 高倍图像显示 STA–SCA 吻合。

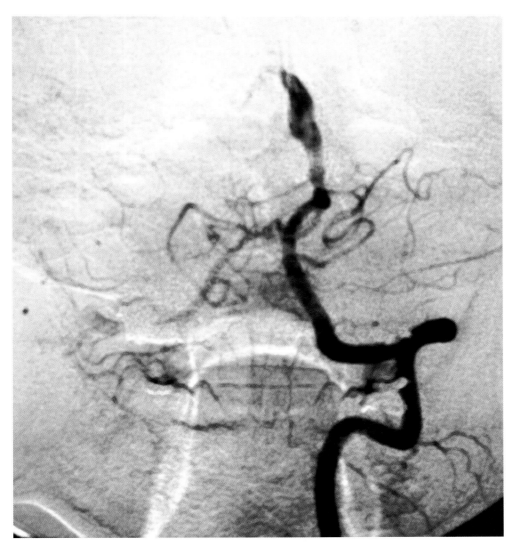

图 12.4g　左侧 VA 造影前后位像显示动脉瘤内的大部分蛇形通道闭塞,高位脑干区域不再显影。

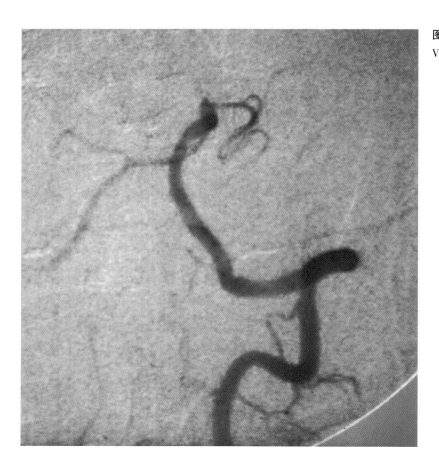

图 12.4h　血管内闭塞蛇形通道残端后最终 VA 造影显示 AICA 以上 BA 不再显影。

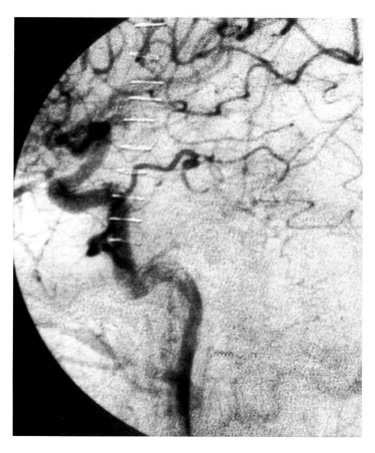

图 12.4i　左侧 CCA 造影侧位像证实桥血管通畅。

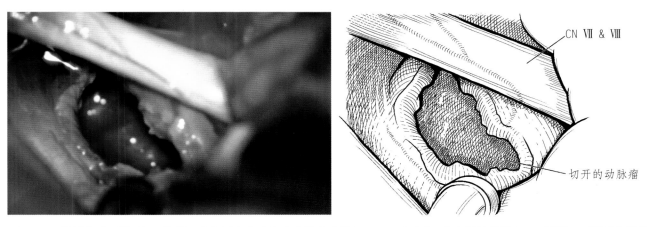

图 12.4j　搭桥术后两周，该患者进行了右侧迷路后入路动脉瘤减积（debulking）手术。术中照片显示在 CN Ⅶ及 CN Ⅷ下方已经切开的动脉瘤。

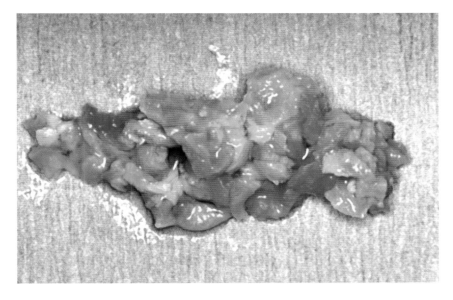

图 12.4k　动脉瘤内的慢性血栓高度机化。患者已经正常生活了超过 12 年。

（聂庆彬　张岩 译）

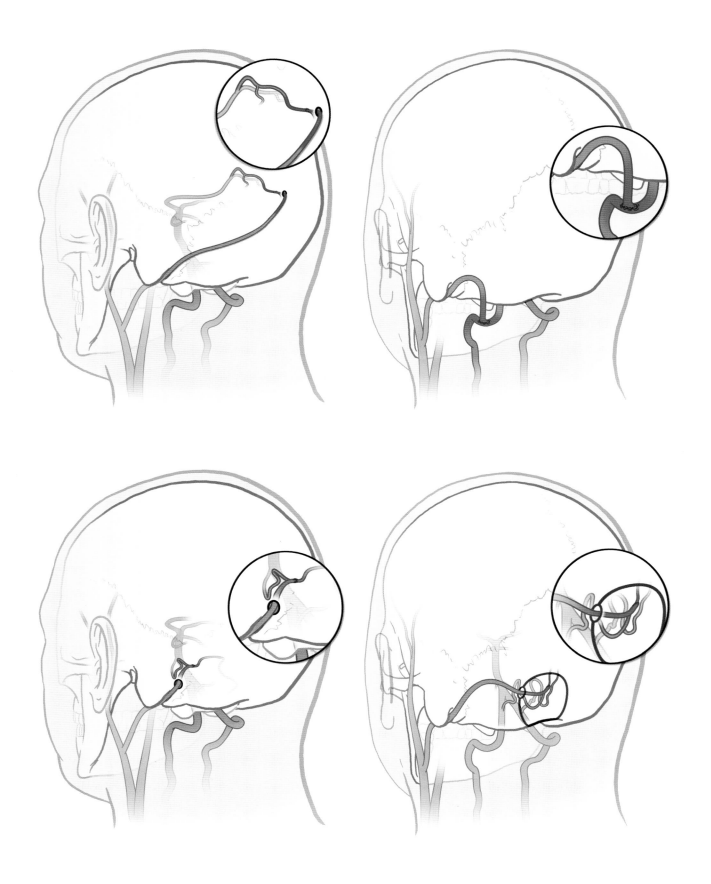

外科解剖及技巧

OA 搭桥

OA–PCA 搭桥最常见的指征是治疗累及 P2 或 P3 段的动脉瘤,这些动脉瘤常常较大且呈梭形。因为脉络膜动脉重要的后内侧及后外侧分支以及供应脑干的 PCA 的直接穿支血管往往起自动脉瘤近侧,所以仅需要搭桥提供 PCA 远端的皮层血供即可。

通过 OA 浅层的手术切口游离 OA,实施 OA 至皮层 PCA 搭桥手术。OA 越过枕叶,位于项部肌肉的上方,相对表浅,很少有需要为了搭桥手术向下方暴露 OA 的情况。切口继续上行,越过枕叶皮层,后者可通过枕部骨窗显露。如果术中患者俯卧位,腰椎穿刺引流可能对防止枕叶肿胀有作用。在枕叶边缘凸面游离 PCA 的皮层分支(P4),这些分支非常细小,通常直径小于 0.5mm。因为血管很细,所以常用 11-0 的缝线吻合。

OA–VA 搭桥是为了提高后循环血供。

OA–AICA 搭桥是为了替代 AICA 本身血供或者治疗 PICA 起始以远的椎基底动脉缺血。在后一种情况下,如果可获得 PICA 搭桥,其作为受血血管要优于 AICA。因为 PICA 易于显露,并且在多数个体中,相比于 AICA 其与 OA 管径更加匹配。

患者侧位或侧腹卧位,弯形切口,暴露 OA。在乙状窦中点处行乙状窦后开颅,打开桥小脑角,游离越过小脑的远端 OA。OA 干潜行到达分出内听道分支后的 AICA 节段后,与 AICA 实施血管吻合。

OA–PICA 搭桥能为低位脑干后循环提供血供,它能提供良好的血流并且血管随着时间推移增粗。

患者侧腹卧位,耳后弯形切口,辨认枕动脉并游离其中一段。中线开颅,打开枕骨大孔。此后常常需要向内侧轻度扩大经典的远外侧入路骨窗。

打开硬脑膜,分离小脑扁桃体,暴露 PICA 于中线处即该动脉最表浅处,将 OA 吻合至 PICA。

OA 是一根粗壮的动脉,穿过颈部及胸锁乳突肌和头夹肌下方供血至枕部头皮,是颈外动脉 8 根分支中最靠后的。

于乳突后内侧定位 OA,可用手提式多普勒探头确定其走行。OA 可以通过在其表面直接切开剥离获取,也可以通过翻开皮瓣从其下方游离获取。不论在上述哪种情况下,游离 OA 都比游离 STA 困难得多。枕动脉与周围肌肉组织粘连紧密,需使用剪刀钝性和锐性分离。频繁出现的肌肉分支必须电凝后切断。在远端,OA 与枕部神经走行于同一个筋膜鞘内。

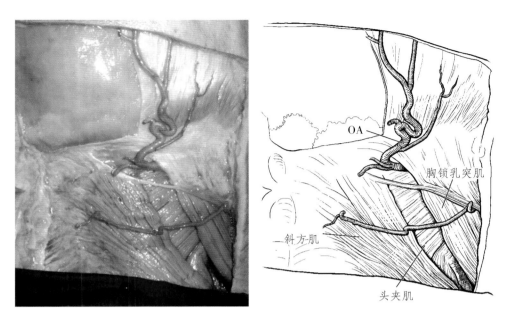

图 13.0a　绕乳突尖游离枕动脉。(Photograph used with permission from *Journal of Neurosurgery*.)

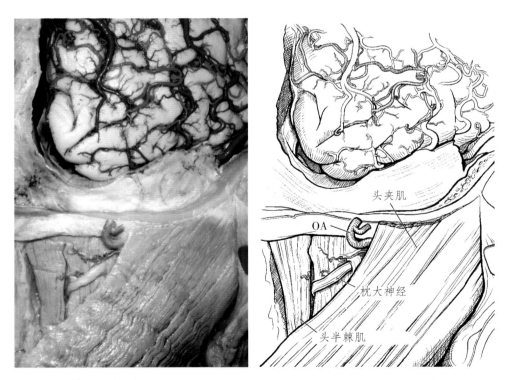

图 13.0b　暴露枕叶。(Photograph used with permission from *Journal of Neurosurgery*.)

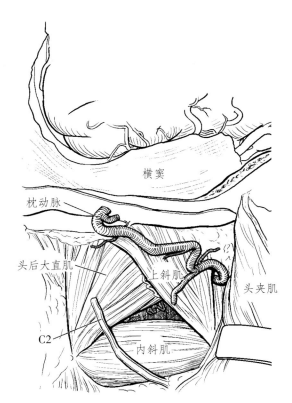

图 13.0c 进一步游离枕动脉。（Photograph used with permission from *Journal of Neurosurgery.*）

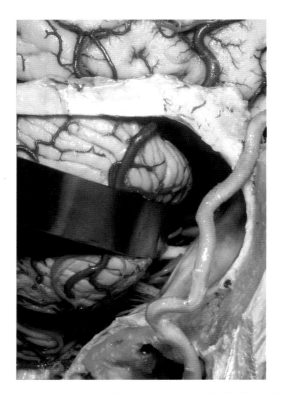
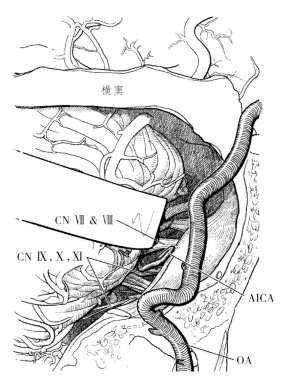

图 13.0d 右侧乙状窦后入路显示右侧后颅窝及桥小脑角。已经游离 OA。（Photograph used with permission from *Journal of Neurosurgery.*）

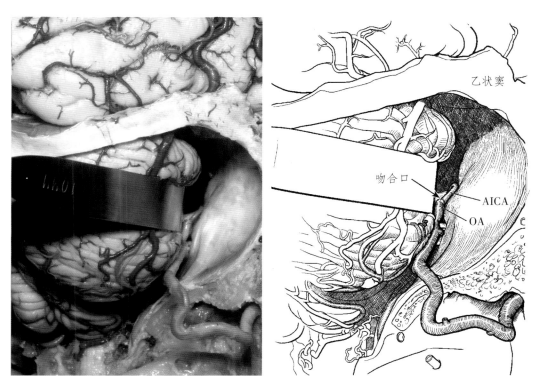

图 13.0e　将 OA 导入桥小脑角拟连接 AICA，该段 AICA 位于内听动脉起始部以远。(Photograph used with permission from *Journal of Neurosurgery*.)

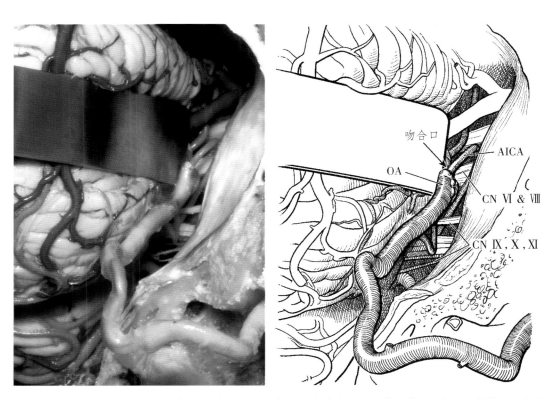

图 13.0f　放大视野显示后组颅神经，后者位于岩骨与小脑半球之间的狭窄通道内。在后组颅神经后方吻合血管。(Photograph used with permission from *Journal of Neurosurgery*.)

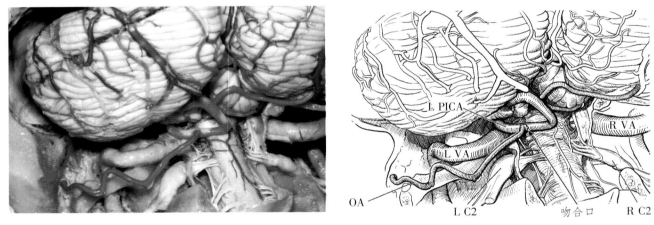

图 13.0g OA-AICA 搭桥整体观。（Photograph used with permission from *Journal of Neurosurgery.*）

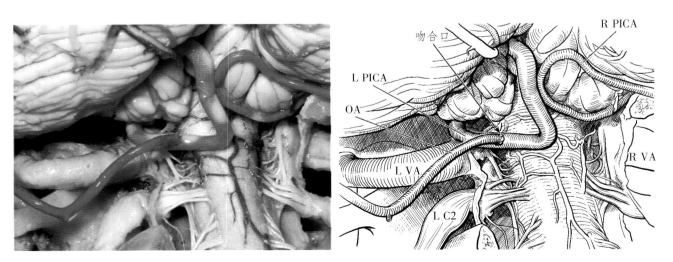

图 13.0h 在尸体标本行 OA-PICA 搭桥。（Photograph used with permission from *Journal of Neurosurgery.*）

图 13.0i 高倍视野下 OA-PICA 搭桥。（Photograph used with permission from *Journal of Neurosurgery.*）

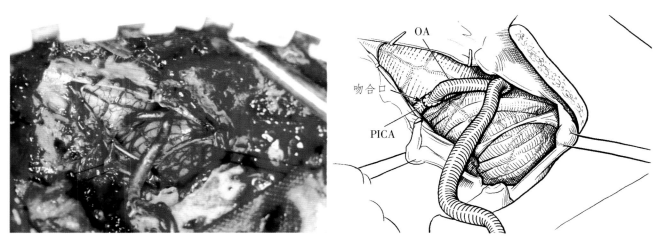

图 13.0j OA-PICA 搭桥举例。

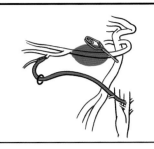 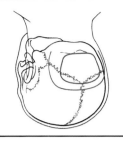

病例 13-1　P2-P3 移行处巨大梭形动脉瘤 OA-PCA 搭桥

诊断: 左侧 P2-P3 移行处巨大梭形动脉瘤

术式: OA-PCA 搭桥

入路: 双侧枕部入路

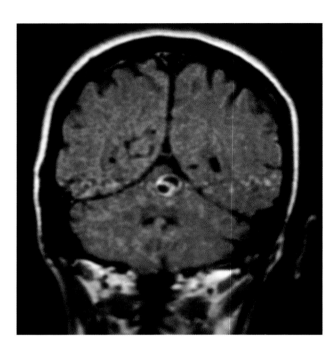

图 13.1a　头疼患者冠状位 T1W1 显示 PCA 远端动脉瘤。

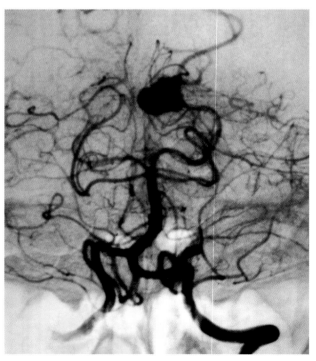 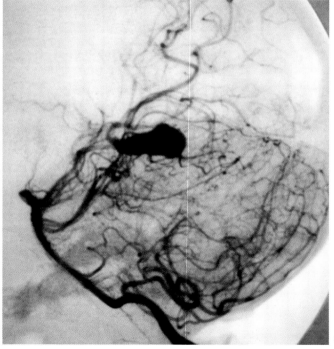

b

c

图 13.1b,c　左侧 VA 造影前后位及侧位像显示左侧 P2-P3 移行处巨大梭形动脉瘤。

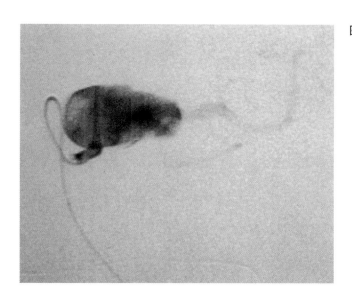

图 13.1d 左侧 PCA 超选造影放大像证实动脉瘤梭形结构。

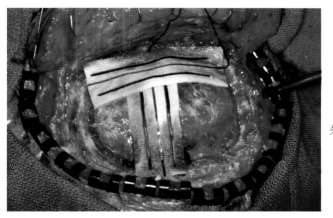
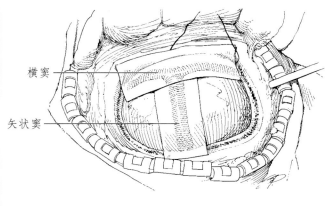

横窦

矢状窦

图 13.1e 后颅窝大 U 形瓣切口暴露窦汇、上矢状窦及横窦,它们都被棉片覆盖(Codman,Raynham,MA)。

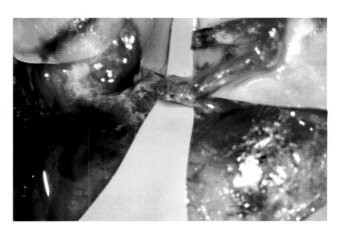
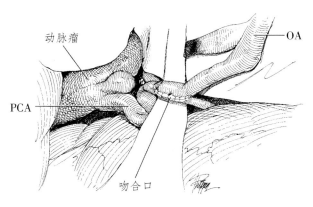

动脉瘤

OA

PCA

吻合口

图 13.1f 游离左侧 PCA 一细小皮层分支,用 11-0 的尼龙线缝合 OA-PCA 搭桥血管。

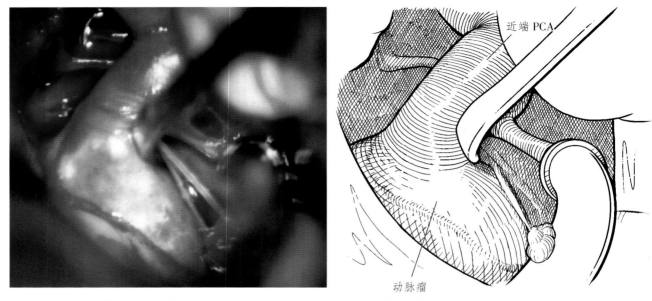

近端 PCA

动脉瘤

图 13.1g 探查动脉瘤后,在动脉瘤近端夹闭 PCA。也可选择血管内闭塞载瘤动脉。

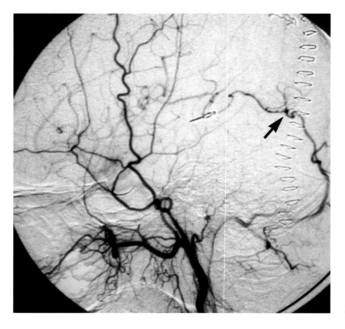

图 13.1h 左侧 ECA 造影侧位像显示经 OA-PCA 搭桥(箭头所示)血流充盈 PCA 供血区域。

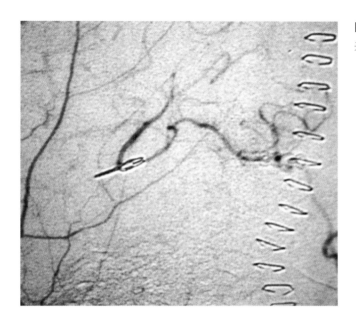

图 13.1i　脑血管造影放大像显示血流逆向充盈至动脉瘤夹处。

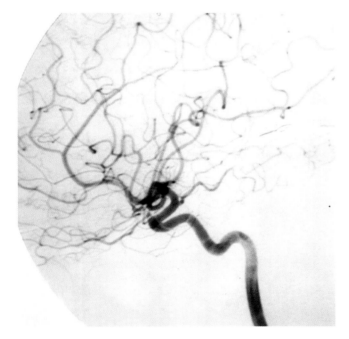

图 13.1j　左侧 ICA 造影显示动脉瘤未显影以及 PCA 上的动脉瘤夹。

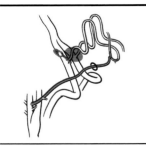
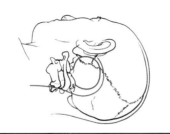

病例 13-2　PICA 复杂动脉瘤 OA-PICA 搭桥

诊断: 经弹簧圈栓塞过的左侧 PICA 复杂动脉瘤

术式: OA-PICA 搭桥

入路: 左侧远外侧入路

▶ 视频

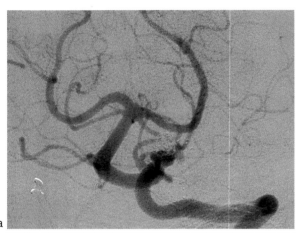

a

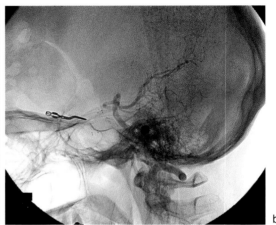

b

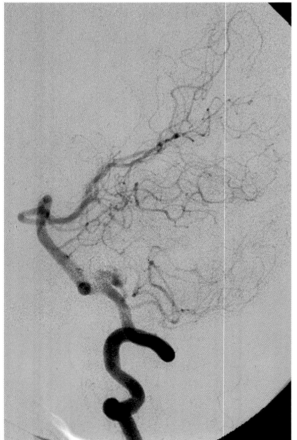

c

图 13.2a–c　女,60 岁,后颅窝造影前后位(a)和侧位(b,c)像显示复发的 PICA 动脉瘤,其内可见弹簧圈。该患者 20 年前曾因蛛网膜下腔出血行右侧 MCA 动脉瘤夹闭治疗。该患者于 1 年前用支架处理了左侧 ICA 动脉瘤并用弹簧圈栓塞了左侧 PICA 动脉瘤。患者目前表现为由左侧 PICA 动脉瘤复发导致的左侧面肌痉挛及上肢无力。

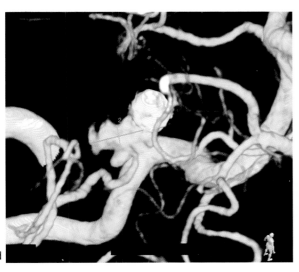
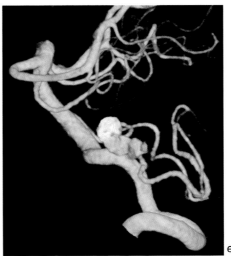

图 13.2d, e　CTA 显示弹簧圈团及左侧 PICA 起自重度钙化的动脉瘤基底部。

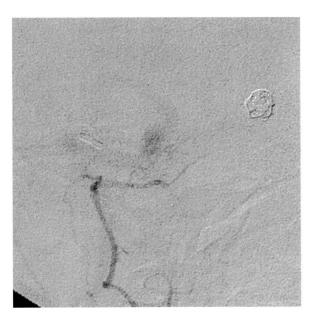

图 13.2f　右侧 VA 造影侧位像显示右侧 VA 退行性改变,终止于 PICA。

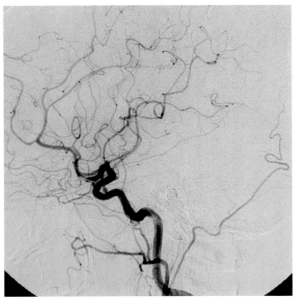

图 13.2g　CCA 造影侧位像显示 Alcock 实验 PCoA 未显影;右侧造影也没有发现 PCA。因此,载有 PICA 动脉瘤的左侧 VA 是后颅窝的唯一供血血管。

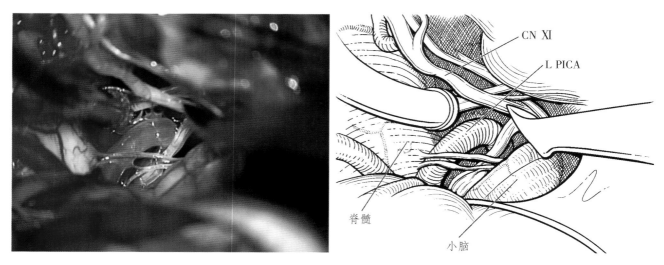

图 13.2h　左侧远外侧入路,可见左侧 PICA。

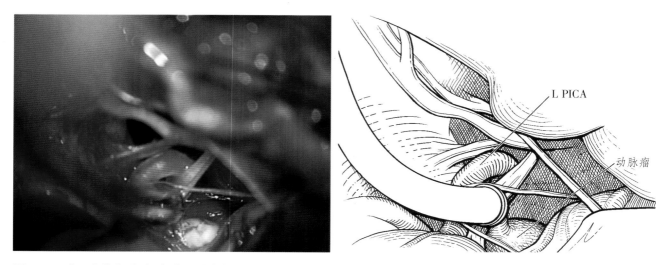

图 13.2i　进一步分离后可见钙化的动脉瘤。

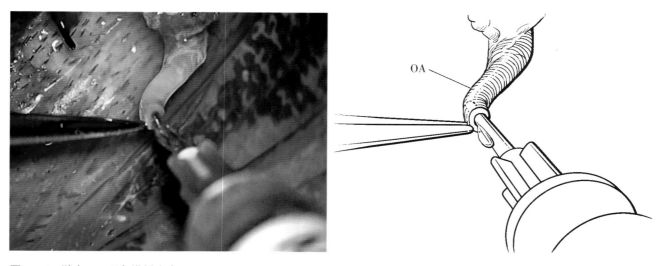

图 13.2j　游离 OA 以备搭桥吻合。

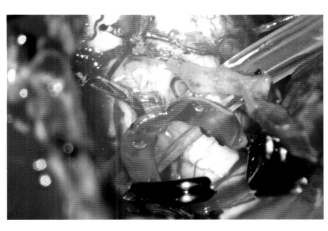
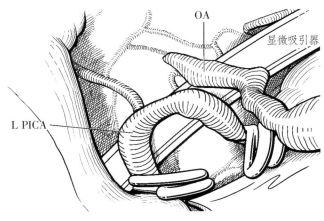

图 13.2k　在动脉瘤远段的 PICA 襻上施加两枚临时动脉瘤夹。显微吸引器位于 PICA 下方，OA 斜形断端位于术野内。

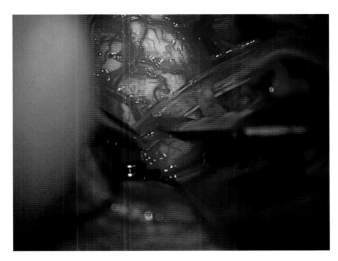
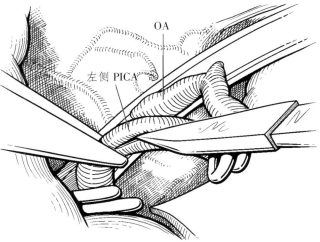

图 13.2l　切开 PICA。

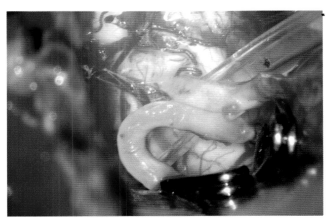
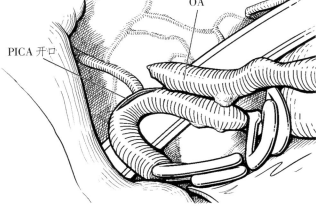

图 13.2m　斜形切开的 OA 断端置于 PICA 旁边以备搭桥吻合。

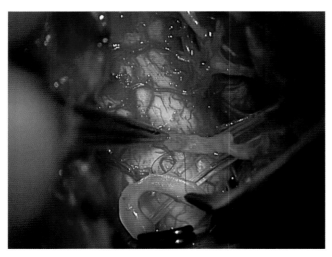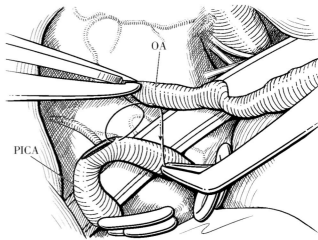

图 13.2n 从 OA 斜形断端的根部缝合一针。

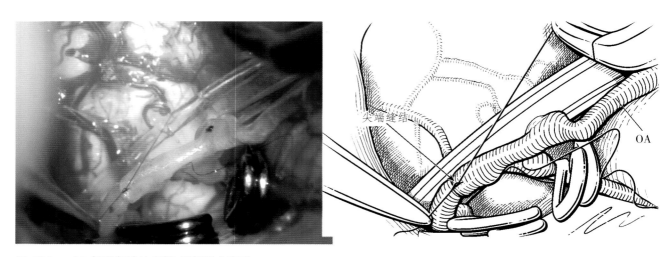

图 13.2o OA 斜形断端的尖部、跟部缝合完毕。

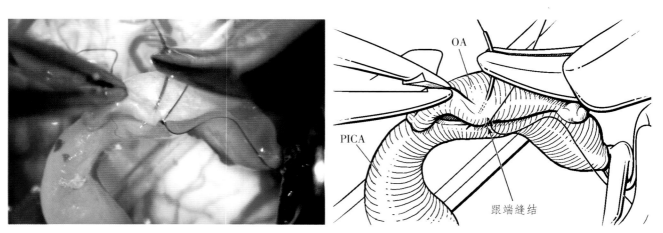

图 13.2p 实施连续缝合。

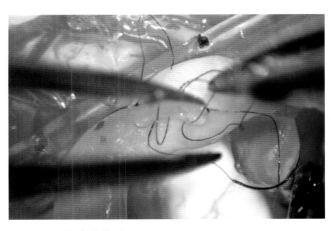

图 13.2q　拉直缝线环。

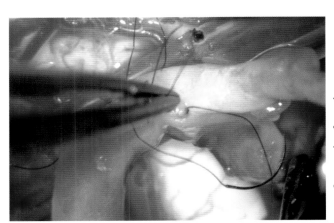

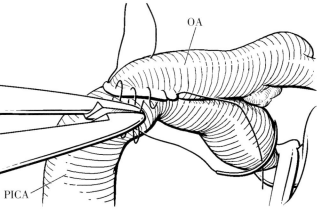

图 13.2r　拉紧缝线。

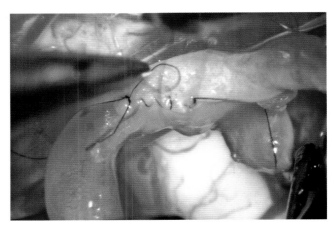

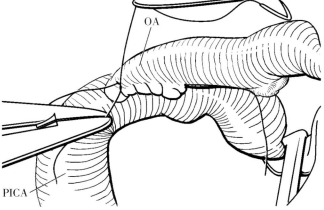

图 13.2s　已完成吻合口前壁缝合,线结系于尖端缝结。

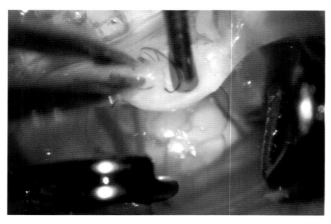
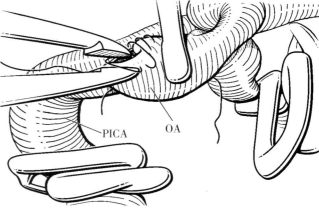

图 13.2t　缝合吻合口后壁。

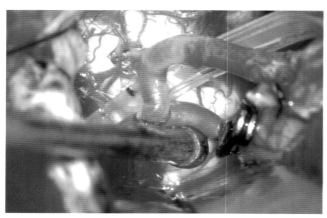
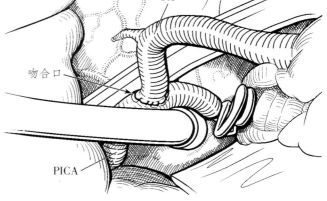

图 13.2u　完成吻合，仍留置远端临时动脉瘤夹。

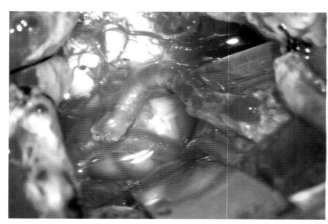
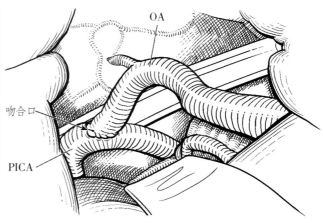

图 13.2v　完成搭桥吻合。

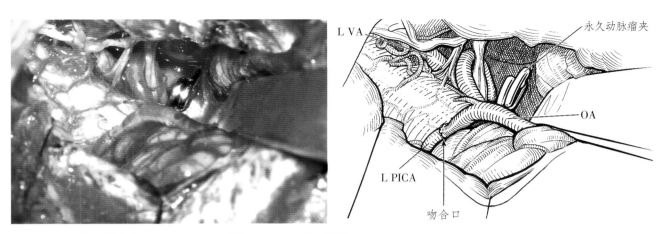

图 13.2w　一枚动脉瘤夹平行于 VA 夹闭动脉瘤和 PICA 的起始部。

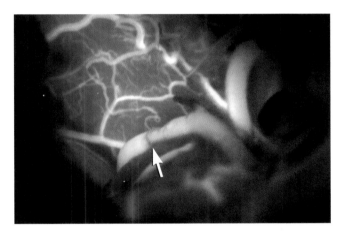

图 13.2x　术中 ICG 血管造影显示 OA 搭桥显影良好（箭头所示）。

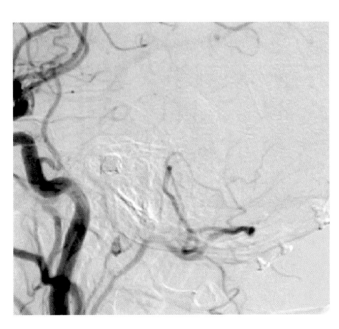

图 13.2y　CCA 造影证实 OA-PICA 搭桥血管显影良好。

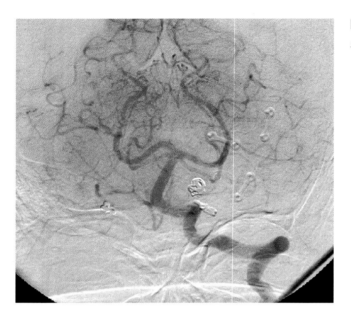

图 13.2z VA 造影前后位像证实 VA 通畅，PICA 动脉瘤未显影。

(聂庆彬 佟小光 译)

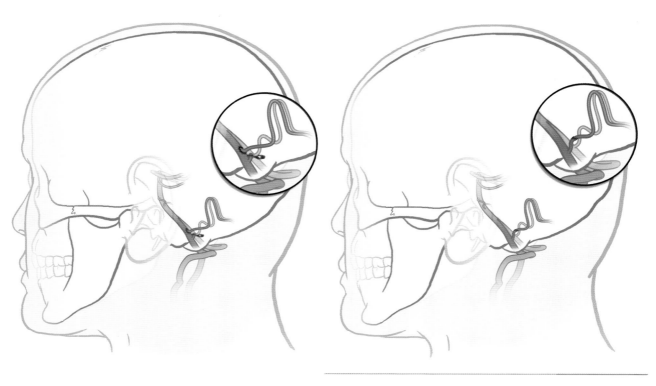

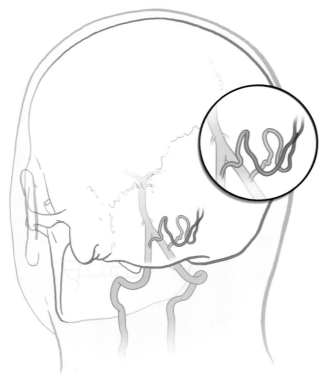

外科解剖及技巧

源自 PICA 的几种搭桥手术可以用 PICA 作为供血血管。当 PICA 绕过扁桃体内侧面时两个血管襻距离最近,这个位置最常用来行 PICA–PICA 搭桥。在临时动脉瘤夹夹闭双侧 PICA 拟吻合处远近端之后,于每一条动脉做一纵形切口,完成吻合。吻合口后壁必须先行缝合。缝合通常用 10–0 或 11–0 缝线,在搭桥完成后移除动脉瘤夹并以 ICG 血管造影检查搭桥血管的通畅性。

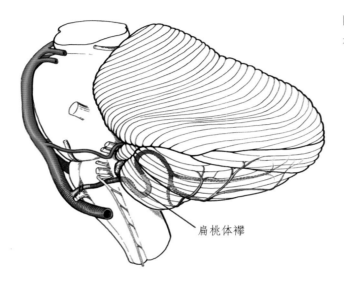

图 14.0a 侧位示意图显示 PICA 的正常走形变化。扁桃体襻是 PICA–PICA 搭桥最常用的位置。

扁桃体襻

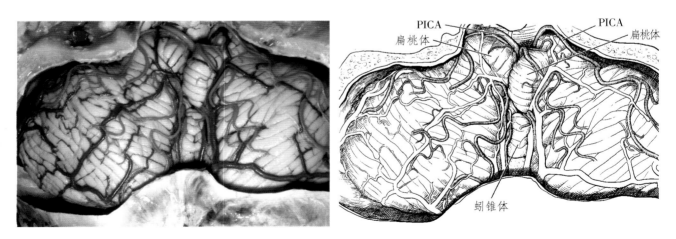

图 14.0b 以外科医生的视角观察小脑半球,显示小脑扁桃体及相关的 PICA 段。(Photograph used with permission from *Journal of Neurosurgery.*)

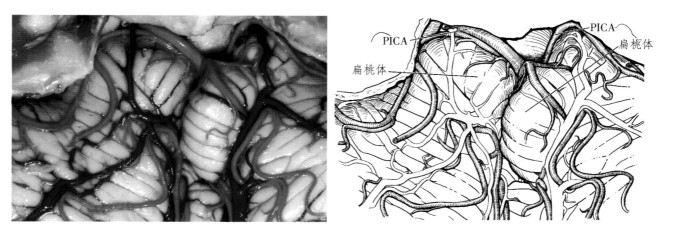

图 14.0c　高倍视野见小脑扁桃体及适宜吻合的 PICA 分支。（Photograph used with permission from *Journal of Neurosurgery.*）

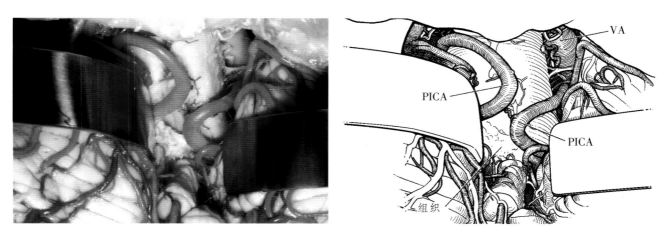

图 14.0d　小脑扁桃体被牵开，显示 PICA 的两个襻。（Photograph used with permission from *Journal of Neurosurgery.*）

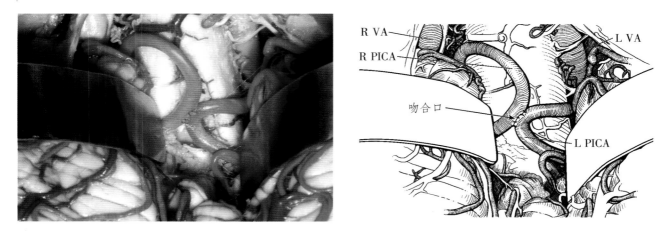

图 14.0e　一例完成的 PICA-PICA 搭桥。（Photograph used with permission from *Journal of Neurosurgery.*）

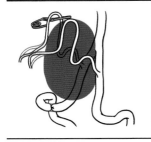 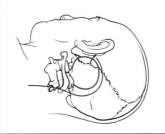

病例 14-1　VA 巨大动脉瘤 PICA- 对侧 PICA 搭桥

诊断: 左侧 VA 巨大动脉瘤

术式: PICA- 对侧 PICA 搭桥

入路: 左侧远外侧入路

▶ 视 频

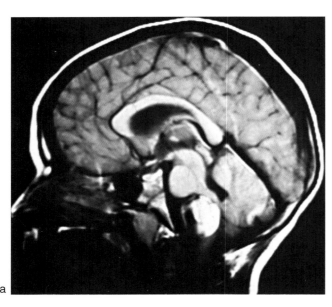 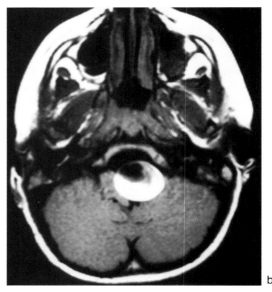

a

b

图 14.1a,b　5 岁男孩,急性蛛网膜下腔出血。头部 MRI 矢状位(a)及轴位(b)像显示一巨大动脉瘤压迫左侧桥脑延髓交界处。T1W1 提示存在腔内血栓。

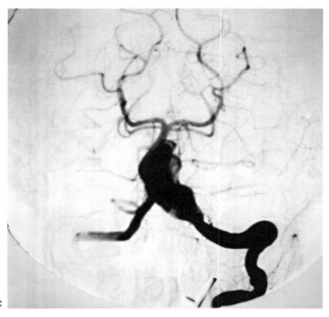 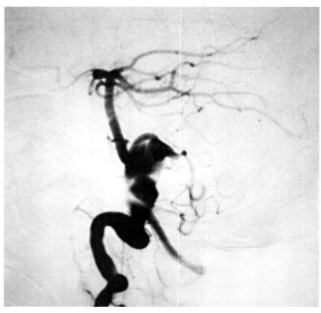

c

d

图 14.1c,d　左侧 VA 造影前后位及斜位像显示动脉瘤累及左侧 VA 及 PICA。(Used with permission from *Journal of Neurosurgery*.)

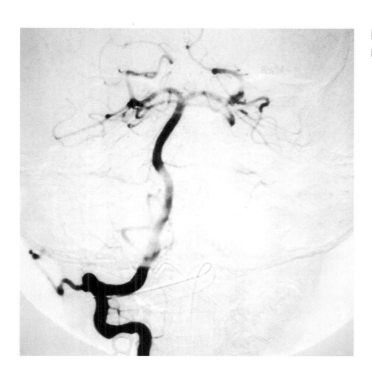

图 14.1e　右侧 VA 造影动脉瘤未显影，但可见一个正常的 VA、BA 和椎基底动脉结合处。

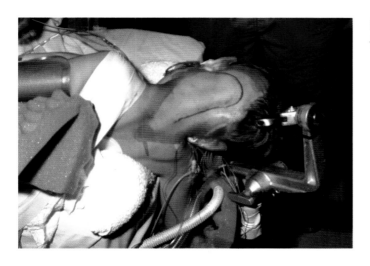

图 14.1f　取侧俯卧位并在皮肤上画出远外侧入路的弯形切口。

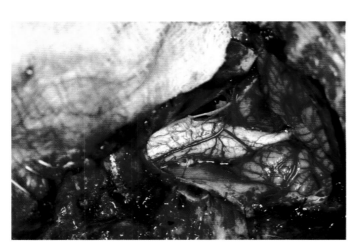

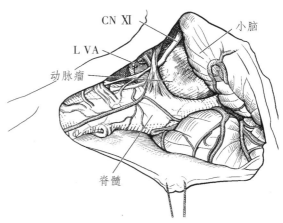

图 14.1g　动脉瘤压迫颈髓延髓交界处。

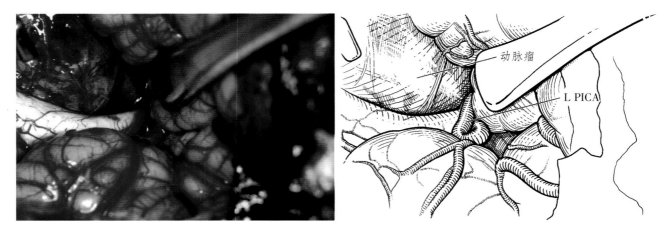

图 14.1h 高倍视野见 PICA 自动脉瘤发出。靠近 PICA 起始处的工作空间被动脉瘤体严重限制。

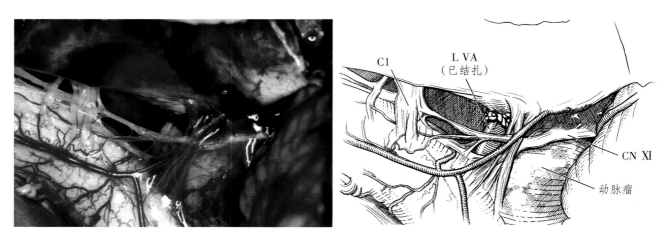

图 14.1i 低位颅神经在动脉瘤体上展开,在动脉瘤近端结扎左侧 VA。

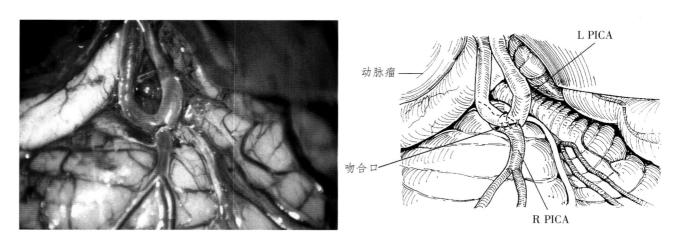

图 14.1j PICA 襻的侧 – 侧吻合。(Used with permission from *Journal of Neurosurgery.*)

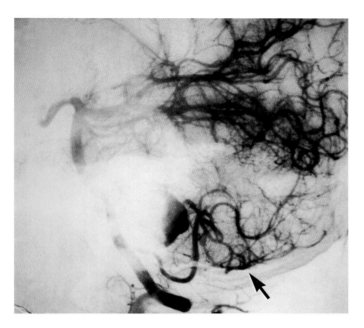

图 14.1k 右侧 VA 造影显示双侧 PICA 供血区域染色（箭头所示）。由于左侧 PICA 反流，动脉瘤体部分可见。

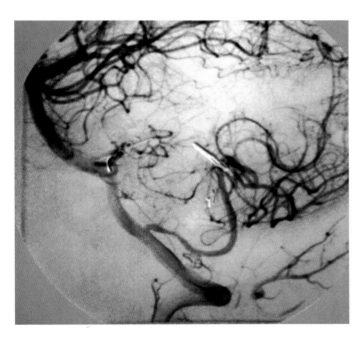

图 14.1l 右侧 VA 造影侧位像显示在左侧 PICA 与动脉瘤移行处的永久夹闭孤立了远侧病变（译者注：原文"Lateral right VA injection shows that permanent clipping of the left PICA at the aneurysm isolates the lesion distally." 其中"the left PICA at the aneurysm"对比上下文及影像应为正常 PICA 出动脉瘤处。而远侧病变系 PICA 以远 VA 动脉瘤病变）。左侧 VA 末端用弹簧圈填塞以去除来自对侧 VA 的残余血流充盈。（Used with permission from *Journal of Neurosurgery*.）

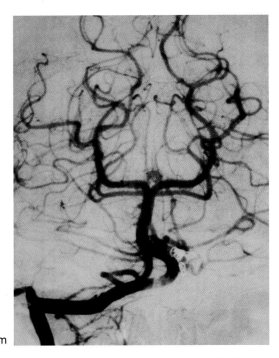
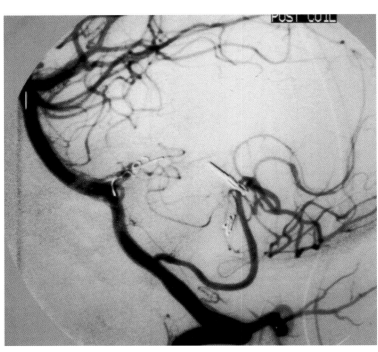

图 14.1m,n　右侧 VA 造影前后位及侧位像显示弹簧圈位于左侧动脉瘤以远,动脉瘤夹位于动脉瘤以远 PICA 上,动脉瘤腔不再显影。(Fig.14.1n used with permission from *Journal of Neurosurgery.*)

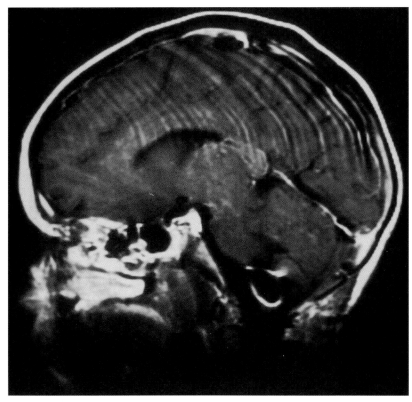

图 14.1o　术后 T1W1 矢状位像显示对脑干的占位效应改善。可以看到动脉瘤夹的伪影。(Used with permission from *Journal of Neurosurgery.*)

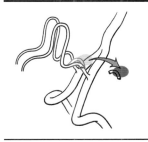 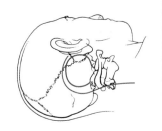

病例 14-2　PICA 动脉瘤 PICA-PICA 直接搭桥

诊断: 右侧 PICA 动脉瘤

术式: PICA-PICA 直接搭桥

入路: 右侧远外侧入路

▶ **视频**

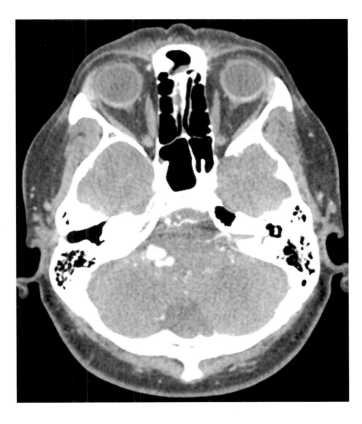

图 14.2a　患者因头疼和头晕就诊,CT 显示右侧 PICA 复杂动脉瘤。

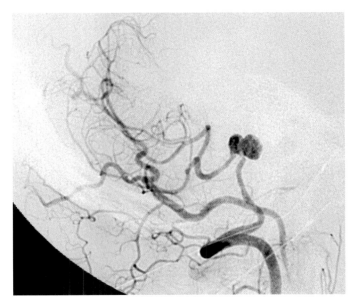

图 14.2b　脑血管造影显示 PICA 复杂夹层动脉瘤。

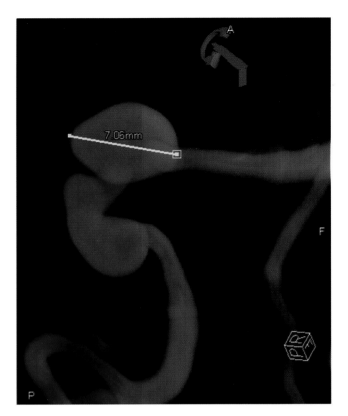

图 14.2c 三维重建图像显示了该复杂夹层动脉瘤的特点。

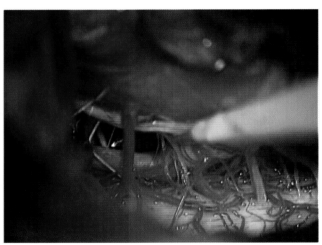
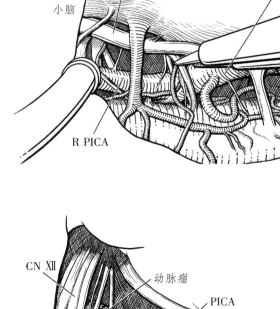

图 14.2d 右侧远外侧入路暴露右侧 VA 和 PICA。

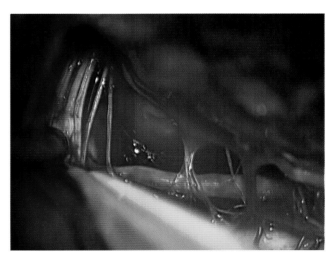

图 14.2e PICA 汇入动脉瘤。

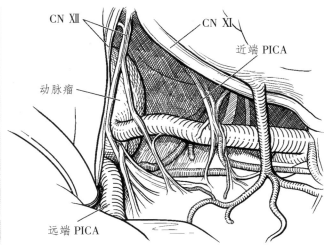

图 14.2g　绘图显示位于 CN XII之后的复杂动脉瘤。

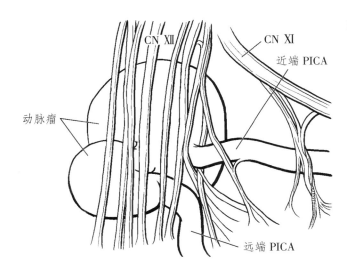

图 14.2f　远侧 PICA 在 CN XII根之间走行。

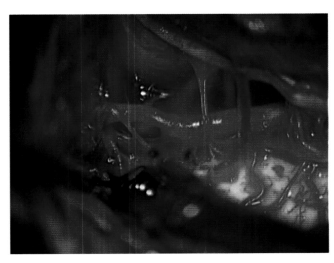

图 14.2h　临时动脉瘤夹夹闭 PICA 于其出动脉瘤处。

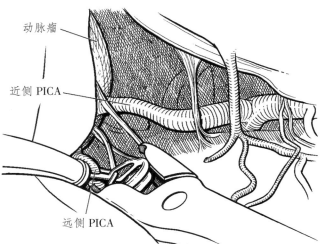

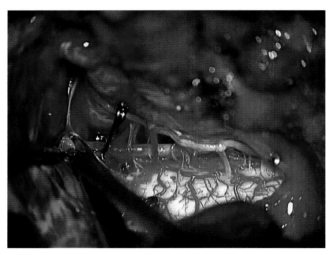
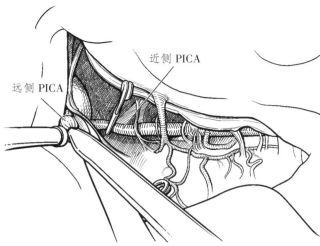

图 14.2i　在动脉瘤近侧放置动脉瘤夹后,在动脉瘤的远侧切断 PICA。

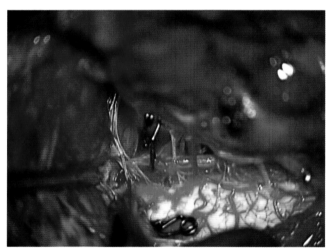
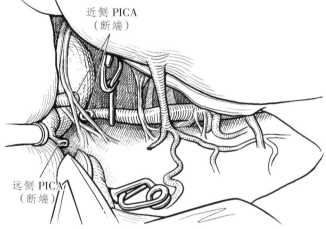

图 14.2j　在动脉瘤的近侧切断 PICA。

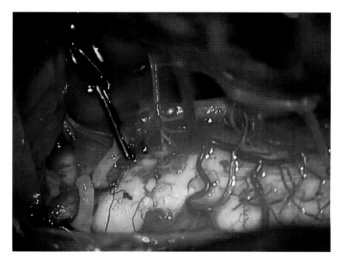
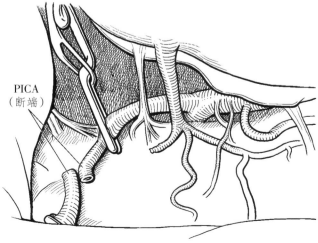

图 14.2k　PICA 的两个断端相靠近。

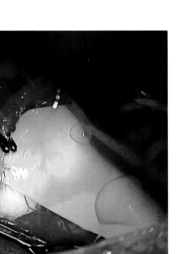
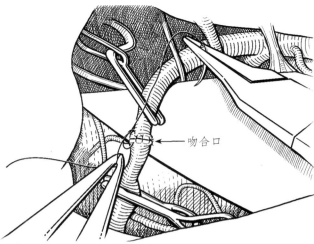

图 14.2l　PICA–PICA 直接吻合。

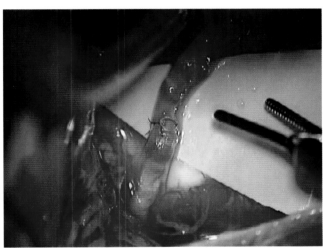
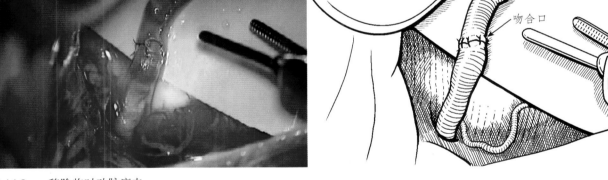

图 14.2m　移除临时动脉瘤夹。

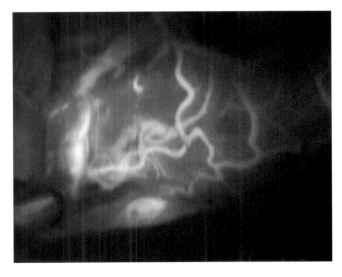

图 14.2n　术中 ICG 造影证实 PICA–PICA 直接吻合口通畅。

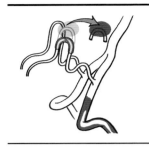 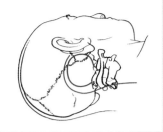

病例 14-3 PICA 复杂动脉瘤 PICA-PICA 直接端－端搭桥

诊断：右侧 PICA 复杂动脉瘤

架桥术：PICA-PICA 直接端－端搭桥

入路：右侧远外侧入路

▶ 视频

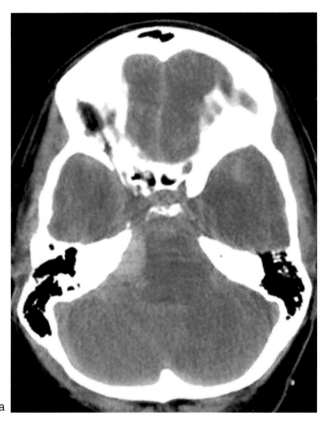

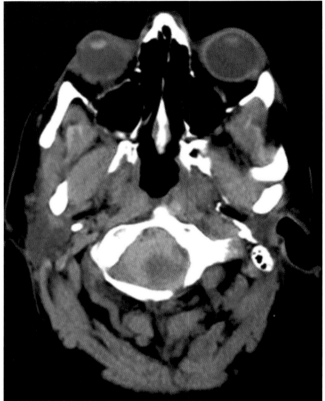

a

b

图 14.3a,b 女性,38 岁,轴位 CT 显示重度蛛网膜下腔出血。

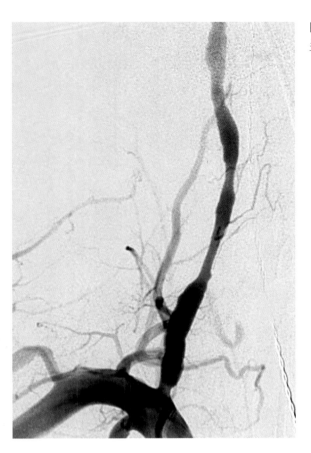

图 14.3c　脑血管造影前后位像显示显著的右侧 VA 病变,与夹层有关且 VA 在颅底处闭塞。

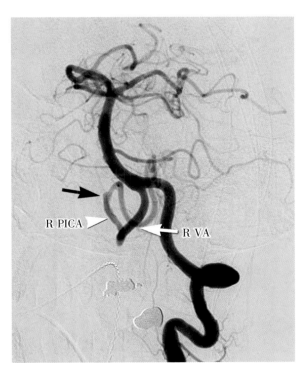

图 14.3d　正常的左侧 VA 供血右侧 VA(白色箭头所示),通过逆流充盈右侧 PICA(白色三角箭头所示)。在右侧 PICA 远端的头襻上可见夹层动脉瘤(黑色箭头所示)。

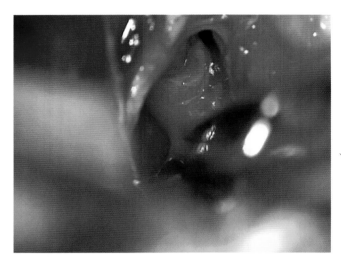
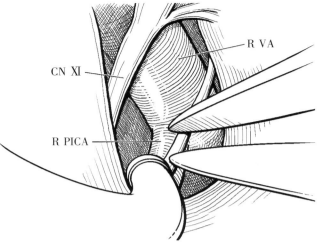

图 14.3e 右侧远外侧入路暴露 VA。

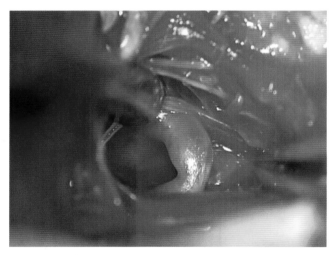
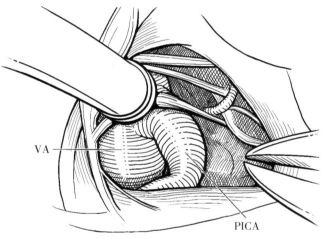

图 14.3f 暴露 PICA 的近侧部分。

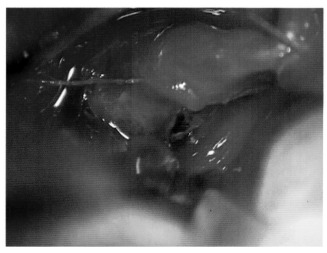
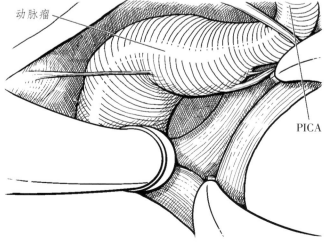

图 14.3g 暴露 PICA 复杂夹层动脉瘤。

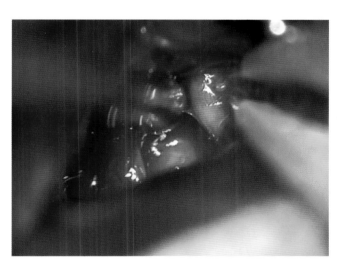

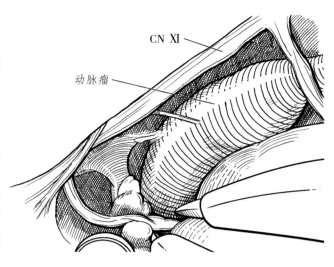

图 14.3h　进一步暴露动脉瘤。

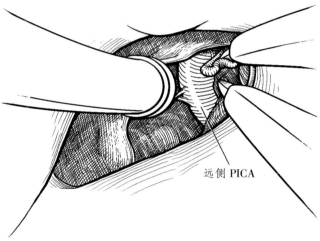

图 14.3i　暴露 PICA 的远端部分。

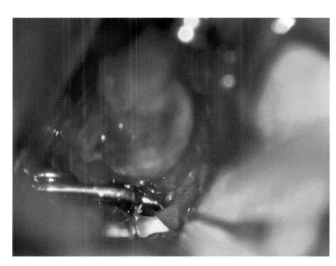

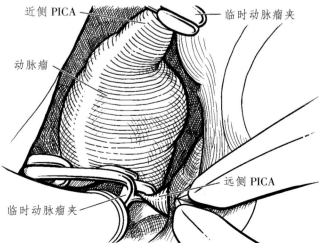

图 14.3j　在该夹层动脉瘤的近侧和远侧 PICA 上分别放置临时动脉瘤夹。

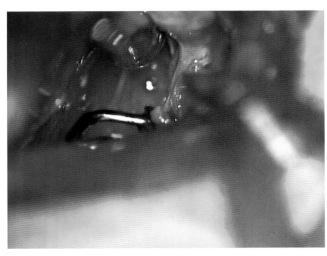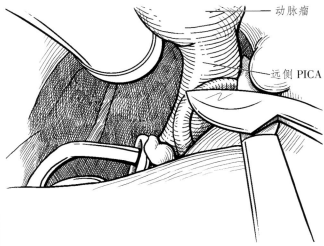

图 14.3k 在动脉瘤的远侧切断 PICA。

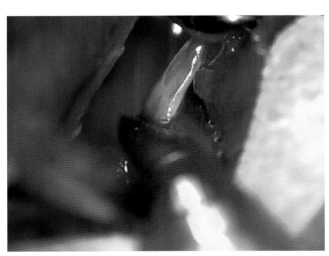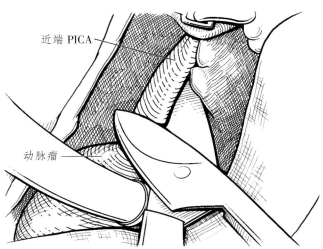

图 14.3l 在动脉瘤的近侧切断 PICA。

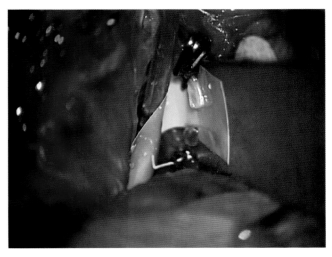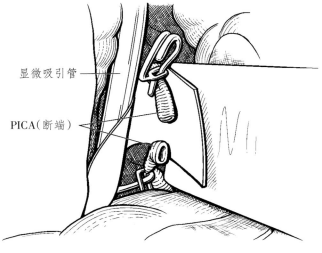

图 14.3m 拟行 PICA 两断端直接端－端吻合。

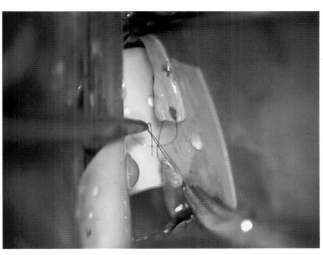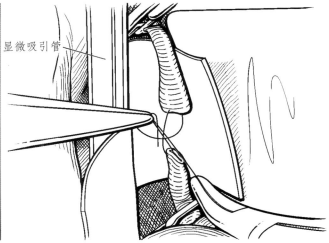

显微吸引管

图 14.3n　实施第一针缝合。

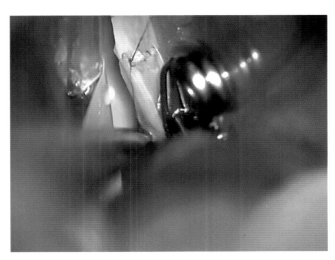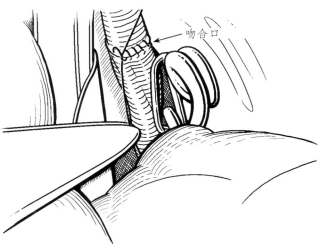

吻合口

图 14.3o　吻合基本完成。

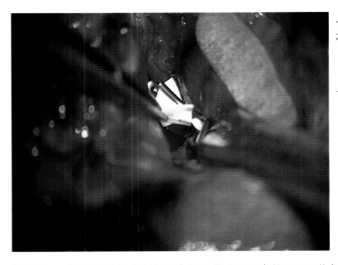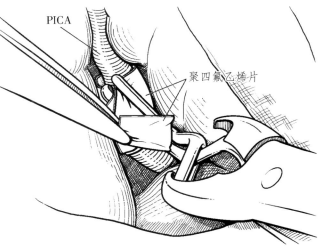

PICA

聚四氟乙烯片

图 14.3p　聚四氟乙烯片包裹吻合口以防止不正常的 PICA 形成新的夹层。

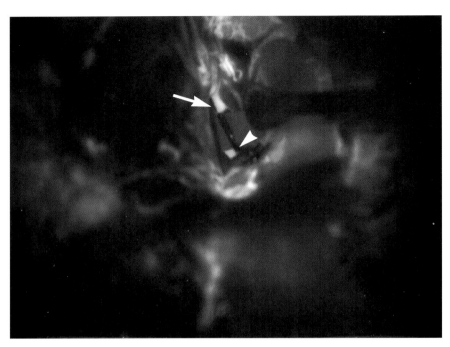

图 14.3q ICG 血管造影显示包裹的近端(箭头所示)及远端(三角箭头所示)显影良好。

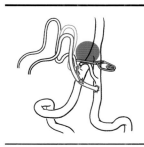 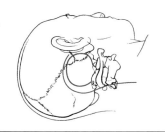

病例 14-4　PICA 复发巨大动脉瘤 PICA-VA 直接搭桥

诊断: 弹簧圈栓塞术后,右侧 PICA 复发巨大动脉瘤

术式: PICA-VA 直接搭桥

入路: 右侧远外侧入路

▶ **视 频**

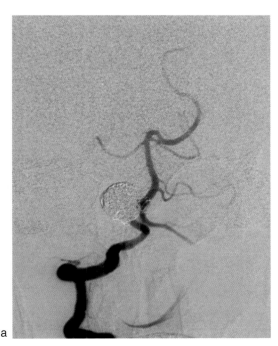

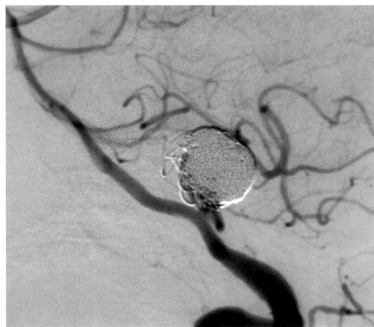

图 14.4a,b　VA 造影前后位及侧位像显示成功栓塞的 PICA 动脉瘤。

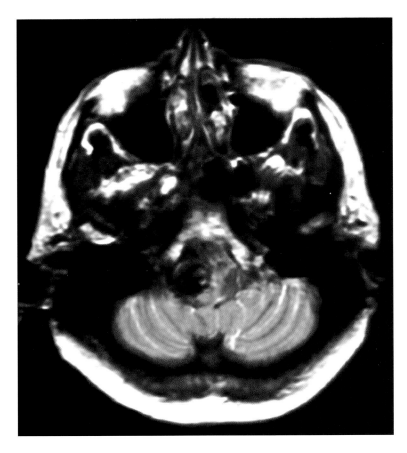

图 14.4c　CT 显示弹簧圈栓塞后的动脉瘤复发。

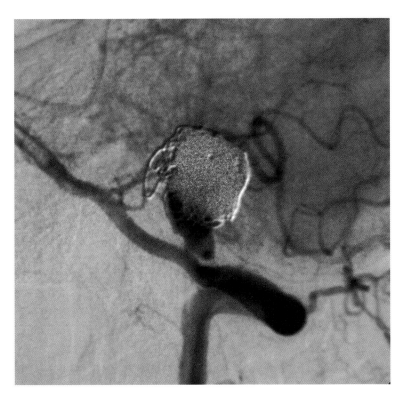

图 14.4d　一年后造影显示动脉瘤基底部复发，患者脑干压迫症状复发。

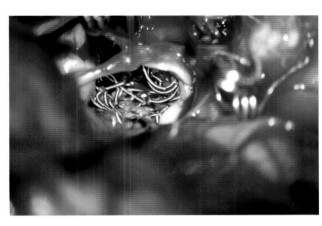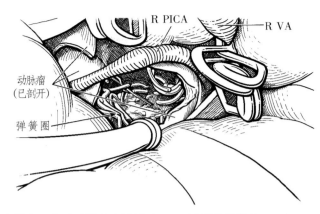

图 14.4e　术中显示 PICA 及剖开的动脉瘤,动脉瘤由弹簧圈致密填充。临时动脉瘤夹被置于 PICA 近侧及远侧的 VA 上。

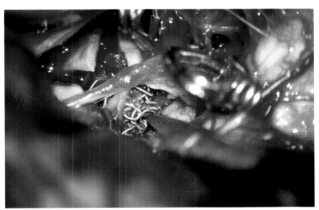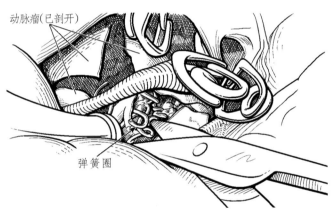

图 14.4f　显微剪刀剪断弹簧圈。

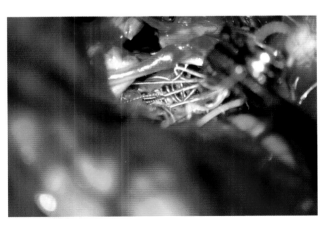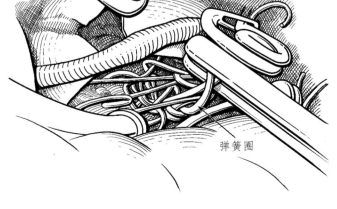

图 14.4g　移除弹簧圈以便为夹闭操作提供足够空间。

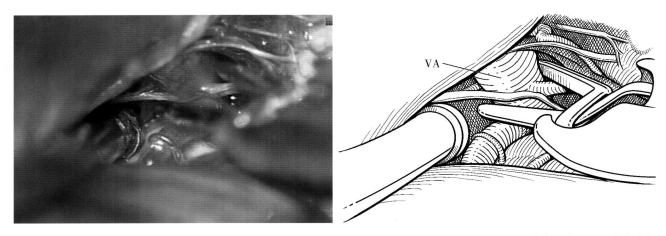

图 14.4h 从 VA 上移除一枚临时动脉瘤夹,由于动脉瘤根部的永久动脉瘤夹撕裂了起源于 VA 的动脉瘤的瘤颈,此时动脉瘤基底部严重出血。

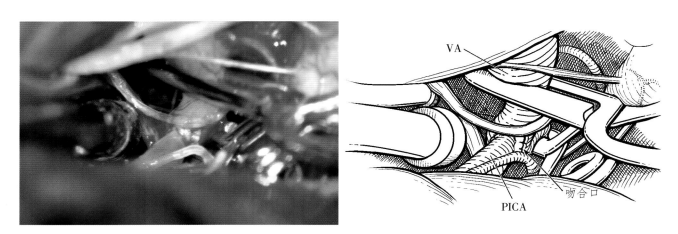

图 14.4i PICA 自动脉瘤远端剪断并再植吻合到 VA 上。

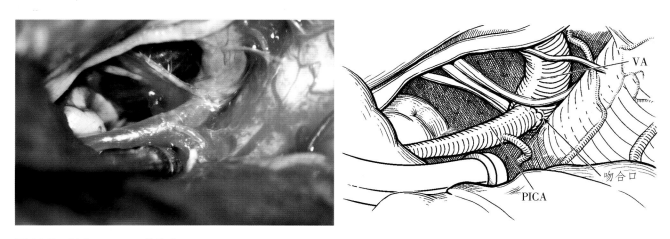

图 14.4j 完成 PICA–VA 的吻合。

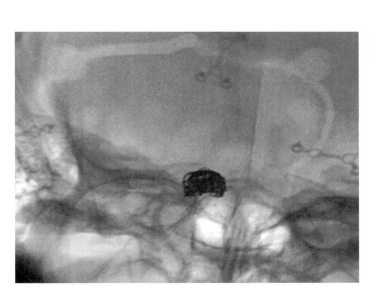

图 14.4k 术后血管造影前后位像显示残存的弹簧圈团块。

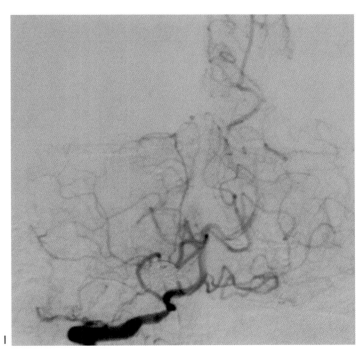

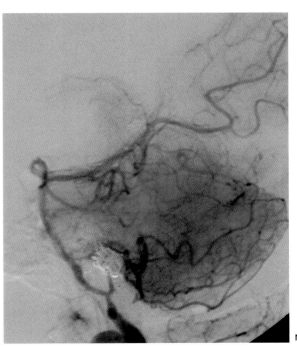

图 14.4l,m 脑血管造影前后位及侧位像显示吻合至 VA 的 PICA 显影良好。

(冯兴军 毛更生 译)

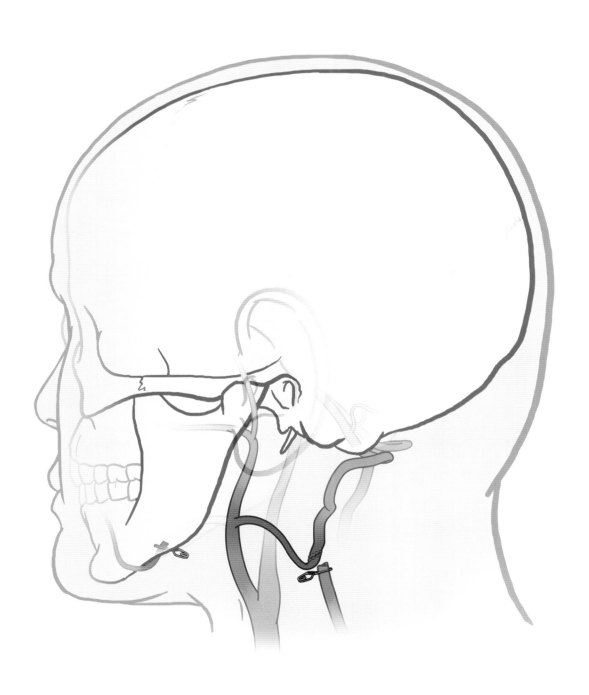

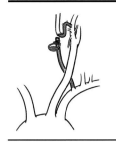
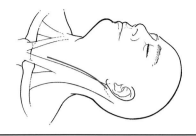

病例 15-1　VA 供血不足 FA-VA 搭桥

诊断: VA 供血不足

术式: FA-VA 搭桥

入路: 左侧颈前入路

▶ 视　频

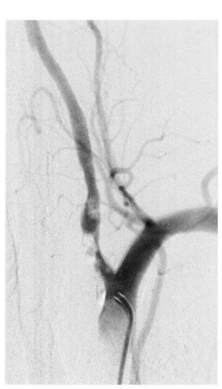

图 15.1a　男性,56 岁,VA 供血不足,脑血管造影显示右侧 VA 闭塞,左侧 VA 严重狭窄。

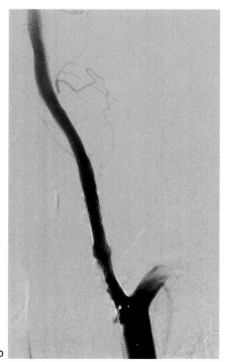

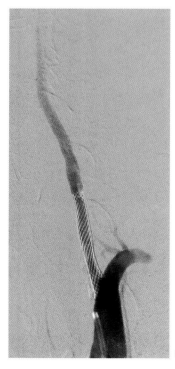

b

c

图 15.1b,c　实施血管成形术后放置支架,患者症状消失。

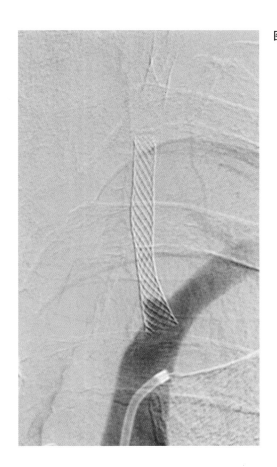

图 15.1d　VA 供血不足症状再次发作后行血管造影显示 VA 闭塞。

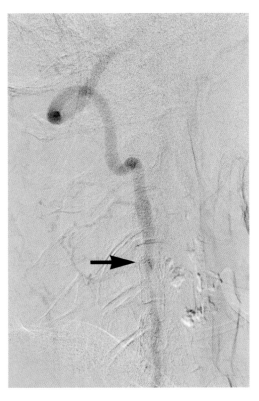

图 15.1e　脑血管造影晚期显示 VA 远端(箭头所示)血流来自于颈外动脉的小分支。

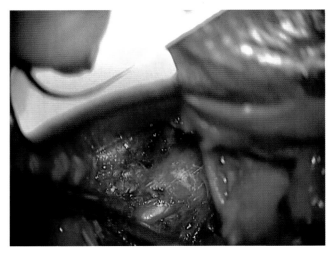

图 15.1f　在 C3-C4 横突孔处显露左侧 VA。

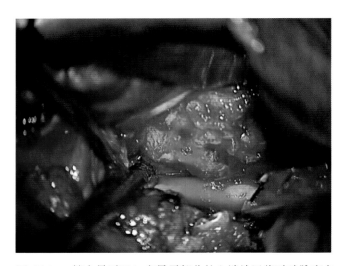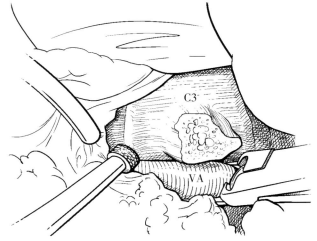

图 15.1g　扩大暴露 VA，在暴露部分的上端放置临时动脉瘤夹。

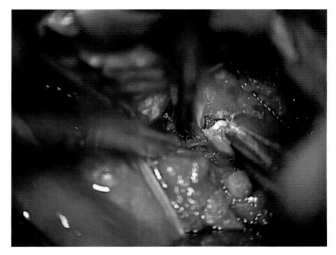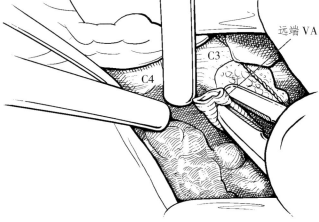

图 15.1h　VA 在暴露部分的下端被切断。

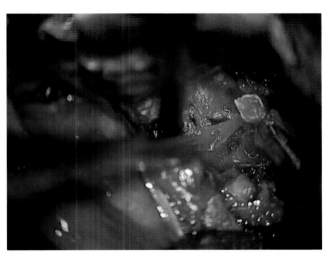
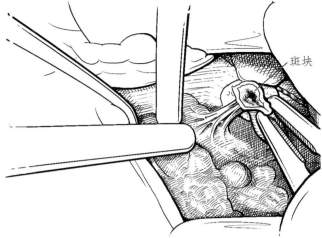

图 15.1i　提起 VA 见斑块限制了血液回流。

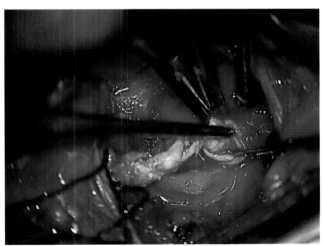
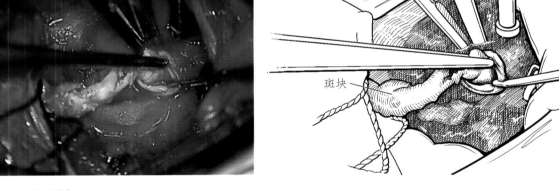

图 15.1j　实施内膜剥脱术。

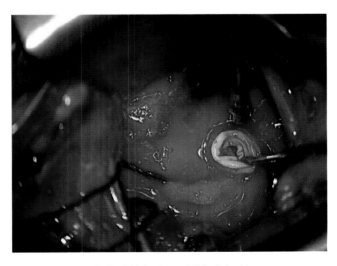
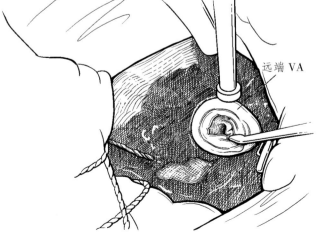

图 15.1k　可见内膜剥脱术后 VA 断端反流通畅。

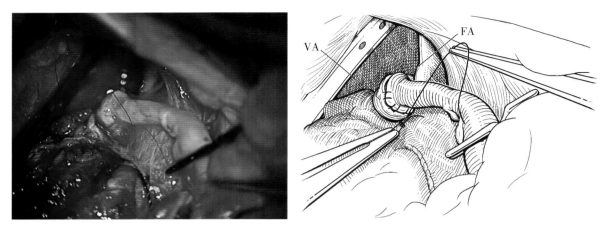

图 15.1l　确认发自 ECA 的左侧 FA 起点,远端夹闭并切断。FA 直接与 VA 的远端吻合。

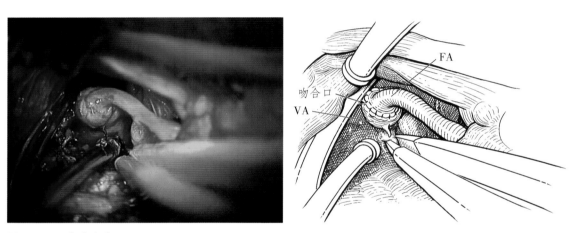

图 15.1m　完成吻合。

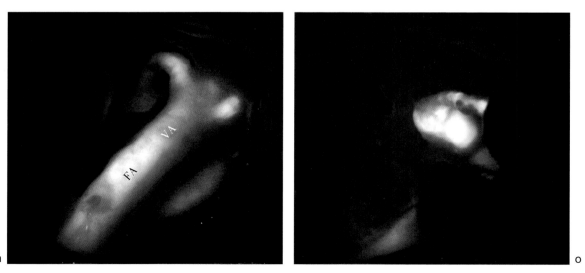

图 15.1n,o　术中 ICG 血管造影证实 FA-VA 显影良好。

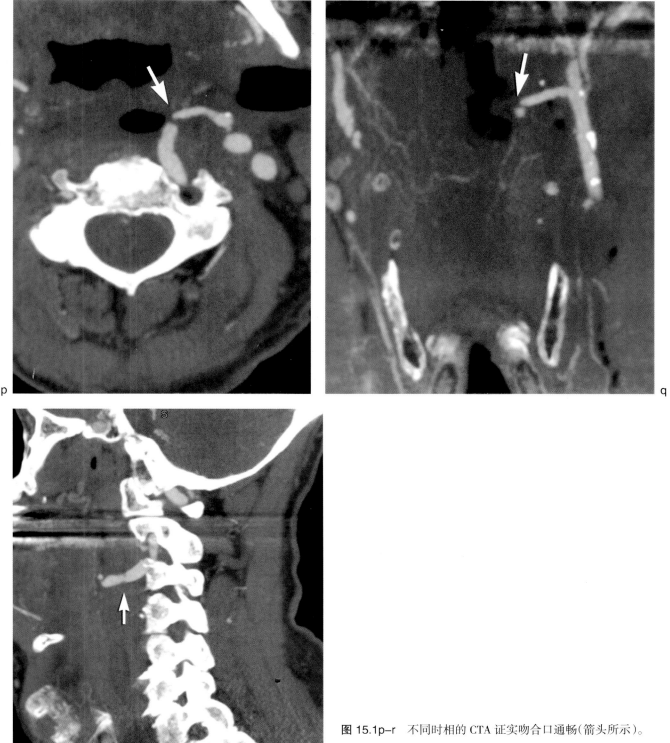

图 15.1p-r　不同时相的 CTA 证实吻合口通畅(箭头所示)。

(冯兴军　毛更生 译)

第 16 章　VA 重建和 VA–CCA 转位

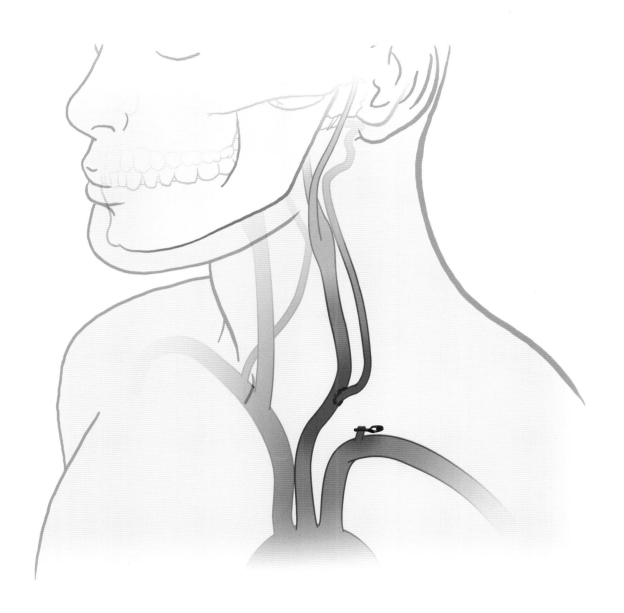

外科解剖及技巧

　　VA-CCA 转位术是获取血流的极好办法,它可使开口严重狭窄或已经闭合但仍未闭塞的 VA 重获血流。几乎每当患者出现 VA 供血不足相关症状的时候就是其对侧 VA 闭塞或残存移行为 PICA 的时候。供血不足的症状可由于转头加剧,这是因为转头影响了 C2-C1 和颅底的血流。

　　通过锁骨上横行切口并沿 CCA 纵行延长可以暴露锁骨下动脉。如果暴露更长,可以将 VA 自骨性管道暴露并游离。在把 CCA 在近端及远端阻断后,用打孔器打开 CCA,用 6-0 或 7-0 缝线与 VA 做端－侧吻合。

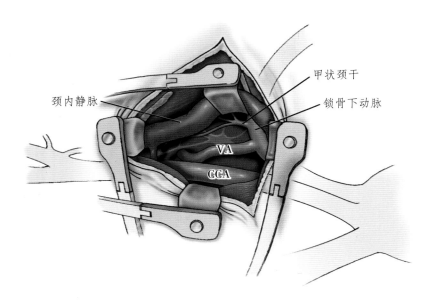

图 16.0a　图示锁骨上入路暴露 CCA、VA、锁骨下动脉及其分支。

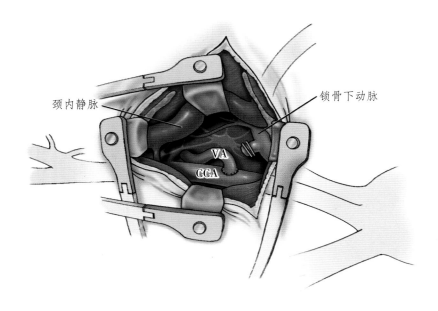

图 16.0b　图示已完成的 VA-CCA 转位。(Used with permission from *Journal of Neurosurgery.*)

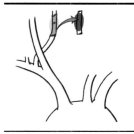
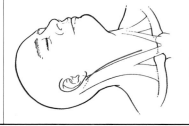

病例 16-1　VA 外伤性夹层隐静脉桥血管直接重建 VA

诊断: 右侧 VA C6 水平外伤性夹层

术式: 隐静脉桥血管直接重建 VA

入路: 右侧颈前入路

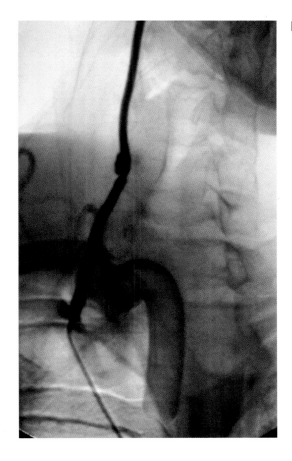

图 16.1a　右侧 VA 选择性造影显示在 C6 水平有一夹层假性动脉瘤。

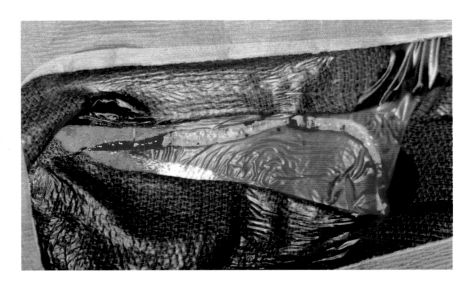

图 16.1b　沿胸锁乳突肌前缘做垂直切口。

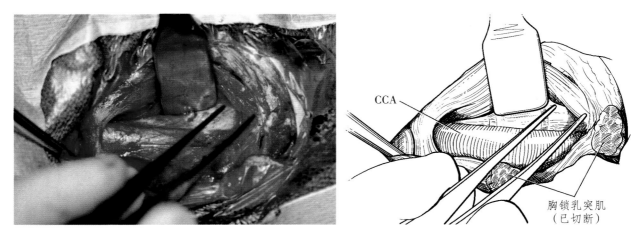

图 16.1c 胸锁乳突肌的胸骨端在缝合绑扎线之间切断。之后,切断肩胛舌骨肌。胸锁乳突肌和颈动脉鞘被推向外侧,食管和气管被牵向内侧。

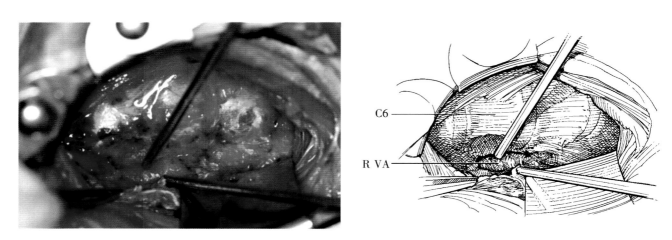

图 16.1d 从横突上彻底分离颈长肌,磨开横突孔。常常有颈静脉丛围绕 VA。

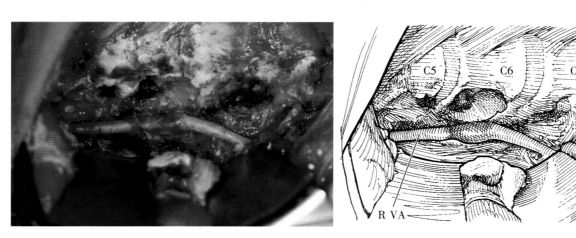

图 16.1e 去除静脉丛,暴露病变处上方和下方 VA。

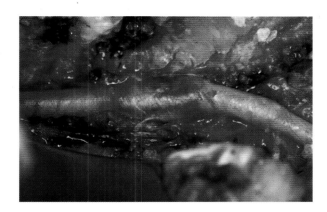

图 16.1f　高倍视野见 VA 损伤段夹层和血管壁内出血。

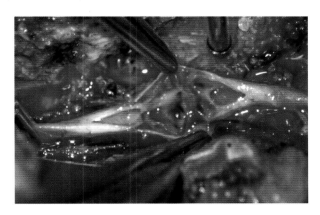 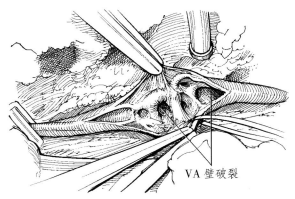

图 16.1g　在损伤处打开血管,证明内膜夹层及伴随的壁内出血,以及显著的管腔缩窄。

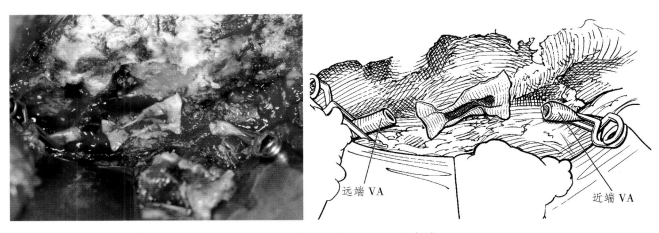

图 16.1h　行 VA 内膜剥脱及假性动脉瘤切除术,临时动脉瘤夹夹闭 VA 的两个断端。

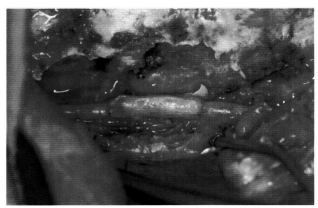

远端 VA

隐静脉桥血管

图 16.1i 用一段隐静脉桥血管重建 VA，从而保存 VA。

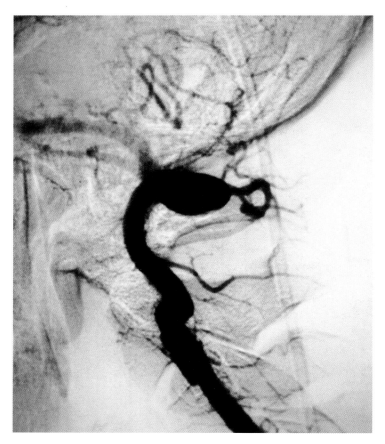

图 16.1j 术后 VA 造影侧位像证实血流通畅。

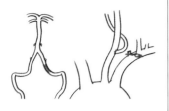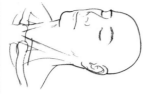

病例 16-2　VA-CCA 转位术后 17 年随访

诊断: 左侧 VA 狭窄

术式: VA-CCA 转位术后 17 年随访

入路: 左侧横切口锁骨上入路

▶ **视频**

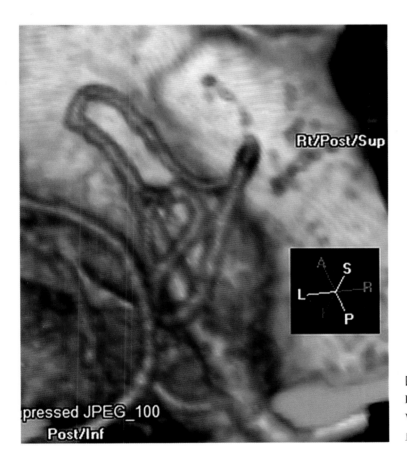

图 16.2a　右侧 VA MRA 显示右侧 VA 终止于
PICA。1988 年即出现严重的 BA 症状并行左侧
VA-CCA 转位治疗。17 年后患者以新发的 BA 缺
血事件就诊,行 VA 造影。

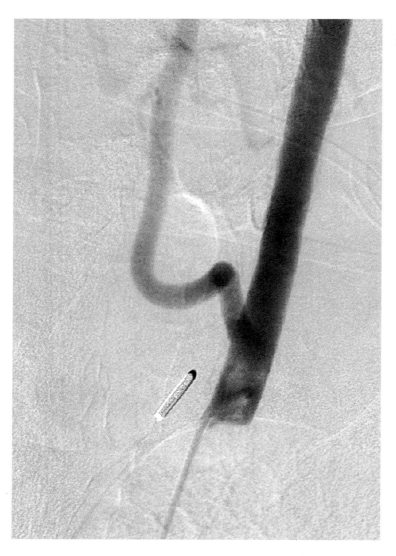

图 16.2b 复查 VA 造影显示 VA–CCA 转位血流通畅。

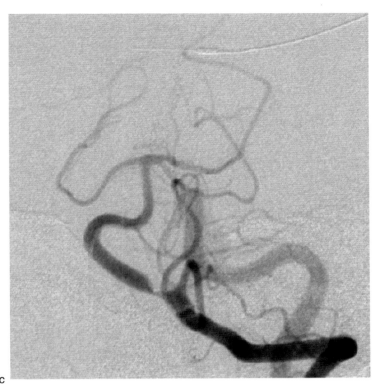

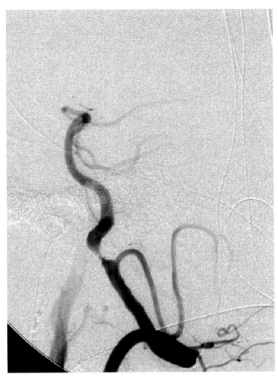

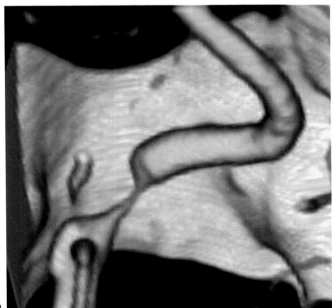

图 16.2c-e   前后位(c)、侧位(d)和血管三维重建成像(e)显示左侧 VA 颅内段重度狭窄。

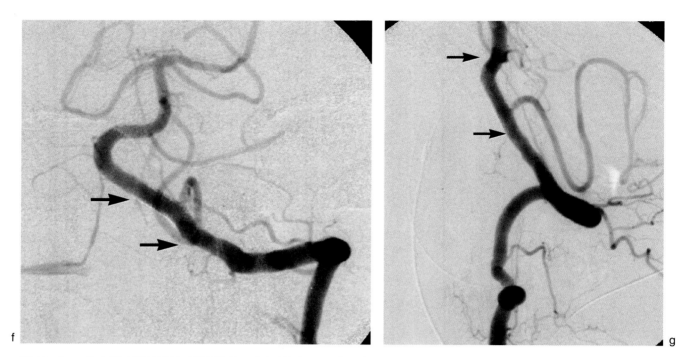

图 16.2f, g   脑血管造影显示通过搭桥处放置支架(箭头所示)使狭窄段扩张,患者症状消失。该病例证明 VA-CCA 转位具有长期效果。

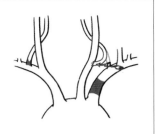
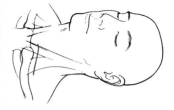

病例 16-3　后循环 TIA，右侧 VA 闭塞，左侧 VA 狭窄 VA-CCA 转位

诊断：后循环 TIA，右侧 VA 闭塞，左侧 VA 狭窄。

术式：VA-CCA 转位

入路：左侧横切口锁骨上入路

 视 频

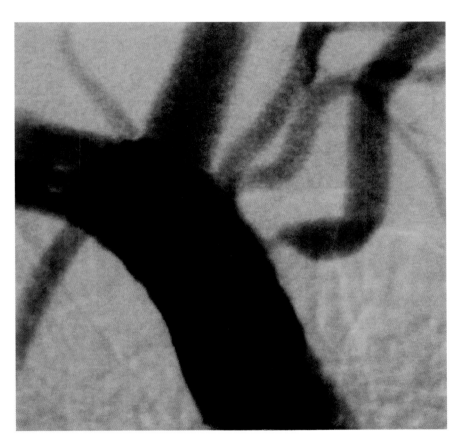

图 16.3a　后循环 TIA 患者，锁骨下动脉造影显示左侧 VA 重度狭窄及右侧 VA 闭塞。

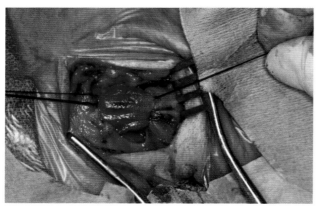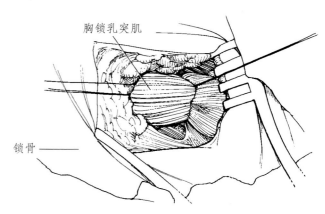

图 16.3b 左侧锁骨上入路暴露胸锁乳突肌,其内侧 2/3 被切除。

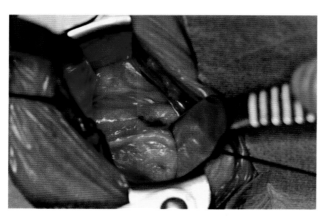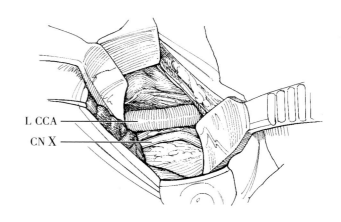

图 16.3c 确认左侧 CCA 和 CN X。

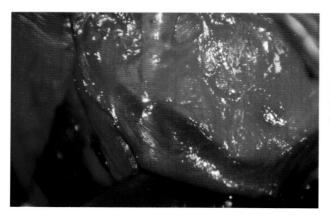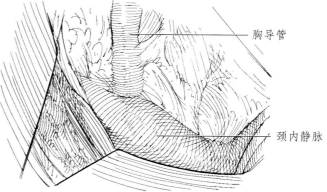

图 16.3d 胸导管汇入颈内静脉处。避免胸导管及其分支损伤十分重要,牢靠地结扎它们可以防止乳糜积聚。

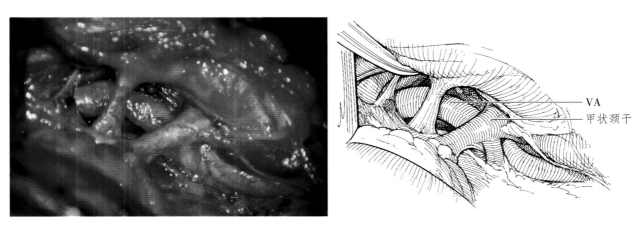

图 16.3e　暴露左侧 VA，其恰位于甲状颈干的深层。

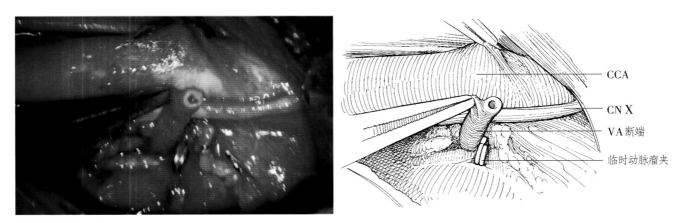

图 16.3f　在锁骨下动脉发出 VA 处切断 VA。VA 断端指向 CCA，检测是否有足够长度行端–端吻合。如果需要，通过打开 C6 横突孔可以获得更大的长度。该图中，一枚临时动脉瘤夹在 VA 进入 C6 横突孔处将其阻断。

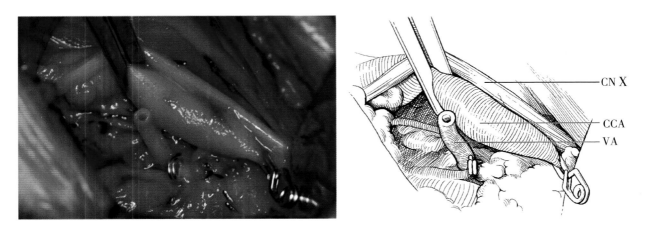

图 16.3g　用血管钳孤立一段 CCA。从侧面钳夹，然后向内侧旋转 90°，以暴露血管壁的后外侧。在 CCA 的表面完成吻合。当松开血管钳后，CCA 上的吻合口位于更自然的后外侧方向。CN X 已被推向颈动脉的内、上方，以免干扰吻合。

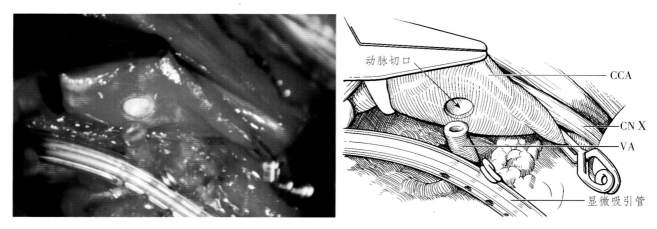

图 16.3h 用 4mm 的打孔器于 CCA 上打孔。开口器口径以 1mm 增量变化,以适应转位血管的尺寸。4mm 打孔器是最常用的。

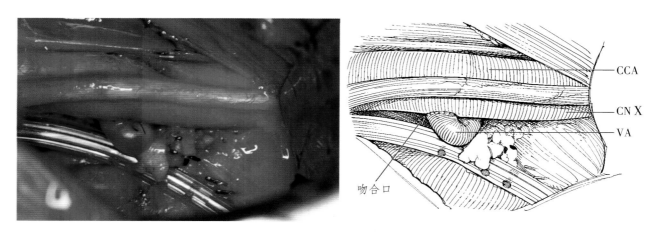

图 16.3i 用 6-0 缝线完成吻合,并检查止血。

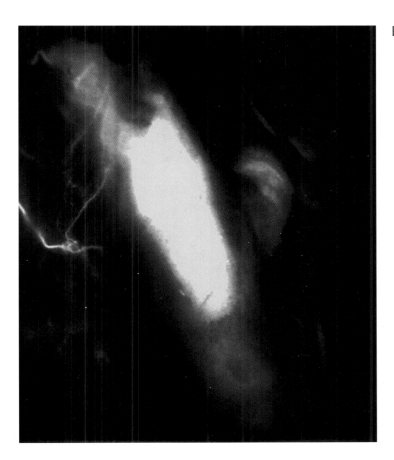

图 16.3j　术中 ICG 血管造影证实转位血管通畅。

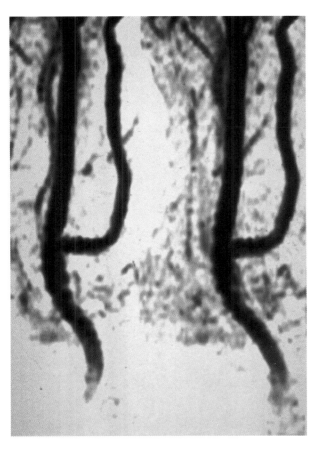

图 16.3k　术后左侧 CCA MRA 显示 VA-CCA 转位通畅，两条血管中均为顺行血流。而逆行血流，如深部引流静脉，被沿着视野的饱和脉冲所阻断。

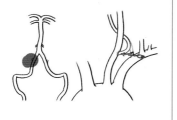 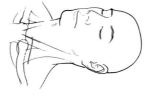

病例 16-4　锁骨下动脉盗血伴复发 VA 动脉瘤 VA-CCA 转位

诊断:锁骨下动脉盗血,右向左,伴随复发 VA 动脉瘤

术式:VA-CCA 转位

入路:左侧横切口锁骨上入路

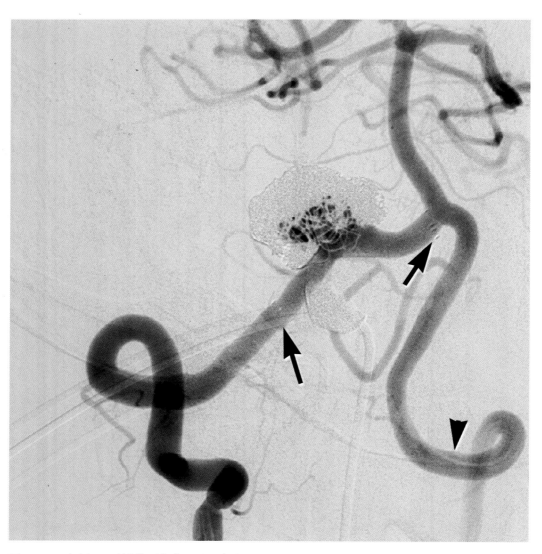

图 16.4a　右侧 VA 造影前后位像显示一复发 VA 动脉瘤,可见一支架(箭头所示)。注意锁骨下盗血(三角箭头所示)。

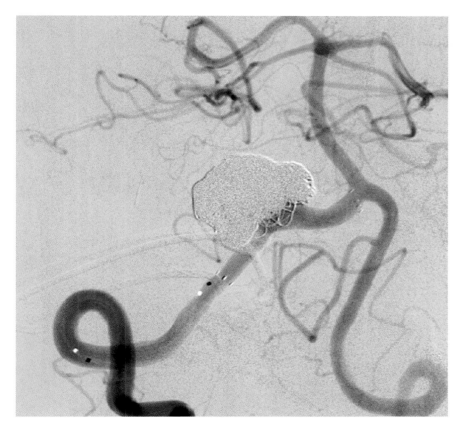

图 16.4b 再次栓塞动脉瘤，因锁骨下动脉盗血，动脉瘤基底部的大量血流有引起动脉瘤复发的风险，因此我们拟实施左侧 VA-CCA 转位治疗锁骨下动脉盗血。转位术将大大减少右侧 VA 及动脉瘤基底部的血流。

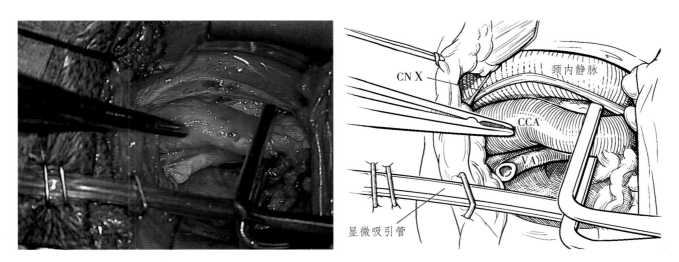

图 16.4c 切断 VA，拟与 CCA 吻合。为清除持续冲洗的液体，将柔韧的显微吸引管置于术野中。

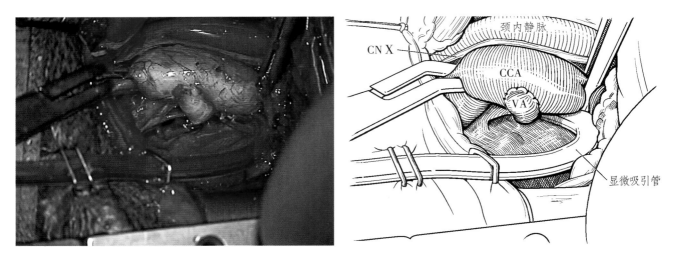

图 16.4d 完成转位,仍不松开血管夹。如松开血管夹 CCA 转动可使吻合口位于血管的后壁。

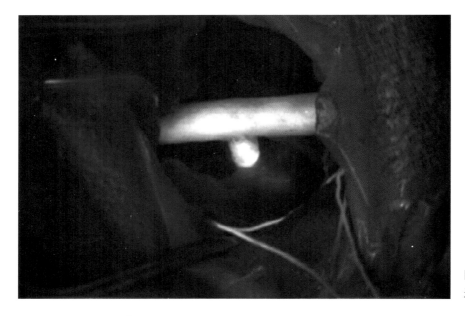

图 16.4e ICG 血管造影证实搭桥血管通畅。

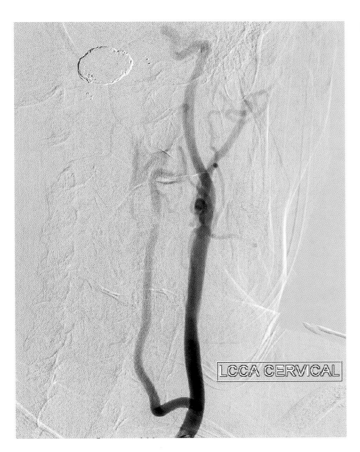

图 16.4f　CCA 造影侧位像显示 VA 转位血管通畅。

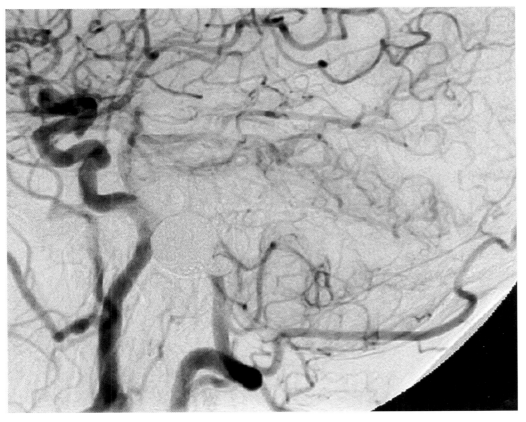

图 16.4g　左 侧 CCA 造影放大像显示后循环通过转位血管供血，通过右侧 VA 及动脉瘤颈部的血流显著减少。

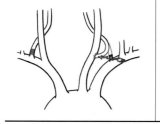

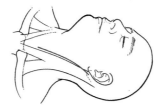

病例 16-5　后循环 TIA VA-CCA 转位

诊断： 后循环 TIA

术式： VA-CCA 转位

入路： 左侧颈前入路

▶ **视 频**

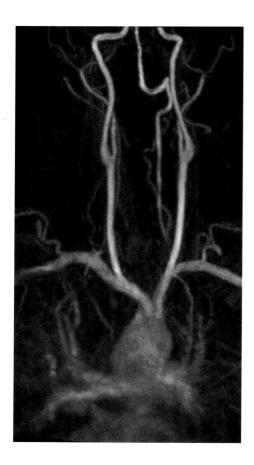

图 16.5a　48 岁医生，MRA 显示右侧 VA 闭塞和左侧 VA 重度狭窄。

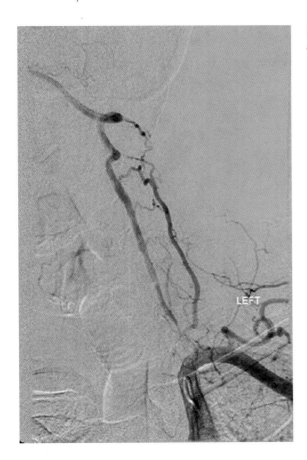

图 16.5b　脑血管造影显示左侧 VA 重度狭窄合并来自于颈部血管的侧支循环。

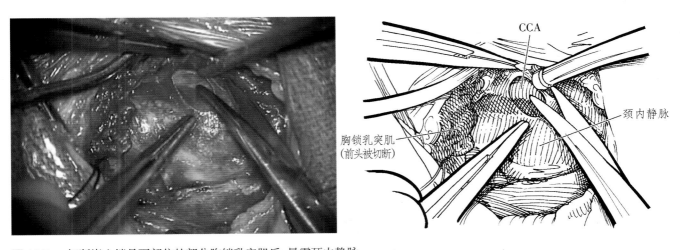

CCA

颈内静脉

胸锁乳突肌
（前头被切断）

图 16.5c　切断嵌入锁骨下部位的部分胸锁乳突肌后，暴露颈内静脉。

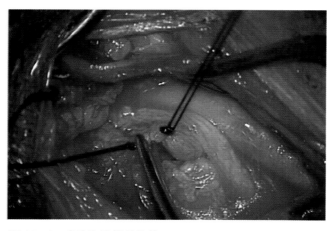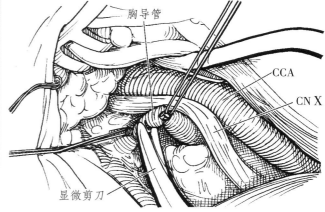

图 16.5d 确认胸导管并结扎。

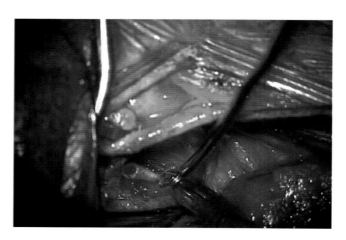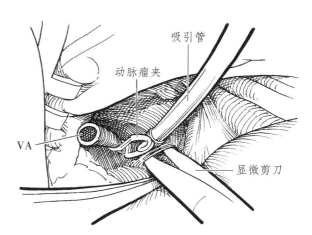

图 16.5e 切断 VA。

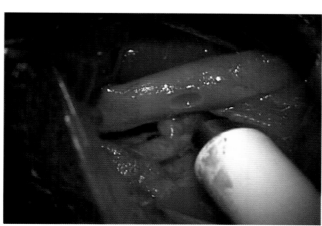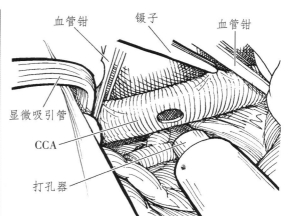

图 16.5f 用 4mm 大动脉打孔器在 CCA 上开孔。

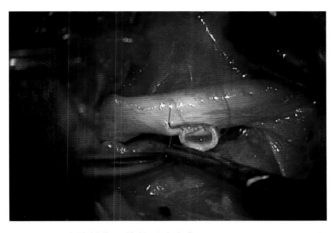
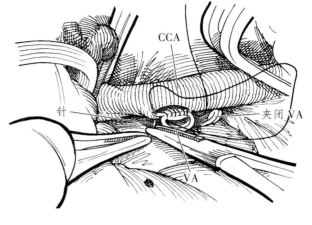

图 16.5g　实施转位血管的后壁吻合。

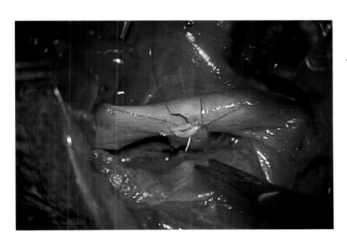
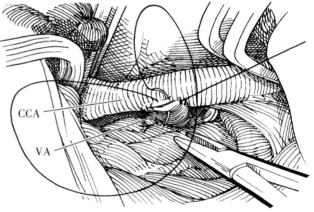

图 16.5h　缝合前壁。

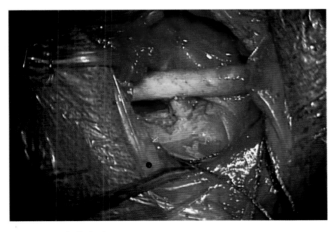
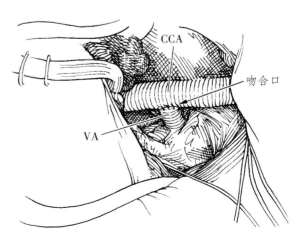

图 16.5i　吻合完成。

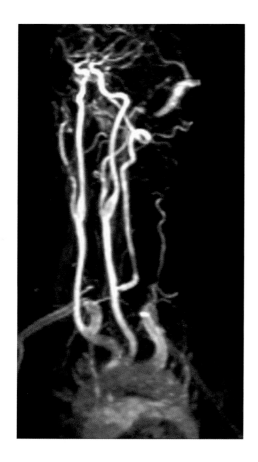

图 16.5j 术后 MRA 证实转位血管通畅。患者 TIA 症状消失,返回工作岗位。

(冯兴军 毛更生 译)

索引

（冯兴军 译）